Typical Cases of
Rational Drug Use During Pregnancy

妊娠期合理用药典型案例集萃

———— 主编 ————

张　海　池里群

中国科学技术出版社
·北 京·

图书在版编目（CIP）数据

妊娠期合理用药典型案例集萃/张海，池里群主编．北京：中国科学技术出版社，
2025. 6. -- ISBN 978-7-5236-1258-3

Ⅰ . R984

中国国家版本馆 CIP 数据核字第 2025NL6603 号

策划编辑　丁亚红　孙　超
责任编辑　周可欣
装帧设计　佳木水轩
责任印制　徐　飞

出　　版　中国科学技术出版社
发　　行　中国科学技术出版社有限公司
地　　址　北京市海淀区中关村南大街 16 号
邮　　编　100081
发行电话　010-62173865
传　　真　010-62179148
网　　址　http://www.cspbooks.com.cn

开　　本　710mm×1000mm　1/16
字　　数　323 千字
印　　张　18
版　　次　2025 年 6 月第 1 版
印　　次　2025 年 6 月第 1 次印刷
印　　刷　北京博海升彩色印刷有限公司
书　　号　ISBN 978-7-5236-1258-3/R・3440
定　　价　98.00 元

编著者名单

主　编　张　海　池里群
副主编　李　根　张晓庆
编　者（按姓氏笔画排序）

于景娴　北京市海淀区妇幼保健院
王先利　复旦大学附属妇产科医院
文晓柯　湖南省妇幼保健院
方　瑞　广东省妇幼保健院
石祥奎　徐州市妇幼保健院
帅　文　上海市第一妇婴保健院
冯　欣　北京妇产医院
冯　蓉　云南省妇幼保健院
曲素欣　青岛市妇女儿童医院
朱志峰　上海市第一妇婴保健院
刘兰兰　河南省妇幼保健院
刘丽英　赣州市妇幼保健院
齐　帅　北京市海淀区妇幼保健院
江永贤　四川省妇幼保健院
池里群　北京市海淀区妇幼保健院
孙　楠　河南省妇幼保健院
孙镭芹　中国福利会国际和平妇幼保健院
李　根　四川省妇幼保健院
张　宁　中国福利会国际和平妇幼保健院
张　海　上海市第一妇婴保健院
张晓庆　中国福利会国际和平妇幼保健院
邵　云　河南省妇幼保健院
武文慧　大连市妇女儿童医疗中心

苗　晨　北京市海淀区妇幼保健院

郑丽丽　江西省妇幼保健院

郑彩虹　浙江大学附属妇产科医院

赵瑞玲　山西省妇幼保健院

秦　博　四川省妇幼保健院

聂永红　上海市第一妇婴保健院

曾　涛　复旦大学附属妇产科医院

薛继杨　上海市第一妇婴保健院

魏　晨　青岛市妇女儿童医院

内容提要

　　本书由多名资深临床药师和医师共同编写，是一部聚焦妊娠期合理用药的实用著作。全书共 17 章，系统介绍了早产、妊娠高血压、妊娠肝内胆汁淤积症、妊娠合并糖尿病等妊娠期合并症或并发症的临床表现和典型案例。书中收录的典型案例均为真实案例，不仅详细介绍了案例资料、治疗药物与治疗过程，还细致记录了药学监护中临床药师的诊疗思考。本书内容实用、阐释简洁，可供相关医护人员及临床药师在日常实践中查阅参考。

前　言

在人类生命过程中，妊娠期是一段既神圣又脆弱的时光，孕妇的身体和心理都经历着独特的变化，这段时期对母婴健康至关重要。然而，对许多女性来说，面对自身健康问题时的药物使用常常充满困惑和恐惧。在这样的背景下，《妊娠期合理用药典型案例集萃》应运而生。这是一部为解决孕妇用药难题而生的指南，由一群经验丰富的临床药师和医师共同撰写，汇集了大量真实案例，并结合最新医学研究成果，为读者提供了一份实用的用药参考。本书以案例为主线，深入浅出地介绍了妊娠期常见疾病的用药原则和注意事项。每个案例都是一个生动的故事，不仅展现了药物在不同病情下的应用，更重要的是告诉读者如何在保障母婴安全的前提下，合理选用药物，正确使用药物，以达到更好的治疗效果。本书不仅适用于临床医护人员，更为广大孕妇及其家属提供了重要的参考资料。通过阅读本书，孕妇们可以更加全面地了解妊娠期用药的原则和方法，增强自我保健意识，提高用药安全水平，从而为自己和宝宝的健康保驾护航。

我们衷心希望，本书能够成为医疗工作者和广大孕妇们的得力助手，为每一个新生命的到来铺就健康道路。让我们共同努力，让母爱在合理用药的指引下更加坚实且温暖。

张　海　池里群

目　录

第1章 早产

疾病临床表现

早产（preterm birth，PB）是指妊娠达到 28 周但不足 37 周进行分娩。临床表现是子宫收缩，最初为不规则宫缩，常伴有少许阴道流血或血性分泌物，以后可发展为规则宫缩，其过程与足月临产相似。

案例 1 早产合并支原体感染的药物治疗

【案例资料】

1. 现病史 孕妇，28 岁，G1P0，孕 28^{+5} 周，既往月经规律，7/32 天，末次月经 2022 年 10 月 26 日，预产期 2023 年 8 月 2 日。孕妇此次为自然受孕，孕 4 个月余自觉胎动至今，孕期我院建卡，规律产检，无创 DNA 低风险，B 超畸形筛查未见异常。OGTT 正常，GBS 未查。孕期经过基本顺利，无头晕、头痛、视物模糊、皮肤瘙痒等不适。4 月 26 日因少量见红，急诊就诊，无腹痛，未及宫缩。B 超显示宫颈长径 30mm。单胎，目前头位，双顶径 66mm，头围 240mm，股骨长 48mm，腹围 221mm，胎心 147 次 / 分，心律齐，检查过程中见胎动。胎盘前壁，胎盘厚 25mm，胎盘分级 I^{+} 级。最大羊水池深度 43mm。予地屈孕酮（达芙通）口服。5 月 3 日因少量淡红色分泌物，B 超未见明显异常，孕妇自诉未规律服用达芙通，再次叮嘱规律用药。5 月 15 日孕 28^{+5} 周，阴道流液 2h 收治入院。

2. 既往史 无特殊。

3. 婚育史 已婚，0-0-0-0。

4. 体格检查 正常。

5. 产科检查 偶有不规则宫缩，宫体无压痛，宫口未开，容受 50%，质软，居后位，先露不清，胎膜破，羊水清量少，pH 试纸变色。

6. 实验室及辅助检查

(1) 肝肾功能（5月15日）：总蛋白63.3g/L（↓），白蛋白30.8g/L（↓），其余无明显异常。

(2) 凝血功能（5月15日）：国际标准化比值1.00，凝血酶原时间12.7s，凝血酶时间15.1s，活化部分凝血酶原时间28.4s，纤维蛋白原5.08g/L（↑），D-二聚体0.83mg/L。

(3) 血常规（5月15日）：白细胞计数7.3×10^9/L，中性粒细胞百分比67.6%，血红蛋白120g/L，血小板计数276×10^9/L，C反应蛋白<1mg/L。

(4) 阴道分泌物培养（5月15日）：解脲支原体（↑），GBS（-）。

(5) 超声（5月15日）：单胎，臀位，双顶径72mm，头围257mm，股骨长53mm，肱骨长51mm，腹围248mm。胎盘位置前壁，胎盘厚34mm，胎盘分级I^+级。最大羊水池深度38mm。目前胎儿生长相当于$28^{5\pm7}$周。宫颈长径24mm。

7. 入院诊断　①G1P0，孕28^{+5}周，臀位；②未足月胎膜早破；③先兆早产。

8. 出院诊断　①孕29^{+1}周，臀位；②胎儿宫内窘迫；③未足月胎膜早破；④支原体感染；⑤早产经剖宫产。

【治疗药物与治疗过程】

表1-1　药物治疗经过及实验室检查

日期	治疗方案	体温（℃）	白细胞（$\times 10^9$/L）	NEUT%（%）	C反应蛋白（mg/L）
D1	• 硝苯地平片20mg，po，q8h • 地塞米松磷酸钠注射液6mg，im，q12h • 硫酸镁注射液20g+0.9%氯化钠溶液500ml，ivgtt，st • 注射用青霉素钠480万U+0.9%氯化钠溶液250ml，ivgtt，st • 注射用青霉素钠240万U+0.9%氯化钠溶液250ml，ivgtt，q4h • 注射用阿奇霉素0.5g+0.9%氯化钠溶液250ml，ivgtt，qd	36.8	7.3	67.6	<1

（续表）

日期	治疗方案	体温（℃）	白细胞（×10⁹/L）	NEUT%（%）	C反应蛋白（mg/L）
D2	• 硝苯地平片 20mg，po，q8h • 地塞米松磷酸钠注射液 6mg，im，q12h • 硫酸镁注射液 20g+0.9% 氯化钠溶液 500ml，ivgtt，st • 注射用青霉素钠 240 万 U+0.9% 氯化钠溶液 250ml，ivgtt，q4h • 注射用阿奇霉素 0.5g+0.9% 氯化钠溶液 250ml，ivgtt，qd	37	—	—	—
D4	• 依诺肝素钠注射液 4000AxaU，ih，qd • 注射用头孢哌酮钠舒巴坦钠 3g+0.9% 氯化钠溶液 500ml，ivgtt，q12h • 奥硝唑氯化钠注射液 500mg，ivgtt，q12h	37	11.4（↑）	81.5（↑）	4
D5	• 依诺肝素钠注射液 4000AxaU，ih，qd • 注射用头孢哌酮钠舒巴坦钠 3g+0.9% 氯化钠溶液 500ml，ivgtt，q12h • 奥硝唑氯化钠注射液 500mg，ivgtt，q12h	37.8（↑）	16.9（↑）	88.5（↑）	115（↑）
D6	• 依诺肝素钠注射液 4000AxaU，ih，qd • 注射用头孢哌酮钠舒巴坦钠 3g+0.9% 氯化钠溶液 500ml，ivgtt，q12h • 奥硝唑氯化钠注射液 500mg，ivgtt，q12h	38.1（↑）	14.1（↑）	85.0（↑）	>180（↑）
D7	停药出院 • 出院带药：头孢呋辛酯片 2 盒 0.25g，po，bid	36.7	8.8	81.9（↑）	24（↑）

—. 无数据；po. 口服；im. 肌内注射；ivgtt. 静脉滴注；ih. 皮下注射；st. 立即；qd. 每天 1 次；bid. 每天 2 次；q4h. 每 4 小时 1 次；q8h. 每 8 小时 1 次；q12h. 每 12 小时 1 次

患者入院后予完善相关检查，因未足月胎膜早破、支原体感染、先兆早产，D1、D2 口服硝苯地平抑制宫缩，青霉素、阿奇霉素抗感染，考虑适时终止妊娠，给予地塞米松肌内注射促胎肺成熟，硫酸镁保护胎儿中枢神经系统。

D3 胎心监护示胎心减速频发，考虑胎儿宫内窘迫可能，臀位临产，行即刻剖宫产。D4 剖宫产术后产妇静脉血栓栓塞评估为高危，使用依诺肝素钠预防静脉血栓，同时头孢哌酮钠舒巴坦钠联合奥硝唑抗感染治疗。D5、D6 继续预防静脉血栓，患者体温、血常规等指标偏高继续抗感染治疗。D7 患者体温正常，血常规指标好转，考虑患者出院，并给予出院带药头孢呋辛酯。

1. 抑制宫缩

(1) 用药指征：患者孕 28^{+5} 周，给予硝苯地平抑制宫缩，尽量延长患者的妊娠时间，为胎肺成熟赢得时机。《早产临床防治指南（2024）》[1] 中推荐，钙通道阻滞药硝苯地平为早产治疗的一线宫缩抑制药。《ACOG〈胎膜早破临产实践指南〉（2020 版）解读》[2] 中推荐孕 34 周前，使用宫缩抑制药可降低 48h 内分娩的风险，为促胎肺成熟治疗提供保障。该患者用药指征明确，符合指南推荐。

(2) 药物选择：患者入院后医生即为其开具硝苯地平抑制宫缩。硝苯地平为钙通道阻滞药，其通过抑制钙离子通过平滑肌细胞膜上的钙通道重吸收，从而抑制子宫平滑肌兴奋性收缩，起到保胎作用。药物选择适宜。

(3) 药物剂量：硝苯地平片 20mg，每 8 小时 1 次，口服。《早产临床防治指南（2024）》[1] 中指出，硝苯地平起始剂量 20mg 口服，然后每次 10～20mg，每天 3～4 次，根据宫缩情况调整，可持续 48h。患者用药剂量，用药疗程符合要求。

2. 促胎肺成熟

(1) 用药指征：患者孕 28^{+5} 周，给予地塞米松促进胎肺成熟。《早产临床防治指南（2024）》[1] 中推荐，孕 24～34^{+6} 周的先兆早产应当给予 1 个疗程的糖皮质激素促胎肺成熟。该患者治疗指征明确，符合指南推荐。

(2) 药物选择：患者入院后医生选择地塞米松，可诱导胎儿肺上皮细胞分化成肺泡 II 型细胞，增加肺表面活性物质分泌，进而促进胎肺成熟。Meta 分析显示，早产孕妇产前应用糖皮质激素能降低新生儿死亡率，呼吸窘迫综合征、脑室周围出血、坏死性小肠炎的发病率，以及缩短新生儿入住重症医学监护室的时间。

(3) 药物剂量：地塞米松 6mg 肌内注射，12h 重复 1 次，共 4 次。《胎膜早破的诊断与处理指南（2015）》[3] 中指出，地塞米松给予首剂后，24～48h 内起效并能持续发挥作用至少 7 天。即使估计不能完成 1 个疗程的孕妇也建议使用，能有一定的作用，但不宜缩短使用间隔时间。该患者地塞米松的用法用量符合指南推荐。

3. 中枢神经保护

(1) 用药指征：患者孕 28^{+5} 周，给予硫酸镁保护胎儿中枢神经系统。《早产临床防治指南（2024）》[1]中推荐，孕 34 周前早产临产或择期剖宫产在即，推荐应用硫酸镁保护胎儿中枢神经系统。循证医学研究指出，硫酸镁不仅能降低早产儿的脑瘫风险，而且能减轻早产儿的脑瘫严重程度。患者用药指征明确，符合指南推荐。

(2) 药物选择：硫酸镁作为神经保护剂的机制尚不明确。《SOGC 临床实践指南：保护胎儿神经的硫酸镁》（No.376）[4]中报道，有研究提示镁在许多细胞内过程中发挥作用，包括舒张脑血管、减少促炎性细胞因子和（或）氧自由基、抑制钙流入细胞，可能与硫酸镁神经保护相关。Meta 分析显示产前使用硫酸镁可保护胎儿神经降低儿童脑瘫风险。

(3) 药物剂量：硫酸镁负荷剂量 4.0g 静脉滴注，30min 滴完，然后以 1g/h 维持，应用硫酸镁的时间≤48h。该患者用药剂量、用药疗程符合指南推荐，用药合理。

4. 胎膜早破抗感染

(1) 用药指征：患者未足月胎膜早破（preterm premature of membranes，PPROM），白带解脲支原体阳性（＋），GBS 阴性（－），为防止细菌上行感染，联合青霉素钠、阿奇霉素抗感染治疗。未足月胎膜早破，在没有妊娠禁忌的情况下，对未分娩的女性使用抗生素，可以有效延长妊娠期，减少孕产妇绒毛膜羊膜炎的发生率，降低新生儿感染率，用药指征明确。

(2) 药物选择：青霉素钠联合阿奇霉素的抗生素应用，不仅在于其直接的抗微生物活性，还有非特异性抗炎作用。《〈2022 年加拿大妇产科医师协会"未足月胎膜早破的诊断与管理"指南〉解读》[5]中指出，PPROM 孕妇的抗生素方案包括单独使用大环内酯类抗菌药物或者青霉素类联合大环内酯类抗菌药物。该患者用药方案与指南相符。

(3) 药物剂量：青霉素首剂 480 万 U，然后 240 万 U，静脉滴注，每 4 小时一次；阿奇霉素 0.5g，静脉滴注，每 24 小时 1 次。用药剂量、用药频率与《〈2022 年加拿大妇产科医师协会"未足月胎膜早破的诊断与管理"指南〉解读》[5]基本相符。

5. 剖宫产后抗血栓治疗 患者剖宫产后，静脉血栓栓塞风险因素评分 2 分，为血栓高危人群，给予依诺肝素钠预防血栓治疗。《妊娠期及产褥期静脉血栓栓塞症预防和诊治专家共识》[6]中推荐，对于普通产褥期患者，血栓风险因素评估中有 2 个血栓危险因素的，低分子肝素在住院期间使用。该患者治疗指征明确、用法用量、用药疗程均合理。

6. 剖宫产后抗感染治疗 患者 PPROM 时间长，术中测体温 37.5℃，剖宫产后头孢哌酮钠舒巴坦钠联合奥硝唑抗感染治疗，覆盖相关菌群，用药适应证、用法用量等均合理。

【药学监护】

1. 病情监护 注意患者宫缩、阴道流血流液、腹痛、胎心胎动等情况。监测患者血常规、凝血等指标。

2. 用药指导

(1) 硝苯地平：葡萄柚（西柚）可对硝苯地平的作用效果产生影响，用药期间避免食用葡萄柚（西柚）及其制品，如杨枝甘露等。硝苯地平用药期间，如果坐、躺后迅速起身，可能出现头晕甚至晕倒。请缓慢起身，爬楼梯时也请注意这种反应。

(2) 硫酸镁：每次用药前和用药过程中应定时观察膝反射、呼吸频率、尿量和监测血镁浓度，若发现膝反射明显减弱或消失，呼吸频率低于 14～16 次 / 分，尿量少于 25～30ml/h 或 600ml/24h 等任一情况，应及时停药。硫酸镁用药过量，应施以人工辅助通气，并缓慢注射钙剂进行解救。硫酸镁和青霉素有配伍禁忌，中间需间隔其他输液或在不同的手臂进行输注。

(3) 青霉素钠：在青霉素使用前，应仔细询问患者对青霉素、头孢菌素或其他过敏原的过敏反应。作青霉素皮试，皮试阴性后方可使用。静脉滴注给药速度不能超过每分钟 50 万 U，以免发生中枢神经系统毒性反应。青霉素水溶液在室温不稳定，因此应用本品须新鲜配制。青霉素和硫酸镁有配伍禁忌，中间需间隔其他液体或在不同的手臂进行输注。

(4) 阿奇霉素：阿奇霉素需经静脉缓慢滴注给药，静脉滴注时需注意滴注时间不能少于 60min。

(5) 依诺肝素钠：可以经皮下注射或静脉给药，不能肌内注射。皮下注射时患者需平躺，在左、右腹壁的前外侧或后外侧皮下组织内交替给药。用药后可能出现血小板减少或增多，用药期间建议定期检查血小板计数。

(6) 头孢哌酮钠舒巴坦钠：静脉滴注时间至少为 15min。用药期间及停药后5 天内，禁止饮酒或含有酒精的饮料，也不能服用含有酒精成分的药物或食用含有酒精成分的食物。用药后可能发生严重肾功能损害、急性重型肝炎、贫血或出血等，用药期间请定期检查肝肾功能和血液系统指标，并注意监测出血的迹象。

(7) 奥硝唑：用药期间避免饮酒或含有酒精的饮料。

3. 不良反应监护

(1) 硝苯地平：服药中注意观察血压，防止血压过低。用药后可能出现水肿、头痛、头晕、恶心、乏力、面部潮红等，通常不需要停药。如果出现严重不良反应，如呼吸困难、胸痛、心脏不适等，应及时停药。

(2) 地塞米松：用药后可能引起胃肠道刺激（如恶心、呕吐）、体重增加、下肢水肿、骨质疏松、过敏反应（如皮疹、瘙痒、面部潮红、心悸、发热、呼吸困难）等，如果有症状及时处理。

(3) 硫酸镁：用药后常见的不良反应包括潮红、出汗、口干。快速静脉注射时可引起恶心、呕吐、心慌、头晕，个别出现眼球震颤，减慢注射速度症状可消失。用药过量可出现急性镁中毒，表现为血压急剧下降、呼吸麻痹、膝反射消失等。用药过程中如突然出现胸闷、胸痛、呼吸急促，应警惕肺水肿，及时听诊，必要时行胸部 X 线摄片检查。

(4) 青霉素钠：临床上注意到两种类型的超敏反应，即速发型超敏反应和迟发型超敏反应。速发型超敏反应，一种类型通常在给药后 20min 内发生，严重程度从荨麻疹和瘙痒到血管神经性水肿、喉痉挛、支气管痉挛、低血压、血管塌陷等。这种速发型超敏反应非常罕见；另一种类型可在给药后 20min～45h 发生，包括荨麻疹、瘙痒、发热和偶尔喉部水肿。迟发型超敏反应通常在治疗开始后 1～2 周发生，表现包括血清病样症状，即发热、不适、肌痛、关节痛、腹痛和荨麻疹等各种皮疹。青霉素钠输注过程中和输注后一段时间内注意观察，如有不适立即作对症处理。

(5) 阿奇霉素：用药后可能出现腹泻，通常停药后可消失。如出现水样便或血性便、过敏反应（如皮疹、水肿）、肝炎症状（如可表现为发热、乏力、食欲差、皮肤或眼睛发黄、瘙痒、上腹痛等）应及时报告医生、护士或药师。应用大环内酯类可引起心室复极化和 QT 间期延长，从而有发生心律失常和心动过速的风险，注意监测。

(6) 依诺肝素钠：可能出现出血、头痛、荨麻疹、瘙痒、红斑、注射部位反应（如疼痛、水肿、炎症、肿块）等不良反应。

(7) 头孢哌酮钠舒巴坦钠：主要不良反应包括腹泻、皮疹、发热等。用药后还可能出现过敏反应（如呼吸困难）、严重结肠炎（可表现为腹痛、频繁腹泻、血便）、间质性肺炎或肺浸润（可表现为发热、咳嗽、呼吸困难）、严重皮肤反应。如出现以上不良反应，应立即停药，并作对症处理。

(8) 奥硝唑：用药期间如果出现共济失调（表现为走路不稳、运动协调性差、语言异常等）、眩晕、精神错乱等症状，应立即停药。

4. 生活管理 ①注意清淡饮食，不食用葡萄柚（西柚）及其制品，不食酒类及含酒精的饮料食品；②注意胎动情况；③剖宫产后注意伤口情况，条件允许的情况下尽早下地活动。

【案例亮点】

这是一个典型的早产合并支原体感染的案例。患者因未足月胎膜早破，先兆早产入院，入院后查出支原体感染，因此在抑制宫缩、促胎肺成熟、护胎儿中枢神经的同时给予青霉素钠联合阿奇霉素，在预防细菌上行感染的同时治疗支原体感染，这样一方面可以有效延长妊娠时间，另一方面可以减少孕产妇绒毛膜羊膜炎的发病率，降低新生儿感染率。本案例需要注意的关键点是抗菌药物治疗的时机和疗程。

参考文献

[1] 中华医学会妇产科学分会产科学组 . 早产临床防治指南（2024 版）[J]. 中华妇产科杂志，2024，59（4）：257–269.

[2] 冉雨鑫，尹楠林，漆洪波 . ACOG《胎膜早破临床实践指南（2020）》解读 [J]. 中国实用妇科与产科杂志，2020，36（8）：736–739.

[3] 中华医学会妇产科学分会产科学组 . 胎膜早破的诊断与处理指南（2015）[J]. 中华妇产科杂志，2015，50（1）：3–8.

[4] MAGNESIUM SULPHATE FOR FETAL NEUROPROTECTION CONSENSUS COMMITTEE. SOGC CLINICAL PRACTICE GUIDELINE No. 376–Magnesium Sulphate for Fetal Neuroprotection [J]. J Obstet Gynaecol Can，2019，41(4)：505–522.

[5] 刘骤遥，漆洪波 .《2022 年加拿大妇产科医师协会"未足月胎膜早破的诊断与管理"指南》解读 [J]. 实用妇产科杂志，2023，39（2）：108–112.

[6] 中华医学会妇产科学分会产科学组 . 妊娠期及产褥期静脉血栓栓塞症预防和诊治专家共识 [J]. 中华妇产科杂志，2021，56（4）：236–243.

案例 2 早产合并妊娠高血压的药物治疗

【案例资料】

1. 现病史 孕妇，30 岁，G1P0，平素月经规则，7/27 天，末次月经 2022 年 6 月 25 日，预产期 2023 年 4 月 1 日。本次系自然受孕，停经 40 天余，尿

hCG 阳性（+）。孕 4 个月余自觉胎动至今，孕期于我院建卡，规律产检，孕早期 B 超提示，宫体后壁见低回声区，范围约 49mm×65mm×56mm，边界不清晰，CDFI 显示，宫内及周边见血流信号。提示子宫实质性占位（子宫肌腺瘤可能），无创 DNA 低风险，B 超畸形筛查提示胎盘插入点位于近上缘，OGTT 正常，GBS 未做。1 月 8 日孕 28^{+1} 周，我院急诊就诊，自诉少量褐色分泌物 1 周，昨晚阴道流血量稍增加，淡粉色，自觉下腹痛，收治入院。

2. 既往史　青霉素过敏史。

3. 婚育史　已婚，0-0-0-0。

4. 体格检查　体温 36.8℃，脉搏 82 次 / 分，律齐，呼吸频率 20 次 / 分，血压 135/89mmHg。无恶心、纳差、黄疸。

5. 产科检查　腹部膨隆，宫高 24cm，胎方位为头位，胎心 140 次 / 分，胎儿估重 1500g。宫缩未及，全腹无压痛及反跳痛，宫口未开。

6. 实验室及辅助检查

(1) 尿常规（1 月 8 日）：尿蛋白（-），尿隐血（+++）（↑），白细胞 672.7 个 /μl（↑）。

(2) N 端脑利尿钠肽（1 月 8 日）：204pg/ml（↑）。

(3) 肝肾功能（1 月 8 日）：谷草转氨酶 23U/L，谷丙转氨酶 36U/L（↑），肌酐 44.54μmol/L（↓）。

(4) 凝血功能（1 月 8 日）：国际标准化比值 0.96，凝血酶原时间 11.4s，凝血酶时间 14.3s，活化部分凝血酶原时间 32.0s，纤维蛋白原 6.69g/L（↑），D- 二聚体 0.85mg/L。

(5) 阴道分泌物培养（1 月 8 日）：GBS（-）。

(6) 血常规（1 月 8 日）：白细胞计数 14.8×10^9/L（↑），中性粒细胞百分比 85.4%（↑），血红蛋白 124g/L，血小板计数 169×10^9/L，C 反应蛋白 34mg/L（↑）。

(7) B 超（1 月 8 日）：单胎，目前头位，双顶径 70mm，头围 252mm，股骨长 48mm，肱骨长 44mm，腹围 240mm，胎心 138 次 / 分，心律齐，检查过程中见胎动。胎盘位置显示右侧壁，厚 30mm，分级 I$^+$级。羊水指数 116。宫颈长径 18mm，宫体左侧壁见低回声区，范围约 63mm×48mm×70mm，边界不清晰，内回声不均匀，CDFI 内见血流信号。

7. 入院诊断　①G1P0，孕 28^{+1} 周；②先兆早产；③子宫腺肌病。

8. 出院诊断　①孕 30 周，头位顺产；②妊娠高血压；③妊娠合并子宫腺肌病。

【治疗药物与治疗过程】

表 1-2 药物治疗经过及实验室检查

日期	治疗方案	血压（mmHg）	体温（℃）	白细胞（×10⁹/L）	NEUT%（%）	C 反应蛋白（mg/L）
D1	• 地塞米松磷酸钠注射液 6mg，im，q12h • 地屈孕酮片 10mg，po，q8h • 硫酸镁注射液 20g+0.9% 氯化钠溶液 500ml，ivgtt，st • 注射用头孢呋辛钠 1.5g+0.9% 氯化钠溶液 50ml，ivgtt，bid	135/89	36.8	14.8（↑）	85.4（↑）	34（↑）
D2	• 地塞米松磷酸钠注射液 6mg，im，q12h • 地屈孕酮片 10mg，po，q8h • 硫酸镁注射液 20g+0.9% 氯化钠溶液 500ml，ivgtt，st • 注射用头孢呋辛钠 1.5g + 0.9% 氯化钠溶液 50ml，ivgtt，bid	—	36.5	—	—	—
D3	• 地屈孕酮片 10mg，po，q8h • 硝苯地平片 10mg，po，q8h • 注射用头孢呋辛钠 1.5g +0.9% 氯化钠溶液 50ml，ivgtt，bid • 注射用阿奇霉素 500mg，ivgtt，qd	—	36.9	15.7（↑）	91.2（↑）	25（↑）
D5	• 地屈孕酮片 10mg，po，q8h • 注射用头孢呋辛钠 1.5g+0.9% 氯化钠溶液 50ml，ivgtt，bid • 盐酸拉贝洛尔片 50mg，po，q8h • 醋酸阿托西班注射液 6.75mg，iv，st • 醋酸阿托西班注射液 150mg + 0.9% 氯化钠溶液 180ml，ivgtt，st • 注射用阿奇霉素 500mg，ivgtt，qd	144/91（↑）	36.8	14.7（↑）	84.9（↑）	14（↑）
D6	• 地屈孕酮片 10mg，po，q8h • 注射用头孢呋辛钠 1.5g+0.9% 氯化钠溶液 50ml，ivgtt，bid • 盐酸拉贝洛尔片 50mg，po，q8h • 醋酸阿托西班注射液 150mg+0.9% 氯化钠溶液 180ml，ivgtt，st	142/78（↑）	37	—	—	—

（续表）

日期	治疗方案	血压（mmHg）	体温（℃）	白细胞（×10⁹/L）	NEUT%（%）	C反应蛋白（mg/L）
D7	• 地屈孕酮片 10mg，po，q8h • 注射用头孢呋辛钠 1.5g+0.9% 氯化钠溶液 50ml，ivgtt，bid • 盐酸拉贝洛尔片 50mg，po，q8h	132/75	36.5	—	—	—
D14	• 地屈孕酮片 10mg，po，q8h • 盐酸拉贝洛尔片 50mg，po，q8h • 注射用头孢西丁钠 1g+0.9% 氯化钠溶液 50ml，ivgtt，bid	123/60	37.1	14.3（↑）	83.8（↑）	9
D15	• 盐酸拉贝洛尔片 50mg，po，q8h • 注射用头孢西丁钠 1g+0.9% 氯化钠溶液 50ml，ivgtt，bid	128/80	36.7	12.4（↑）	78.7（↑）	8
D17	停药出院 • 出院带药：盐酸拉贝洛尔片 2 盒 50mg，po，q8h	126/72	36.5	9.0	72.2（↑）	5

—. 无数据；po. 口服；im. 肌内注射；iv. 静脉注射；ivgtt. 静脉滴注；ih. 皮下注射；st. 立即；qd. 每天 1 次；bid. 每天 2 次；q4h. 每 4 小时 1 次；q8h. 每 8 小时 1 次；q12h. 每 12 小时 1 次

　　患者入院后予完善相关检查，因阴道流血、先兆早产，D1、D2 口服地屈孕酮保胎，头孢呋辛抗炎，考虑适时终止妊娠，给予地塞米松肌内注射促胎肺成熟，硫酸镁保护胎儿中枢神经系统。D3 监测到患者偶有宫缩，使用硝苯地平抑制宫缩。患者炎症指标偏高，孕妇诉新型冠状病毒感染肺炎后咳嗽剧烈，加用阿奇霉素抗感染。D5、D6 监测患者血压较高，考虑妊娠高血压，加用拉贝洛尔控制血压。监测到患者不规则宫缩，宫口扩张有进展，硝苯地平用药效果欠佳，孕妇保胎意愿强烈，换用阿托西班抑制宫缩保胎。D14 患者会阴中间切开缝合术，顺产一活婴，术后头孢西丁抗炎。D17 患者各项指标好转，考虑出院，并给予出院带药盐酸拉贝洛尔片。

1. 促胎肺成熟

　　(1) 用药指征：患者孕 28⁺¹ 周，先兆早产，给予地塞米松促进胎肺成熟。《早产临床防治指南（2024）》中推荐，孕 24～34⁺⁶ 周的先兆早产应当给予 1 个疗程的糖皮质激素促胎肺成熟。该患者治疗指征明确，符合指南推荐。

　　(2) 药物选择：入院后医生选择地塞米松促胎肺成熟。地塞米松可诱导胎儿肺上皮细胞分化成肺泡Ⅱ型细胞，增加肺表面活性物质分泌，进而促进胎肺成熟，使早产儿呼吸窘迫综合征发生率降低。药物选择合理。

(3) 药物剂量：地塞米松 6mg，肌内注射，每 12 小时重复 1 次，共 4 次。其用药方法符合《早产临床防治指南（2024）》[1]指南推荐。该指南还指出，若早产临产，来不及完成完整疗程者也应给药。Meta 分析显示，早产孕妇产前应用糖皮质激素可以降低新生儿死亡率，呼吸窘迫综合征、脑室周围出血、坏死性小肠炎的发病率，以及缩短新生儿入住重症医学监护室的时间。该药品的用法用量合理。

2. 保胎

(1) 用药指征：患者孕 28^{+1} 周，先兆早产，给予地屈孕酮保胎，尽量延长患者的妊娠时间，为胎肺成熟赢得时机。《强化孕激素方案辅助应用对先兆早产产妇妊娠时间及围产儿结局的观察》[2]中指出，孕激素是稳定先兆早产产妇子宫静止状态关键因素之一，妊娠晚期孕激素功能水平降低则能够刺激正常分娩发动，其在人体内一方面可降低前列腺素合成量，降低子宫平滑肌紧张度，拮抗缩宫素效应；另一方面还能够促进缝隙链接形成，对胎盘促肾上腺皮质激素释放发挥间接抑制作用，这对于延长妊娠时间具有重要意义。该患者用药指征明确，选择合理。

(2) 药物选择：入院后医生选择地屈孕酮片进行保胎。《硫酸镁联合地屈孕酮治疗先兆早产的效果及对新生儿结局的影响》[3]中指出，地屈孕酮是新型孕激素，其化学结构和黄体酮相似，可诱导淋巴细胞合成黄体酮来抑制炎症因子的分泌，从而稳定子宫内膜，维持胎儿的正常生长；同时，地屈孕酮还能通过降低催产素受体的浓度及前列腺素水平来抑制宫缩；此外，地屈孕酮能以剂量依赖的方式诱导体内淋巴细胞生成"黄体酮诱导阻滞因子"，而阻滞因子能与体内的免疫系统产生抗流产等相关作用，使母体免疫功能增强，减少对胚胎的排异反应，从而改善新生儿结局。患者孕 28^{+1} 周，先兆早产，给予地屈孕酮保胎，药物选择合理。

(3) 药物剂量：地屈孕酮片 10mg，每 8 小时 1 次，口服。用药剂量与说明书常规剂量相符，用药合理。

3. 中枢神经保护

(1) 用药指征：患者孕 28^{+1} 周，给予硫酸镁保护胎儿中枢神经系统。《早产临床防治指南（2024）》[1]中推荐，妊娠 34 周前早产临产或择期剖宫产在即，推荐应用硫酸镁保护胎儿中枢神经系统。循证医学研究指出，硫酸镁不但能降低早产儿的脑瘫风险，而且能减轻早产儿的脑瘫严重程度。患者用药指征明确，符合指南推荐。

(2) 药物选择：硫酸镁作为神经保护剂的机制尚不明确。《SOGC临床实践指南：保护胎儿神经的硫酸镁》（No.376）[4]中提示镁在许多细胞内过程中发挥作用，包括舒张脑血管、减少炎性细胞因子和（或）氧自由基、抑制钙流入细胞，可能与硫酸镁神经保护相关。选择硫酸镁保护胎儿中枢神经系统，药物选择合适。

(3) 药物剂量：硫酸镁负荷剂量4.0g静脉滴注，30min滴完，然后以1g/h维持，应用硫酸镁的时间≤48h。该患者用药剂量、用药疗程均符合指南推荐，用药合理。

4. 抑制宫缩

(1) 用药指征：患者孕28^{+3}周，患者偶有宫缩，给予硝苯地平抑制宫缩，尽量延长患者的妊娠时间，为胎肺成熟赢得时机。《早产临床防治指南（2024）》[1]中推荐，钙通道阻滞药硝苯地平为早产治疗的一线宫缩抑制药。患者孕28^{+5}周，硝苯地平用药效果欠佳，孕妇保胎意愿强烈，应用阿托西班保胎。《早产临床防治指南（2024）》[1]中指出，缩宫素受体拮抗药阿托西班可以用于早产治疗。该患者用药指征明确，符合指南推荐。

(2) 药物选择：硝苯地平抑制钙离子通过平滑肌细胞膜上的钙通道重吸收，从而抑制子宫平滑肌兴奋性收缩；阿托西班竞争性结合子宫平滑肌及蜕膜的缩宫素受体，使缩宫素兴奋子宫平滑肌的作用削弱。患者选择抑制宫缩药物，从而起到保胎作用，药物选择合理。

(3) 药物剂量：硝苯地平片20mg，每8小时一次，口服。阿托西班起始剂量6.75mg静脉推注，继之18mg/h维持3h，接着6mg/h持续45h。符合《早产临床防治指南（2024）》[1]指南推荐，患者用药剂量符合要求。

5. 降压 患者28^{+5}周，出现妊娠高血压，血压144/91mmHg，使用拉贝洛尔降压治疗。《妊娠高血压疾病诊治指南（2020）》[5]中推荐，口服拉贝洛尔50~150mg，每天3~4次。该患者治疗指征明确、药物选择、用法用量等均符合指南推荐。

6. 抗感染治疗 患者血常规提示炎症指标偏高，使用头孢呋辛抗感染治疗。患者又因为新型冠状病毒感染后咳嗽剧烈，加用阿奇霉素抗感染治疗。顺产时会阴中间切开缝合术，术后使用头孢西丁抗感染治疗。覆盖相关菌群，用药适应证、用法用量等均合理。

【药学监护】

1. 病情监护 注意患者宫缩、阴道流血流液、腹痛、胎心胎动等情况。监测患者血压、血常规等指标。

2. 用药指导

(1) 硫酸镁：每次用药前和用药过程中应定时观察膝腱反射、呼吸频率、尿量和血镁浓度，若发现膝腱反射明显减弱或消失，呼吸频率低于14～16次/分，尿量少于25～30ml/h或600ml/24h等任一情况，应及时停药。硫酸镁用药过量，应施以人工辅助通气，并缓慢注射钙剂进行解救。

(2) 硝苯地平：葡萄柚（西柚）可对硝苯地平的作用效果产生影响，用药期间避免食用葡萄柚（西柚）及其制品，如杨枝甘露等。硝苯地平用药期间如果坐或躺后迅速起身，可能会出现头晕甚至晕倒。请缓慢起身，爬楼梯时也请注意这种反应。

(3) 阿奇霉素：阿奇霉素需经静脉缓慢滴注给药，静脉滴注时间不能少于60min。

(4) 拉贝洛尔：为避免引起胃肠道不适和直立性低血压，请在餐后服药。长期用药需要停药的话，应逐渐减少剂量，不要擅自停药。用药期间，如果坐或躺后迅速起身，可能出现头晕甚至晕倒。需坐躺后缓慢起身，上下楼梯时也要小心。用药期间饮酒或饮食含酒精的饮料食品可能引起血压过度下降，应避免饮酒或饮食含酒精的饮料食品。

(5) 阿托西班：稀释溶液应在配制后24h内使用。阿托西班治疗时间不超过48h，在一个完整的阿托西班治疗疗程中，阿托西班的总剂量最好不要超过330mg，治疗期间注意监测子宫收缩和胎心率。阿托西班是催产素拮抗药，可以促进子宫松弛，因此可能引起产后子宫收缩不良并引起产后出血，应监测产后出血量。阿托西班与拉贝洛尔同时给药时，拉贝洛尔的血药浓度降低36%，达峰时间延长45min，但拉贝洛尔的生物利用度不变，注意患者血压的监测。

3. 不良反应监护

(1) 地塞米松：用药后可能引起胃肠道刺激（如恶心、呕吐）、体重增加、下肢水肿、骨质疏松、过敏反应（如皮疹、瘙痒、面部潮红、心悸、发热、呼吸困难）等，如有症状及时处理。

(2) 地屈孕酮：用药过程中可能出现头痛、血压升高等，注意相关监测。

(3) 硫酸镁：用药后常见的不良反应包括潮红、出汗、口干。快速静脉注射时可引起恶心、呕吐、心慌、头晕，个别出现眼球震颤，减慢注射速度症状可消失。硫酸镁用药过量可出现急性镁中毒，表现为血压急剧下降、呼吸麻痹、膝反射消失等。用药过程中突然出现胸闷、胸痛、呼吸急促，应警惕肺水肿，及时听诊，必要时行胸部 X 线摄片检查。

(4) 头孢呋辛：患者有青霉素过敏史，静脉滴注头孢的时候可能会有交叉过敏，如发生皮疹、瘙痒、肾功能异常、伪膜性肠炎等，用药期间应加强监测，一旦发生严重不良反应应立即停药，并作相应治疗。

(5) 硝苯地平：服药中注意观察血压，防止血压过低。用药后可能出现水肿、头痛、头晕、恶心、乏力、面部潮红等，通常不需要停药。如果出现严重不良反应，如呼吸困难、胸痛、心脏不适等，应及时停药。

(6) 阿奇霉素：用药后可能出现腹泻，通常停药后可消失。如出现水样便或血性便、过敏反应（如皮疹、水肿）、肝炎症状（如可表现为发热、乏力、食欲差、皮肤或眼睛发黄、瘙痒、上腹痛等）应及时报告医生、护士或药师。应用大环内酯类可引起心室复极化和 QT 间期延长，从而有发生心律失常和心动过速的风险，注意监测。

(7) 拉贝洛尔：用药后可能出现头晕、胃肠道不适、疲乏、感觉异常、体位性低血压等不良反应。如出现相关不良反应，应及时告知医生、护士或药师。

(8) 阿托西班：有呼吸系统不良反应，如呼吸困难和肺水肿，特别是与其他宫缩抑制药合用时，注意相关监测。用药后还可能出现高血糖、恶心、呕吐、头晕、潮热、心动过速、低血压等，注意监测。

(9) 头孢西丁：用药期间注意可能出现的过敏反应，如皮疹、潮红、瘙痒、发热、呼吸困难、血管性水肿等。长期使用头孢西丁可引起肠道菌群失调，可能出现艰难梭菌相关性腹泻。如出现腹泻，请及时告知医生、护士或药师。用药后还可能出现肝肾、血液系统不良反应，注意监测肝肾以及造血系统功能。

4. 生活管理　①注意清淡饮食，不食酒类及含酒精的饮料食品；②注意阴道流血情况；③注意胎动情况；④注意血压情况；⑤顺产后注意会阴切口情况。

【案例亮点】

这是一个典型的早产合并妊娠高血压的案例。患者因先兆早产入院，入院后血压升高，进一步诊断为妊娠高血压，因此在促胎肺成熟、孕激素保胎、保护胎儿中枢神经、抑制宫缩、抗感染治疗的同时，给予拉贝洛尔降压治疗，降低了孕产妇发生先兆子痫的风险，并且有效延长了妊娠时间。本案例需注意的关键点是降压药物使用后的血压变化及抑制宫缩治疗后的宫缩情况。用药需要关注拉贝洛尔和阿托西班的相互作用，对于临床用药指导十分有意义。

参考文献

[1] 中华医学会妇产科学分会产科学组．早产临床防治指南（2024 版）[J]．中华妇产科杂志，2024，59（4）：251-269．

[2] 朱名颖，邓月桂．强化孕激素方案辅助应用对先兆早产产妇妊娠时间及围产儿结局的观察 [J]．解放军医药杂志，2018，30（2）：86-89．

[3] 黄润梅，胡玲洁，缪水连．硫酸镁联合地屈孕酮治疗先兆早产的效果及对新生儿结局的影响 [J]．中外医学研究，2021，19（22）：154-156．

[4] MAGNESIUM SULPHATE FOR FETAL NEUROPROTECTION CONSENSUS COMMITTEE. SOGC CLINICAL PRACTICE GUIDELINE No. 376-Magnesium Sulphate for Fetal Neuroprotection [J]. J Obstet Gynaecol Can, 2019, 41（4）：505-522.

[5] 中华医学会妇产科学分会妊娠高血压疾病学组．妊娠高血压疾病诊治指南（2020）[J]．中华妇产科杂志，2020，55（4）：227-238．

案例 3　早产合并产后菌血症的药物治疗

【案例资料】

1. 现病史　孕妇，31 岁，152cm/65kg，因"停经 7 个月余，阴道流液 3 小时余"入院。末次月经 2020 年 1 月 28 日。孕妇停经 30 天余自测尿妊娠阳性，孕 4 个月余自觉胎动，活跃至今，同时感腹部逐渐膨隆。正规产科检查，甲状腺功能、唐氏筛查、糖耐量试验及血压未见异常。昨日 14:00 出现少量阴道流液两次，就诊于当地医院，早破水试纸阴性，建议上级医院进一步明确诊断，今日 9:00 再次阴道流液，量多，就诊于我院，现偶有腹部憋胀，无阴道出血，急诊入院。自妊娠以来孕妇精神、食欲好，大小便正常。

2. 既往史　"青霉素"过敏，2011 年行剖宫产一次。

3. 婚育史　已婚，1-0-2-1，配偶体健。

4. 体格检查　正常。

5. 产科检查　胎心 140 次 / 分，偶有宫缩，内诊可见少量清亮液体流出，宫颈质软，居中，容受 50%，胎先露 S-3，宫口未开，宫颈评分 4 分。

6. 实验室及辅助检查

产科超声（9 月 2 日）：胎头位于下方，双顶径 83mm，股骨长 59mm，腹围 29.4mm，脐动脉 A/B 值 2.51，可见胎心及胎动，胎心率 145 次 / 分。

7. 入院诊断　①胎膜早破；②宫内孕 31^{+2} 周，G4P1，头位；③先兆早产；④前次剖宫产。

8. 出院诊断　①宫内孕 33 周，G4P2，头位娩；②二次剖宫产；③菌血症；④早产；⑤胎膜早破；⑥妊娠期血小板减少症；⑦轻度贫血；⑧脐带缠绕。

【治疗药物与治疗过程】

表 1-3　药物治疗经过及实验室检查

日期	治疗方案	白细胞（×10^9/L）	NEUT（%）	C 反应蛋白（mg/L）
D1	• 注射用头孢唑林钠 1g+0.9% 氯化钠溶液 100ml，ivgtt，q8h • 地塞米松磷酸钠注射液 6mg，im，q12h • 硫酸镁注射液 20g+0.9% 氯化钠溶液 200ml，ivgtt，st • 蛋白琥珀酸铁口服溶液 15ml，po，bid	—	—	—
D2	• 注射用头孢唑林钠 1g+0.9% 氯化钠溶液 100ml，ivgtt，q8h • 地塞米松磷酸钠注射液 6mg，im，q12h • 硫酸镁注射液 20g+0.9% 氯化钠溶液 200ml，ivgtt，st • 蛋白琥珀酸铁口服溶液 15ml，po，bid	10.57	87.80	1.00
D3	• 注射用头孢唑林钠 1g+0.9% 氯化钠溶液 100ml，ivgtt，q8h • 蛋白琥珀酸铁口服溶液 15ml，po，bid • 乳果糖口服溶液 10ml，po，tid • 盐酸利托君片 10mg，po，q8h	9.89	88.50	<0.50
D4	• 注射用头孢唑林钠 1g+0.9% 氯化钠溶液 100ml，ivgtt，q8h • 蛋白琥珀酸铁口服溶液 15ml，po，bid • 乳果糖口服溶液 10ml，po，tid • 盐酸利托君片 10mg，po，q8h	—	—	—
D5	• 硝苯地平片 10mg，po，q8h • 维生素 D$_2$ 磷葡钙片 2 片，po，tid • 乳果糖口服溶液 10ml，po，tid • 注射用头孢唑林钠 1g+0.9% 氯化钠溶液 100ml，ivgtt，q8h	7.47	63.10	<0.50
D6	• 硝苯地平片 10mg，po，q8h • 维生素 D$_2$ 磷葡钙片 2 片，po，tid • 乳果糖口服溶液 10ml，po，tid	6.59	67.80	<0.50

（续表）

日期	治疗方案	白细胞（$\times 10^9$/L）	NEUT（%）	C 反应蛋白（mg/L）
D10	• 硝苯地平片 10mg，po，q8h • 维生素 D_2 磷葡钙片 2 片，po，tid • 乳果糖口服溶液 10ml，po，tid	7.10	69.70	0.84
D12	• 硝苯地平片 10mg，po，q8h • 维生素 D_2 磷葡钙片 2 片，po，tid	7.50	69.90	1.08
D13	• 注射用头孢唑林钠 1g+0.9% 氯化钠溶液 100ml，ivgtt，q8h • 四磨汤口服液 20ml，po，tid • 生血宝合剂 15ml，po，tid • 五加生化胶囊 6 粒，po，bid • 卡前列甲酯栓 1mg，肛门塞入，st	7.14	68.50	<0.50
D14	• 注射用头孢西丁钠 2g+0.9% 氯化钠溶液 100ml，ivgtt，q8h • 四磨汤口服液 20ml，po，tid • 生血宝合剂 15ml，po，tid • 五加生化胶囊 6 粒，po，bid • 依诺肝素钠注射液 0.4ml，ih，qd • 右旋布洛芬栓 100mg，肛门塞入，st	9.66	91.10	27.51
D15	• 注射用头孢西丁钠 2g+0.9% 氯化钠溶液 100ml，ivgtt，q8h • 生血宝合剂 15ml，po，tid • 五加生化胶囊 6 粒，po，bid • 依诺肝素钠注射液 0.4ml，ih，qd	6.80	91.50	127.10
D16	• 注射用头孢西丁钠 2g+0.9% 氯化钠溶液 100ml，ivgtt，q8h • 生血宝合剂 15ml，po，tid • 依诺肝素钠注射液 0.4ml，ih，qd	5.97	81.80	116.61
D19	• 注射用头孢西丁钠 2g+0.9% 氯化钠溶液 100ml，ivgtt，q8h • 依诺肝素钠注射液 0.4ml，ih，qd	5.93	65.30	14.14
D22	停药出院	—	—	—

—. 无数据；po. 口服；im. 肌内注射；iv. 静脉注射；ivgtt. 静脉滴注；ih. 皮下注射；st. 立即；qd. 每天 1 次；bid. 每天 2 次；tid. 每天 3 次；q4h. 每 4 小时 1 次；q6h. 每 6 小时 1 次；q8h. 每 8 小时 1 次；q12h. 每 12 小时 1 次

患者入院后予完善相关检查，因未足月胎膜早破，先兆早产，轻度贫血，D1予头孢唑林钠静脉滴注预防感染，给予硫酸镁静脉滴注保护胎儿中枢神经系统，给予地塞米松肌内注射促胎肺成熟，给予蛋白琥珀酸铁口服溶液抗贫血治疗。D3硫酸镁与地塞米松疗程均足，因仍有不规律宫缩，予口服利托君抑制宫缩治疗，因患者便秘予口服乳果糖治疗。D5因患者服用利托君后有心慌症状，遂改为硝苯地平片抑制宫缩。D6患者头孢唑林钠预防感染已5天，患者临床平稳，予停用头孢唑林，余治疗同前。D13患者宫缩不可抑制，因前次剖宫产予剖宫产终止妊娠，予头孢唑林钠预防感染。D14（术后第1天），因患者体温、血象高，破膜时间长，予更换头孢西丁抗感染。评估VTE风险2分，予依诺肝素钠皮下注射预防血栓。D15（术后第2天），血培养显示革兰阳性球菌、革兰阴性杆菌，评估患者体温、血象均较前下降，临床症状平稳，继续头孢西丁治疗。D16（术后第3天），患者热退，体温恢复正常，血培养显示大肠埃希菌、解没食子酸链球菌，头孢西丁均经验覆盖，且临床治疗有效，继续目前治疗。D17（术后第4天），药敏结果证实头孢西丁敏感，继续目前治疗。D19（术后第6天），患者体温正常，血象完全恢复正常，C反应蛋白略高于正常，余无不适，复查血培养，继续治疗。D22（术后第9天），患者血培养复查阴性，体温正常7天，头孢西丁治疗疗程足，停药出院。

1. 保护中枢神经系统

(1) 用药指征：患者孕 31^{+2} 周，给予硫酸镁保护胎儿中枢神经系统。《早产临床防治指南（2024）》[1]中推荐，孕34周前早产临产或择期剖宫产在即，推荐应用硫酸镁保护胎儿中枢神经系统。循证医学研究指出，硫酸镁不但能降低早产儿的脑瘫风险，而且能减轻早产儿的脑瘫严重程度。大剂量硫酸镁的应用还可抑制宫缩，为促肺赢得时间。患者用药指征明确，符合指南推荐。

(2) 药物选择：Mg^{2+} 可提高血红蛋白的亲和力，改善氧代谢，可以促进胎儿血氧供应，对保护胎儿脑神经有一定作用。选择硫酸镁保护胎儿中枢神经系统，药物选择合理。

(3) 药物剂量：目前关于硫酸镁用于胎儿脑神经保护的用药剂量和疗程尚无统一定论，一般硫酸镁24h总量不超过30g。患者硫酸镁负荷剂量4g静脉滴注，30min滴完，然后以1g/h维持，应用硫酸镁的时间≤48h。该患者用药剂量、用药疗程均合理。

2. 促胎肺成熟

(1) 用药指征：患者孕 31^{+2} 周，先兆早产，给予地塞米松促进胎肺成熟。

《早产临床防治指南（2024）》[1]中推荐，孕 24～34[+6] 周的先兆早产应当给予 1 个疗程的糖皮质激素促胎肺成熟。该患者治疗指征明确，符合指南推荐。

(2) 药物选择：倍他米松和地塞米松都以活性形式透过胎盘，可诱导胎儿肺上皮细胞分化成肺泡 II 型细胞，增加肺表面活性物质分泌，进而促进胎肺成熟，使早产儿呼吸窘迫综合征发生率降低。地塞米松药物选择合理。

(3) 药物剂量：《早产临床防治指南（2024）》[1]推荐促胎肺成熟治疗，地塞米松 6mg，肌内注射，每 12 小时重复 1 次，共 4 次；或倍他米松 12mg，肌内注射，每 24 小时重复 1 次，共 2 次。《ACOG 实践简报：早产管理》（No.171）[2]指出，由于皮质类固醇治疗少于 24h 仍显示可以显著降低新生儿发病率和死亡率。因此，即使无法给予第二次剂量，也应根据临床情况给予第一次剂量的产前皮质类固醇。地塞米松的用法用量合理。

3. 抑制宫缩

(1) 用药指征：患者孕 31[+2] 周，先后给予利托君、硝苯地平抑制宫缩，尽量延长患者的妊娠时间，为胎肺成熟赢得时间。《早产临床防治指南（2024）》[1]中推荐，钙通道阻滞药硝苯地平和 β₂ 肾上腺素能受体激动药均为早产治疗的宫缩抑制药。该患者用药指征明确，符合指南推荐。

(2) 药物选择：硝苯地平为钙通道阻滞药，其通过抑制钙离子通过平滑肌细胞膜上的钙通道重吸收，从而抑制子宫平滑肌兴奋性收缩，起到保胎作用。β_2 肾上腺素能受体激动药，其与子宫平滑肌细胞膜上的 β_2 肾上腺素能受体结合，使细胞内环磷酸腺苷水平升高，抑制肌球蛋白轻链激酶活化，从而抑制子宫平滑肌的收缩频率和强度。药物选择合理。

(3) 药物剂量：盐酸利托君片，10mg，每 8 小时 1 次，口服。硝苯地平片 10mg，每 8 小时 1 次，口服。《早产临床防治指南（2024）》[1]中指出，硝苯地平起始剂量 20mg，口服，然后每次 10～20mg，每天 3～4 次，根据宫缩情况调整，可持续 48h。盐酸利托君通常静脉滴注随后口服维持治疗，口服常规剂量在 80～120mg，平均分次给药。鉴于我院未配备静脉制剂，患者选择口服，日剂量 30mg 宫缩控制可。患者用药剂量，用药疗程均合理。

4. 胎膜早破预防感染

(1) 用药指征：患者未足月胎膜早破，导致 PPROM 的主要原因是感染，多数为亚临床感染。《胎膜早破的诊断与处理指南（2015）》[3]表明，对于 PPROM 预防性应用抗生素的价值是肯定的，可有效延长 PPROM 的潜伏期，减少绒毛膜羊膜炎的发生率，降低破膜后 48h 内和 7 天内的分娩率，降低新生儿感染率。

患者用药指征明确。

(2) 药物选择：目前，国内外对于胎膜早破抗生素的选择方案尚未统一，《〈2022 年加拿大妇产科医师协会"未足月胎膜早破的诊断与管理"指南〉解读》[4] 中指出，PPROM 孕妇的抗菌药物方案包括单独使用大环内酯类抗菌药物或者青霉素类联合大环内酯类抗菌药物。但由于我国抗菌药物耐药严重，在参考国外推荐的抗菌药物方案的前提下要依据个体情况选择用药和方案，故现多以我国发布的《抗菌药物临床应用指导原则（2015 版）》[5] 作为抗菌药物选择的首选依据，其对胎膜早破推荐的抗菌药物方案为第一代、第二代头孢菌素 ± 甲硝唑，患者选用头孢唑林预防感染合理。

(3) 药物剂量：头孢唑林说明书建议成人常用剂量每次 0.5～1g，每天 2～4 次，严重感染可增加至每天 6g，分 2～4 次静脉给予。患者现每天用量为 3g；用药疗程拟定为 5 天，用药方案合理。

5. 剖宫产后抗血栓治疗　患者剖宫产后，静脉血栓栓塞风险因素评分 2 分（剖宫产术和全身性感染），为血栓高危人群，排除出血风险后，给予依诺肝素钠预防血栓治疗。《妊娠期及产褥期静脉血栓栓塞症预防和诊治专家共识》[6] 中推荐，对于普通产褥期患者，血栓风险因素评估中有 2 个血栓危险因素，低分子肝素在住院期间使用。患者治疗指征明确、用法用量、用药疗程均合理。

6. 菌血症抗感染治疗　患者 PPROM 时间长，术后第 1 天体温最高 39.1℃，血象高，血培养显示大肠埃希菌与解没食子酸链球菌，予头孢西丁钠抗感染治疗，经验性覆盖相关菌群，药敏证实敏感。该患者血培养阳性，无心内膜炎，无人工装置，经有效治疗 72h 内退热，属于非复杂性血流感染。根据我国发布的《抗菌药物临床应用指导原则（2015 版）》[5]，非复杂性血流感染疗程一般需用药至体温恢复正常后 7～10 天，该患者复查血培养阴性，用药至体温恢复正常后 7 天。头孢西丁用药适应证、用法用量、用药疗程等均合理。

【药学监护】

1. 病情监护　注意患者宫缩、阴道流液、腹痛、胎心胎动等情况，监测患者体温、血常规、凝血等指标。

2. 用药指导

(1) 硫酸镁：给药过程中应定时观察膝腱反射、呼吸频率、尿量和血镁浓度，若发现膝腱反射明显减弱或消失，呼吸频率低于 14～16 次 / 分，尿量少于 25～30ml/h 或 600ml/24h 等任一情况，应及时停药。硫酸镁用药过量，应缓慢静脉推注（5～10min）10% 葡萄糖酸钙 10ml 进行解毒。

(2) 利托君：用药期间密切观察孕妇主诉及心率、血压、宫缩变化，并限制静脉输液量（每天不超过 2000ml），以防肺水肿。如心率＞120 次 / 分，应减滴速；如心率＞140 次 / 分，应停药；如出现胸痛，应立即停药并行心电监护。

(3) 硝苯地平：葡萄柚（西柚）可对硝苯地平的作用效果产生影响，用药期间避免食用葡萄柚（西柚）及其制品。硝苯地平用药期间如果坐躺后迅速起身，可能会出现头晕或晕倒，需缓慢起身。

(4) 头孢西丁：易发生双硫仑反应，需嘱咐患者用药期间及停药后 3 天内禁食含酒精的任何食物。

(5) 依诺肝素钠：一般皮下注射给药，不能肌内注射。皮下注射时患者需平躺，在左、右腹壁的前外侧或后外侧皮下组织内交替给药。

3. 不良反应监护

(1) 硫酸镁：用药后常见的不良反应包括潮红、出汗、口干。快速静脉注射时可引起恶心、呕吐、心慌、头晕，个别出现眼球震颤，减慢注射速度症状可消失。硫酸镁用药过量可出现急性镁中毒，表现为血压急剧下降、呼吸麻痹、膝反射消失等。

(2) 地塞米松：糖皮质激素类药物对血糖、血压、血常规等有影响，孕妇使用地塞米松促胎肺成熟虽经循证验证，但仍应密切关注可能发生的影响，减少对治疗的干扰。

(3) 利托君：患者用药后出现心慌症状，心率间断超过 140 次 / 分，故予停药处理，更换其他抑制宫缩药物。

(4) 硝苯地平：服药中注意观察血压，防止血压过低。用药后可能出现水肿、头痛、头晕、恶心、乏力、面部潮红等，通常不需要停药。

(5) 头孢西丁：用药期间注意可能出现的过敏反应，如皮疹、潮红、瘙痒、发热、呼吸困难等。长期使用头孢西丁可引起肠道菌群失调，可能出现艰难梭菌相关性腹泻。

(6) 依诺肝素钠：可能出现出血、头痛、荨麻疹、瘙痒、红斑、注射部位反应（如疼痛、水肿、出血、炎症、肿块）等不良反应。

4. 生活管理 ①注意清淡饮食，不食酒类及含酒精的饮料食品；②注意阴道流血情况；③剖宫产后注意伤口情况，条件允许的情况下尽早下地活动。

【案例亮点】

这是一个典型的早产合并产后菌血症药物治疗的案例。患者因先兆早产，胎膜早破入院，保胎至剖宫产，产后查出菌血症，因此经过促胎肺成熟、护胎儿中枢神经、抑制宫缩治疗后有效延长了妊娠时间，在剖宫产手术后给予敏感药物头孢西丁治疗菌血症，有效控制了感染症状。本案例需注意的关键点是菌血症治疗前后需关注血培养药敏结果。本案例提示对于未足月胎膜早破患者应及时行 GBS 检查，并对症予以抗菌药物进行预防或治疗。

参考文献

[1] 中华医学会妇产科学分会产科学组 . 早产临床防治指南（2024 版）[J]. 中华妇产科杂志，2024，59（4）：257-259.

[2] ACOG, American College of Obstetricians and Gynecologists. ACOG Practice Bulletin No. 171：Management of Preterm Labor [J]. Obstet Gynecol，2016，128（4）：e155-e164.

[3] 中华医学会妇产科学分会产科学组 . 胎膜早破的诊断与处理指南（2015）[J]. 中华妇产科杂志，2015，50（1）：3-8.

[4] 冉雨鑫，尹楠林，漆洪波 . ACOG《胎膜早破临床实践指南（2020）》解读 [J]. 中国实用妇科与产科杂志，2020，36（8）：736-739.

[5]《抗菌药物临床应用指导原则》修订工作组 . 抗菌药物临床应用指导原则（2015 年版）[M]. 北京：人民卫生出版社，2015.

[6] 中华医学会妇产科学分会产科学组 . 妊娠期及产褥期静脉血栓栓塞症预防和诊治专家共识 [J]. 中华妇产科杂志，2021，56（4）：236-243.

第2章 妊娠高血压

疾病临床表现

妊娠高血压是妊娠与血压升高并存的一种疾病，是产科常见的并发症，包括先兆子痫、子痫、妊娠合并慢性高血压、慢性高血压伴发先兆子痫。该组疾病严重威胁母儿的健康和安全，也是造成孕产妇死亡率升高的原因之一。患者大多数以妊娠期出现血压升高为主要症状，根据病变程度不同，表现不一，会出现头晕、恶心、水肿、蛋白尿、上腹不适、抽搐等症状。

案例 4 早发型先兆子痫合并肺水肿的药物治疗

【案例资料】

1. 现病史 孕妇，38岁，因"孕 33^{+1} 周，发现血压高2天"入院。末次月经2022年10月3日。患者孕5周出现早孕反应，尿 hCG 阳性（+）。孕12周开始在我院首次产检，血压 122/82mmHg，尿蛋白阴性。孕25周余因孕早期空腹血糖 5.4mmol/L，复查空腹血糖 5.28mmol/L，诊断妊娠期糖尿病，门诊指导饮食运动，监测血糖控制尚可，糖化血红蛋白 5.4%，监测尿酮体阴性，未诉不适。现孕 33^{+1} 周，近2天自测血压升高，波动于 140～150/89～92mmHg，近2周体重增长 4kg 左右，无头晕头痛，无视物模糊，无上腹不适等，就诊于我院急诊，测血压 161/96mmHg，孕期尿蛋白阴性（-），无腹痛，未见红，无阴道流水，以"先兆子痫"收治入院。

2. 既往史 无特殊。

3. 婚育史 结婚年龄36岁，配偶体健。

4. 体格检查 血压 140/92mmHg，下肢水肿（++），其余正常。

5. 产科检查 宫高 28cm，腹围 98cm，胎位头位，胎心 141 次/分，估计胎儿大小 1600g，无宫缩。

6. 实验室及辅助检查

(1) 胎心监护：胎心率 145 次 / 分，正常变异，NST 反应型。

(2) 尿常规：蛋白质阳性（++），酮体阴性（−）。

(3) 生化（非空腹）：谷丙转氨酶 8.31U/L，谷草转氨酶 17.03U/L，总蛋白 57.82g/L（↓），白蛋白 32.84g/L（↓），血糖 5.43mmol/L，尿素 5.01mmol/L，肌酐 59.7μmol/L。

(4) 凝血：D− 二聚体定量 0.65mg/L（↑）。

(5) 血常规：白细胞 8.15×10^9/L，淋巴细胞百分比 20.9%，中性粒细胞百分比 73.6%（↑），血红蛋白 107g/L（↓），血小板计数 171×10^9/L。

7. 入院诊断　①G1P0，孕 33^{+1} 周，头位待产；②先兆子痫；③妊娠期糖尿病；④高龄初产。

8. 出院诊断　①G1P1，孕 33^{+5} 周，LOA，剖宫产；②早发型先兆子痫；③肺水肿；④早产；⑤妊娠期糖尿病；⑥高龄初产。

【治疗药物与治疗过程】

表 2–1　药物治疗经过及实验室检查

日期	治疗方案	血压（mmHg）	尿蛋白（g/24h）	D− 二聚体（mg/L）
D1	• 硫酸镁注射液 20ml+0.9% 氯化钠溶液 30ml，静脉泵入，100ml/h • 硫酸镁注射液 40ml+0.9% 氯化钠溶液 60ml，静脉泵入，20ml/h • 地塞米松磷酸钠注射液 5mg，im，q12h	140/92（↑）	—	0.65（↑）
D2	• 硫酸镁注射液 40ml+0.9% 氯化钠溶液 60ml，静脉泵入，20ml/h • 盐酸拉贝洛尔片 100mg，po，q8h	138/88（↑）	1.4（↑）	—
D4	• 硫酸镁注射液 40ml+0.9% 氯化钠溶液 60ml，静脉泵入，20ml/h • 盐酸拉贝洛尔片 100mg，po，q6h • 硝苯地平片 10mg，po，once	168/85（↑）	—	—
D5	• 硫酸镁注射液 40ml+0.9% 氯化钠溶液 60ml，静脉泵入，20ml/h • 盐酸拉贝洛尔片 100mg，po，q6h • 硝苯地平片 10mg，po，once	148/84（↑）	0.494（↑）	1.22（↑）

（续表）

日期	治疗方案	血压（mmHg）	尿蛋白（g/24h）	D- 二聚体（mg/L）
D5	• 盐酸异丙嗪注射液 25mg+ 盐酸哌替啶注射液 50mg+0.9% 氯化钠溶液 250ml，ivgtt，once • 注射用头孢呋辛钠 1.5g+0.9% 氯化钠溶液 100ml，ivgtt，st	148/84（↑）	0.494（↑）	1.22（↑）
D6	• 硝酸甘油注射液 50mg+0.9% 氯化钠溶液 40ml，静脉泵入，1.8ml/h • 低分子肝素钠注射液 4250U，ih，qd	143/88	1.1346（↑）	2.39（↑）
D8	• 盐酸拉贝洛尔片 100mg，po，q6h • 硝苯地平控释片 30mg，po，qd • 低分子肝素钠注射液 4250U，ih，qd	134/86	—	—
D9	停药出院 • 出院带药： 　– 盐酸拉贝洛尔片 100mg，po，q8h 　– 硝苯地平控释片 30mg，po，qd 　– 低分子肝素钠注射液 4250U，ih，qd	138/90	—	1.61（↑）

—. 无数据；po. 口服；im. 肌内注射；iv. 静脉注射；ivgtt. 静脉滴注；ih. 皮下注射；st. 立即；qd. 每天 1 次；bid. 每天 2 次；tid. 每天 3 次；q4h. 每 4 小时 1 次；q6h. 每 6 小时 1 次；q8h. 每 8 小时 1 次；q12h. 每 12 小时 1 次；once.1 次

　　患者入院后予完善相关检查，因早发型先兆子痫，D1 予硫酸镁静脉泵入预防子痫发作，并根据患者反应调整给药速率。考虑适时终止妊娠，给予地塞米松肌内注射促胎肺成熟。D2 监测血压，加用拉贝洛尔片降压治疗。D4 患者血压控制不佳，加用硝苯地平片并增加拉贝洛尔给药频率为 q6h。D5 患者出现肺水肿，行子宫下段横切口剖宫产术终止妊娠，使用头孢呋辛预防切口感染。术后 6h 恢复硫酸镁解痉治疗，夜间应用镇静剂协助产妇休息。D6 术后第 1 天，B 超显示胸腔积液，予硝酸甘油注射液泵入降压，减轻心脏后负荷。加用低分子肝素预防血栓。D8 停硝酸甘油恢复口服降压治疗。D9 患者血压稳定，伤口愈合佳，予出院。嘱其出院后继续服药，坚持门诊随访，并每天监测血压情况。

1. 预防子痫治疗

(1) 用药指征：根据《妊娠高血压疾病诊治指南（2020）》[1]，硫酸镁是治疗子痫和预防抽搐复发的一线药物（ⅠA），也是对于重度先兆子痫孕妇预防子痫发作的用药（ⅠA）；对于非重度先兆子痫孕妇也可酌情考虑应用硫酸镁（ⅠC）。根据指南中的相应诊断标准，患者妊娠期收缩压≥140mmHg和（或）舒张压≥90mmHg，随机尿蛋白阳性（≥+），伴有肺水肿，属于重度先兆子痫，具有用药指征。

(2) 药物选择：患者入院后医生即为其开具硫酸镁注射液预防子痫。硫酸镁可抑制中枢神经的活动，抑制运动神经-肌肉接头乙酰胆碱的释放，阻断神经肌肉连接处的传导，降低或解除肌肉收缩作用，同时对血管平滑肌有舒张作用，使痉挛的外周血管扩张，降低血压，因而对子痫有预防和治疗作用，对子宫平滑肌收缩也有抑制作用。为目前预防子痫的一线药物。

(3) 药物剂量：《临床诊疗指南妇产科学分册》中推荐[2]将25%硫酸镁10～20ml加入5%葡萄糖100ml中，30min滴完，继以25%硫酸镁60ml加入5%葡萄糖500ml中，以1～2g/h速度静脉滴注。用药时间根据病情需要调整，一般每天静脉滴注6～12h，24h总量不超过25g。25%硫酸镁注射液的规格是10ml，2.5g，换算可知负荷剂量、维持剂量和24h总量均符合推荐。考虑到该患者有妊娠期糖尿病，查阅药物配伍禁忌表硫酸镁与0.9%氯化钠不存在配伍禁忌，将溶媒换为0.9%氯化钠是可行的。

2. 降压治疗

(1) 用药指征：《妊娠高血压疾病诊治指南（2020）》中表明[1]降压治疗的目的是预防心脑血管意外和胎盘早剥等严重母儿并发症。收缩压≥160mmHg和（或）舒张压≥110mmHg的高血压孕妇应进行降压治疗；收缩压≥140mmHg和（或）舒张压≥90mmHg的高血压孕妇建议降压治疗。患者自诉入院前2天血压波动于140～150/89～92mmHg，就诊我院急诊测血压161/96mmHg，存在用药指征。

(2) 药物选择：该患者入院后临床医生根据患者血压情况给予拉贝洛尔片，用药1天后血压控制不稳定增加给药频率并联用硝苯地平片降压，血压较前控制好，提示药物联用有效。指南推荐[1]常用的口服降压药物有拉贝洛尔（ⅠA）、硝苯地平（ⅠA）。拉贝洛尔属于α-β受体拮抗药，降低血压但不影响肾及胎盘血流量，并减少女性先兆子痫的血小板消耗，促进胎儿肺成熟。硝苯地平是二氢吡啶类钙通道阻滞药，能舒张外周阻力血管，降低外周阻力，可使收缩血压和舒张血压降低。该患者剖宫产术后血压波动，B超显示胸腔积液，静脉泵入硝酸甘油降压并降低心脏负荷。硝酸甘油作用于氧化亚氮合酶，可同时扩张静脉和动脉，降低心脏前、后负荷，主要用于合并急性心功能衰竭和急性冠状动脉综合征时的高血压急症的降压治疗。硝酸甘油静脉给药后血压稳定，提示药物治疗有效，根据病情恢复拉贝洛尔片联合硝苯地平控释片降压治疗，并出院继续服用。

(3) 药物剂量：《妊娠高血压疾病诊治指南（2020）》推荐[1]拉贝洛尔口服用法为 50～150mg，每天 3～4 次。《中国高血压防治指南 2018 年修订版》[3]指出常用妊娠合并高血压的口服药物硝苯地平的常用剂量为 5～20mg，每 8 小时一次，或控释制剂 30～60mg，每天一次。该患者初始给药方案和调整后方案均符合剂量推荐。对于患者在院使用硝苯地平片，出院后改为同剂量的硝苯地平控释片，临床药师分析认为，硝苯地平片起效快，维持时间短，需要频繁给药，可能诱使患者血压短时间大幅度波动。而控释制剂可以恒速地释放药物，每天一次给药，提高患者依从性和满意度。进一步查阅大量文献，结果表明控释制剂其血压、心率控制效果优于普通片剂，不良反应发生率低，并且可以有效降低围产期并发症发生率。故相同剂量下硝苯地平控释片对于妊娠高血压患者获益更大。硝酸甘油推荐起始剂量 5～10μg/min 静脉滴注，每5～10 分钟增加滴速至维持剂量 20～50μg/min。该患者静脉泵入速率换算得到30μg/min，符合要求，方案合理。

3. 镇静治疗

(1) 用药指征：应用镇静药物的目的是缓解孕产妇的精神紧张、焦虑症状、改善睡眠、预防并控制子痫（Ⅲ B）。该患者剖宫产术后为缓解精神紧张、改善睡眠，有用药指征。

(2) 药物选择：冬眠合剂由氯丙嗪（50mg）、哌替啶（100mg）和异丙嗪（50mg）3 种药物组成，通常以 1/3～1/2 量肌内注射，或者以半量加入 5% 葡萄糖溶液 250ml 静脉滴注。由于氯丙嗪可使血压急剧下降，导致肾及胎盘血流量降低，而且对孕妇及胎儿肝脏有一定的损害，可致胎儿呼吸抑制，故仅应用于硫酸镁控制抽搐治疗效果不佳者[1]。该患者方案符合推荐。

(3) 药物剂量：该患者使用哌替啶 50mg 和异丙嗪 25mg 加入 0.9% 氯化钠注射液 250ml 静脉滴注，考虑该患者妊娠期糖尿病，查询哌替啶、异丙嗪和0.9% 氯化钠注射液无配伍禁忌，用法用量均合理。

4. 先兆早产治疗

患者孕 33^{+1} 周时，给予地塞米松促进胎肺成熟。《早产临床诊断与治疗指南（2014）》中推荐[4]，孕 28～34^{+6} 周的先兆早产应当给予 1 个疗程的糖皮质激素促胎肺成熟。该患者治疗指征明确、用法用量均符合指南与临床诊疗常规推荐。

5. 预防下肢血栓

患者高龄、先兆子痫、剖宫产术，存在静脉血栓栓塞症（venous thromboembolism，VTE）高危因素，复测 D- 二聚体进行性升高，给予低分子肝素（low molecular weight heparin，LMWH）。《妊娠期及产褥期静脉血栓栓塞症预防和诊治专家共识》推荐[5] LMWH 作为预防妊娠期及产褥期 VTE 的首选抗凝药物。对于 3 个危险因素者，推荐使用 LMWH 至产后 7 天。该患者用药指征明确、药物选择和用法用量符合推荐。

【药学监护】

1. 病情监护　注意患者宫缩、阴道流血及流液、腹痛等情况，监测患者血压、尿蛋白、肝肾功能及凝血指标。

2. 用药指导

(1) 硫酸镁：硫酸镁是高警示药品，使用不当会对人体造成严重伤害，长时间使用应关注镁离子浓度。每次用药前和用药过程中应定时观察膝腱反射、呼吸频率、排尿量，并监测血镁浓度，若发现膝腱反射明显减弱或消失，呼吸频率低于 14～16 次 / 分，尿量少于 25～30ml/h 或 600ml/24h 等任一情况，应及时停药，必要时使用葡萄糖酸钙解救。

(2) 拉贝洛尔：每次 1 片，每天 3 次，饭后服用。少数患者可在服药后 2～4h 出现体位性低血压，嘱患者服药后避免过多和快速的体位改变。关注胎心率，必要时给予胎心监护，避免胎儿心动过缓。

(3) 硝苯地平控释片：每次 1 片，每天 1 次。通常整片药用少量液体吞服，服药时间不受就餐时间的限制。应避免食用葡萄柚及其制品。本品有不可吸收的外壳，可使药品缓慢释放进入人体内吸收。嘱患者如果粪便中发现完整的空药片无须担心。

(4) 低分子肝素钠注射液：每天 1 针，皮下注射通常的注射部位是腹壁的前外侧，左右交替。首先消毒皮肤并清洁双手，针头应垂直刺入捏起皮肤所形成的褶皱，注射完毕，松开手指。

3. 不良反应监护

(1) 静脉注射硫酸镁常引起潮红、出汗、口干等症状，快速静脉注射时可引起恶心、呕吐、心慌、头晕，个别出现眼球震颤，减慢注射速度症状可消失。临床药师与医护人员充分沟通，给药期间需要关注患者有无上述症状，及时根据情况调整输注速度，并进行相应的不良反应监护宣教。

(2) 拉贝洛尔偶有头昏、胃肠道不适、疲乏、感觉异常、哮喘加重等症。如出现上述表现，需及时汇报医生、护士或药师。

(3) 硝苯地平服药后可能出现外周水肿，水肿情况与剂量相关。头晕、头痛、恶心、乏力、面部潮红和一过性低血压，多不需要停药。

(4) 低分子肝素钠注射液可能有不同部位的出血表现，如皮肤瘀斑、黏膜出血、牙龈出血等；注射部位的紫癜或疼痛；偶见血小板减少，需要定期监测血常规。

4. 生活管理 ①保证饮食中摄入充足的蛋白质和热量，适度限制食盐摄入，多吃蔬菜、水果，保持大便通畅；②应注意休息，以侧卧位为宜，保证充足的睡眠，服用降压药后短时间避免多次体位改变；③预防 VTE 健康宣教，平日多进行足背屈运动，可以穿防血栓梯度加压弹力袜等；④每天监测血压，血压目标值为低于 140/90mmHg；⑤定期随访复查肝肾功能，血、尿常规，凝血指标。

【案例亮点】

这是一个典型的早发型先兆子痫合并肺水肿药物治疗的案例。患者因先兆子痫入院治疗，治疗过程中发现肺水肿，因此给予解痉、促胎肺成熟、降压治疗，有效延长了妊娠时间。剖宫产后给予硝酸甘油治疗减轻心脏后负荷，有效缓解了肺水肿症状。本案例需注意的关键点是血压监护和肺水肿表现。本案例术前术后对硫酸镁的运用纯熟，较好地控制硫酸镁 24h 总量。为避免长时间使用影响胎儿或新生儿骨质，提示即便患者未终止妊娠，硫酸镁使用也尽量控制在 5～7 天。

参考文献

[1] 中华医学会妇产科学分会妊娠高血压疾病学组.妊娠高血压疾病诊治指南（2020）[J].中华妇产科杂志，2020，55（4）：227–238.

[2] 中华医学会.临床诊疗指南：妇产科学分册 [M].北京：人民卫生出版社，2020.

[3]《中国高血压防治指南》修订委员会.中国高血压防治指南 2018 年修订版 [J].中国心血管杂志，2019，24（1）：24–56.

[4] 胡娅莉.早产临床诊断与治疗指南（2014）[J].中华妇产科杂志，2014，49（7）：481–485.

[5] 中华医学会妇产科学分会产科学组.妊娠期及产褥期静脉血栓栓塞症预防和诊治专家共识 [J].中华妇产科杂志，2021，56（4）：236–243.

案例 5 重度先兆子痫合并早产的药物治疗

【案例资料】

1. 现病史 孕妇，33岁，因"停经35^{+5}周，血压高3周余，尿蛋白异常1天"入院。末次月经2022年7月1日。孕妇孕8周出现早孕反应，尿hCG阳性（＋）；孕13周，我院超声提示相当于12周；孕19周自觉胎动至今，故重新核对预产期后延至2023年4月15日。孕12周开始在我院首次产检，血压115/83mmHg，尿蛋白阴性（－）。因既往绒毛染色体异常孕史，建议孕中期行羊水穿刺产前诊断，患者及家属拒绝，要求行无创筛查结果均低风险。孕前1个月因不良孕史在外院生殖科检查血小板聚集率高予阿司匹林肠溶片，口服，100mg/d至孕20周停药。孕23^{+4}周排畸超声提示胎儿相当于22^{+6}周，胎儿未见明显畸形。孕24^{+5}周OGTT为4.8mmol/L-9.33mmol/L-6.36mmol/L，正常。孕30^{+3}周超声提示胎儿偏小7天，基本呈平行性生长。孕32^{+4}周腹部超声未见异常，24h动态血压波动在103～143/60～98mmHg，随机尿蛋白阴性，诊断妊娠高血压。患者无头晕、头痛及视物模糊等不适，家中自行监测血压波动在112～143/70～95mmHg。孕35^{+3}周因查体水肿（＋），且近2周体重增加2kg，完善24h尿蛋白定量。现孕35^{+5}周，门诊测血压141/92mmHg，24h尿蛋白定量0.64g，无头痛、无头晕、无眼花、无腹痛、未见红、无阴道流水，以"先兆子痫"收治入院，孕期体重增加9kg。近日食欲好，睡眠好，二便正常。

入院前实验室检查：24h动态血压波动在103～143/60～98mmHg，尿蛋白阴性（－），易栓症组合血浆蛋白S活性47.9%。优生四项分别显示，风疹病毒抗体IgG（＋）21.6U/ml，巨细胞病毒抗体IgG（＋）140U/ml，单纯疱疹病毒抗体IgG（＋）25.2s/co，其余均阴性，磷脂综合征均阴性。

2. 既往史 无特殊。

3. 婚育史 已婚，0-0-2-0，配偶体健。

4. 体格检查 水肿（＋），其余正常。

5. 产科检查 子宫张力如常，10min未及宫缩，胎膜未破，阴道检查未见活动性出血，胎心率140次/分，胎动正常。

6. 实验室及辅助检查

(1) 尿常规：尿微量蛋白0.64g/24h。生化显示，总胆固醇6.4mmol/L（↑），甘油三酯3.63mmol/L（↑）。血常规显示，白细胞10.71×10^9/L（↑）。

(2) 产科超声：宫内单胎，见胎心及胎动，胎心率 140 次 / 分。胎盘位于左底部，胎儿 HC 超声测值低于 M-2SD 线，小脑横径约为 4.54cm，相当于 34^{+6} 周，HL 超声测值位于 M-2SD 线。提示晚孕、单活胎、头位（超声孕周 32^{+6} 周）。

7. 入院诊断 ① G3P0，孕 35^{+5} 周，头位，未临产；②先兆子痫；③不良孕史（绒毛染色体异常史）。

8. 出院诊断 ① G3P1，孕 36^{+4} 周，头位，剖宫产；②重度先兆子痫；③不良孕史（绒毛染色体异常史）；④早产；⑤早产儿；⑥低出生体重儿。

【治疗药物与治疗过程】

表 2–2 药物治疗经过及实验室检查

日期	治疗方案	血压（mmHg）	24h 尿蛋白定量（g/24h）
D1	25% 硫酸镁注射液 20ml×4 组 +5% 葡萄糖注射液 30ml×4 组，静脉泵入，2.5 小时 / 组；地西泮注射液 10mg，im，睡前	120/80；134/88；120/70	0.64（↑）
D3	25% 硫酸镁注射液 20ml×4 组 +5% 葡萄糖注射液 30ml×4 组，静脉泵入，2.5 小时 / 组；地西泮注射液 10mg，im，睡前	126/88；134/88；131/85；138/88	0.85（↑）
D5	盐酸拉贝洛尔片 100mg，po，tid	144/90；130/80；139/86；165/105；140/90	1.06（↑）
D6	• 25% 硫酸镁注射液 20ml×4 组 +5% 葡萄糖注射液 30ml×4 组，静脉泵入，2.5 小时 / 组 • 地西泮注射液 10mg，im，睡前 • 盐酸拉贝洛尔片 100mg，po，tid • 硝苯地平片 10mg，po，tid	150/90；140/70；157/90；133/81；150/89；120/80	—
D7	• 注射用头孢呋辛钠 1.5g+0.9% 氯化钠注射液 100ml，静脉滴注，术前 0.5～1h • 25% 硫酸镁注射液 20ml×4 组 +5% 葡萄糖注射液 30ml×4 组，静脉泵入，2.5 小时 / 组 • 地西泮注射液 10mg，im，睡前 • 低分子量肝素钠注射液 4250U，ih，qd • 硝苯地平片 10mg，po，tid	120/80；110/70；138/92；112/67；135/75；139/72	0.29
D9	外用重组人表皮生长因子，外用	122/67	—
D12	出院：外用重组人表皮生长因子，外用	120/75	—

—. 无数据；po. 口服；im. 肌内注射；ih. 皮下注射；qd. 每天 1 次；tid. 每天 3 次

患者入院后予完善相关检查，因先兆子痫诊断明确，D1 予硫酸镁注射液解痉治疗、地西泮注射液镇静治疗。D5 患者血压多次升高，自诉出现短暂头晕症状，轻微呼吸困难，不排除可能与硫酸镁注射液的不良反应有关，立即停药处理，监测患者情况，并更换给药方案，予盐酸拉贝洛尔片降压治疗。D6 患者仍有头晕不适且血压控制效果不佳，多次血压浮动在 150/90mmHg 左右，在院期间检查尿微量蛋白均偏高，诊断重度先兆子痫，予硝苯地平片 10mg，口服，每天 3 次，降压治疗，继续给予硫酸镁注射液解痉治疗、地西泮注射液镇静治疗。D7 因患者重度先兆子痫诊断明确，考虑适时终止妊娠，拟行子宫下段横切口剖宫产术。患者 24h 尿蛋白定量显示，尿微量蛋白 0.29g/24h 已正常，术前予头孢呋辛预防切口感染，孕 36^{+4} 周行子宫下段横切口剖宫产术，胎儿体重为 2370g 为早产儿。术后当日 2h，患者重度先兆子痫诊断明确，产后（24～48h）应继续给予患者硫酸镁注射液解痉治疗、地西泮注射液镇静治疗、硝苯地平片降压治疗。因患者 VTE 因素 2 个（剖宫产术、重度先兆子痫），为预防术后下肢静脉血栓形成及肺栓塞，予低分子量肝素钠注射液 4250U，皮下注射，每天 1 次。D9 术后第 2 天，为促进患者伤口愈合，给予外用重组人表皮生长因子治疗。D12 患者术后一般情况好，伤口愈合佳，血压控制尚可，予出院。嘱其出院后继续监测血压情况，并坚持门诊随访，定期复查尿微量蛋白，不适随诊。

1. 解痉治疗

(1) 用药指征：《妊娠高血压疾病诊治指南（2020）》[1] 及《临床药物治疗学：妇产科疾病》[2] 中提到妊娠高血压的治疗目的是预防重度先兆子痫和子痫的发生，降低母儿围产期并发症发生率和死亡率，改善围产结局。治疗原则中建议对孕妇进行解痉治疗，预防先兆子痫发展为子痫，控制子痫的发生，可考虑给予硫酸镁防治子痫。根据指南中的诊断，孕 20 周后出现收缩压≥140mmHg 和（或）舒张压≥90mmHg，伴有尿蛋白定量≥0.3g/24h，该患者 24h 动态血压波动在 103～143/60～98mmHg，家中自行监测血压波动在 112～143/70～95mmHg，门诊测血压 141/92mmHg，且尿蛋白定量 0.64g/24h，属于先兆子痫，具有用药指征。

(2) 药物选择：患者入院后医生即为其开具硫酸镁注射液解痉治疗。镁离子可抑制中枢神经的活动，抑制运动神经 – 肌肉接头乙酰胆碱的释放，阻断神经肌肉连接处的传导，降低或解除肌肉收缩作用，同时对血管平滑肌有舒张作用，使痉挛的外周血管扩张，降低血压，因而对子痫有预防和治疗作用，对子宫平滑肌收缩也有抑制作用，为目前治疗子痫和预防抽搐复发的一线药物。

(3) 药物剂量:《妊娠高血压疾病诊治指南（2020）》[1]中预防子痫发作推荐负荷剂量为 2.5～5g,维持剂量与控制子痫处理相同。用药时间需要根据病情调整,一般每天静脉滴注 6～12h,24h 总量不超过 25g。该患者先兆子痫诊断明确,为预防子痫发作,先给予 25% 硫酸镁注射液 20ml（5g）+ 5% 葡萄糖注射液 30ml×1 组负荷剂量,维持剂量为 25% 硫酸镁注射液 20ml×4 组（5g/ 组,共 20g）+ 5% 葡萄糖注射液 30ml×4 组（共 120ml）,静脉泵入,每组 2.5h,符合推荐。故可在患者治疗中及治疗后及时监测血压、尿量、治疗效果、不良反应等情况,根据患者情况,及时调整用药剂量。

2. 镇静治疗

(1) 用药指征:《临床药物治疗学:妇产科疾病》[2]中指出,应用镇静药物的目的是缓解孕产妇精神紧张、焦虑症状,改善睡眠,预防并控制子痫。主要使用药物包括苯二氮䓬类、巴比妥类和冬眠合剂。该患者为妊娠女性,治疗过程中会产生焦虑或紧张情绪,在院期间可能会睡眠不足等,需在必要时缓解上述不适,具有镇静治疗指征。

(2) 药物选择:该患者入院后临床医生给予地西泮注射液镇静治疗。地西泮属于长效苯二氮䓬类中枢神经系统抑制药,具有镇静催眠、抗焦虑、抗惊厥等作用。该药的抗焦虑、镇静催眠作用是通过刺激上行性网状激活系统内的 GABA 受体,提高 GABA 在中枢神经系统的抑制,增强脑干网状结构受刺激后的皮层和边缘性觉醒反应的抑制和阻断。《妇产科学（第 9 版）》中提到,地西泮对胎儿及新生儿的影响较小,且可预防子痫发作[3],故适用于该患者的治疗。用药后,该患者症状得到缓解。但临床需注意,由于我院仅有注射剂,该药物反复肌内注射可引起臀肌挛缩症,注意交替注射部位,密切观察患者情况。

(3) 药物剂量:《妇产科学（第 9 版）》中,地西泮注射液用于镇静催眠的剂量为睡前 10mg,肌内注射,需注意,1h 内用药超过 30mg 可能会发生呼吸抑制,24h 内总量不得超过 100mg[3]。该患者入院期间使用剂量符合常规剂量,未见明显不良反应。故可在治疗中及治疗后及时监测治疗效果、不良反应,及时调整用药。患者出院时已停用该药物,嘱其出院后多休息,规律作息,保证充足睡眠,避免出现紧张焦虑情绪。

3. 降压治疗

(1) 用药指征:患者血压控制欠佳,仍存在波动,D5 晚间血压最高达到 165/105mmHg,予持续心电监护及降压治疗。根据《妊娠高血压疾病诊治指南（2020）》,降压治疗的目的是预防心脑血管意外和胎盘早剥等严重母儿并发症。收缩压≥160mmHg和（或）舒张压≥110mmHg的高血压孕妇应进行降压治疗；收缩压≥140mmHg和（或）舒张压≥90mmHg的高血压孕妇建议降压治疗。及时合理干预，早防早治，避免不良妊娠结局的发生。降压注意个体化情况，不得低于130/80mmHg，过程力求平稳。该患者治疗指征明确，符合指南常规推荐。

(2) 药物选择：由于患者在院期间多次血压升高，需及时干预治疗。《妊娠高血压疾病诊治指南（2020）》中推荐常用的降压药物有肾上腺受体拮抗药、钙离子通道阻滞药及中枢肾上腺能神经阻滞药等类药物。常用的口服降压药物有拉贝洛尔、硝苯地平等。《高血压合理用药指南（第2版）》[4]中，单药应用与联合治疗方案推荐，如果单药应用患者血压不能很好地控制，α受体拮抗药可与β受体拮抗药、血管紧张素转换酶抑制药、血管紧张素Ⅱ受体拮抗药、钙离子通道阻滞药、利尿药联合应用，但一般不作为首选。但妊娠期一般不推荐使用利尿药，禁止使用血管紧张素转换酶抑制药和血管紧张素Ⅱ受体拮抗药。拉贝洛尔属于α-β受体拮抗药，降低血压但不影响肾及胎盘血流量，并可减少先兆子痫女性的血小板消耗，促进胎儿肺成熟，该药起效迅速（5～10min），持续时间较长（3～6h），可安全有效地用于妊娠高血压，不影响胎儿生长发育。硝苯地平为二氢吡啶类钙离子通道阻滞药，可解除外周血管痉挛，使全身血管扩张，降低血压，其作用迅速，一般口服给药，但与硫酸镁联用时可能会有协同作用，警惕呼吸抑制作用。因D5～D6单药控制患者血压不平稳，故为患者选择联合降压药物治疗，必要时可终止妊娠。

(3) 药物剂量：《妊娠高血压疾病诊治指南（2020）》及《临床药物治疗学：妇产科疾病》推荐拉贝洛尔片口服用法用量为50～150mg，每天3～4次，该患者用法用量为100mg，口服，每天3次。硝苯地平片口服用法用量为10mg，每天3次，该患者用法用量为10mg，口服，每天3次。故上述药物的用法用量均符合指南与临床诊疗常规推荐，患者服用后血压得到控制。

4. 预防剖宫产术后下肢血栓形成的治疗

患者孕36[+4]周，因重度先兆子痫，已有终止妊娠指征，予行在腰麻复合连续硬膜外阻滞麻醉下行子宫下段横切剖宫产术。D7患者检查24h尿蛋白定量，尿微量蛋白为0.29g/24h，指标已正常，术前予头孢呋辛预防切口感染。术后当日，因患者存在2个VTE因素（剖宫产术、重度先兆子痫），为术后预防下肢静脉血栓形成及肺栓塞，给予低分子量肝素钠注射液4250U，皮下注射，每天1次。《妊娠期及产褥期静脉血栓栓塞症预防和诊治专家共识》中指出，妊娠期及产褥期有静脉血栓栓塞症高危因素的孕产妇，合理应用抗凝药物可有效预防血栓栓塞性疾病的发生。预防静脉血栓栓塞症的药物有普通肝素、低分子肝素、华法林等[5]。低分子肝素主要通过抗凝血活性因子 Xa 的作用来抑制血栓形成，在达到有效抗凝作用的同时可以减少普通肝素所致的出血等不良反应，安全性更高，因此，推荐低分子肝素作为预防妊娠期及产褥期静脉血栓栓塞症的首选抗凝药物。该患者治疗指征明确、用法用量均符合指南与临床诊疗常规推荐。

【药学监护】

1. 病情监护 注意患者有无头痛、腹痛、胸闷、呼吸困难、视物模糊等情况，监测患者血压、尿常规、尿量、尿微量蛋白及胎动、胎心监护等。

2. 用药指导

(1) 25% 硫酸镁注射液：本药第 1 次负荷剂量为 2.5～5g，用葡萄糖注射液稀释至 20ml 后，5min 内缓慢静脉注射，以后每小时 1～2g 静脉滴注维持。治疗应持续至发作停止。用药时间长短应根据病情需要调整，一般每天静脉滴注 6～12h，24h 总量不超过 25g。建议临床每次用药前和用药过程中应定时观察膝腱反射、呼吸频率、排尿量，并监测血镁浓度，若发现膝腱反射明显减弱或消失，呼吸频率低于 14～16 次/分，尿量少于 25～30ml/h 或 600ml/24h 等任一情况，应及时停药。同时在用药期间监测血清镁离子浓度，若镁离子浓度超过 3.5mmol/L 即可出现中毒现象，需临床警惕。

(2) 地西泮注射液：提醒临床必要时应用，且在应用地西泮过程中，1h 内超过 30mg 可能发生呼吸抑制，24h 总量不超过 100mg。

(3) 盐酸拉贝洛尔片：每次 1 片，每天 3 次，用药期间监测血压变化。为避免引起的肠胃不适和直立性低血压，可在餐后服药。嘱患者按医嘱服用该药，不得擅自停药。

(4) 硝苯地平片：每次 2 片，每天 3 次，用药期间避免食用葡萄柚（西柚）及其制品，如坐躺后迅速起身，可出现头晕等不适，警惕低血压症状。嘱患者按医嘱服用该药，不得擅自停药。密切关注患者血压、心率等情况。

(5) 低分子量肝素钠注射液：每次 4250U，每天 1 次，皮下注射。通常注射部位是腹壁的前外侧，左右交替。注意出血情况，避免受伤。临床需关注用药后有无血小板减少，高钾血症，需定期检查相应指标。

3. 不良反应监护

(1) 患者在解痉治疗用药的第 5 天，静脉泵入硫酸镁注射液 7g 后，患者诉轻微呼吸困难，需深呼吸，伴有全身发热及少量出汗。临床医生立即停用硫酸镁，给予吸氧，对患者进行查体，体温 36.5℃，心率 76 次 / 分，呼吸频次 18 次 / 分，血压 130/80mmHg，氧饱和度为 97%（未吸氧状态），面色红润，无腹痛、无阴道流液，胎动及胎心如常，上午 8:00—12:00 尿量为 750ml，双侧膝腱反射可对称引出但较前减弱。硫酸镁说明书指出，该药发现膝腱反射明显减弱或消失，呼吸频率低于 14～16 次 / 分，尿量少于 25～30ml/h 或 600ml/24h 等任一情况，应及时停药。临床药师与医护人员充分沟通该不良反应发生的可能原因，并进行相应的不良反应监护宣教。患者停药 1h 后，自诉呼吸困难症状完全缓解，无自觉不适，查体正常，继续监测呼吸频次、膝腱反射等，嘱患者有不适症状立即告知医生、护士或药师。

(2) 盐酸拉贝洛尔片偶有头昏、胃肠道不适、乏力、感觉异常等不良反应，个别患者有体位性低血压。如出现上述表现，需及时汇报医生、护士或药师。

(3) 硝苯地平片常见服药后出现外周水肿、头晕、头痛、恶心等，如果患者出现胸痛、呼吸困难、心脏不适等表现，需及时告知医生、护士或药师，给予相应处理，用药期间监测血压、心率等。

(4) 低分子量肝素钠注射液可能出现出血（如皮肤黏膜出血、牙龈出血、血肿）、过敏反应（如皮疹、皮肤瘙痒）、注射部位疼痛等不适。需在治疗前后监测血小板计数，如有异常需立即处理。

4. 生活管理　①应保持良好的心情，注意休息，以侧卧位为宜，保证充足睡眠；②饮食清淡营养，保证摄入充足的蛋白质及热量，适量限制食盐的摄入，不宜刺激，多吃蔬菜、水果、富含维生素丰富的食物；③注意子宫复旧情况，可适当运动，自行监测血压，定期检查尿常规、尿微量蛋白等相应指标，不适随诊。

【案例亮点】

这是一个典型的重度先兆子痫合并早产药物治疗的案例。患者因早产型先兆子痫入院，治疗过程中诊断为重度先兆子痫，给予解痉、降压、镇静治疗的同时，加用硝苯地平降压治疗至剖宫产，产后继续维持治疗，有效降低了子痫的风险，避免了孕产妇和新生儿的不良结局。本案例需注意的关键点是解痉降压药物使用后的不良反应监测，对于长时间使用硫酸镁时，除关注患者血清镁离子浓度，还应关注对新生儿血钙水平或骨质的影响。

参考文献

[1] 中华医学会妇产科学分会妊娠高血压疾病学组 . 妊娠高血压疾病诊治指南（2020）[J]. 中

华妇产科杂志，2020，55（4）：227-238.

[2] 赵霞，张伶俐.临床药物治疗学：妇产科疾病 [M].北京：人民卫生出版社，2016：21-29.

[3] 谢幸，孔北华，段涛.妇产科学 [M].9 版.北京：人民卫生出版社，2020.

[4] 国家卫生计生委合理用药专家委员会，中国医师协会高血压专业委员会.高血压合理用药指南（第 2 版)[J].中国医学前沿杂志（电子版），2017，9（7）：28-126.

[5] 中华医学会妇产科学分会产科学组.妊娠期及产褥期静脉血栓栓塞症预防和诊治专家共识 [J].中华妇产科杂志，2021，56（4）：236-243.

案例 6　慢性高血压并发先兆子痫的药物治疗

【案例资料】

1. 现病史　孕妇，39 岁，因"停经 37 周，尿蛋白定量增高 1 天"入院。末次月经 2021 年 4 月 24 日。患者孕 7 周出现早孕反应，尿 hCG 阳性（+）。孕 18 周自觉胎动至今。孕 12 周开始在我院首次产检，血压 130/98mmHg，尿蛋白阴性（-），完善全身脏器评估，诊断妊娠合并慢性高血压，予口服盐酸拉贝洛尔片 100mg，每天 2 次。孕 30 周因于家监测血压 118～125/68～80mmHg，调整盐酸拉贝洛尔片 100mg，每天 1 次，口服治疗，行 24h 动态血压监测 93～131/52～89mmHg，尿蛋白阴性。孕 31^{+4} 周，监测血压波动于 118～135/80～95mmHg，调整盐酸拉贝洛尔片 100mg，每天 3 次，口服治疗。现孕 37 周，今日尿蛋白定量 0.42g/24h，门诊血压 125/85mmHg，无头痛、头晕、眼花等自觉症状，诊断慢性高血压并发先兆子痫，收治入院。

2. 既往史　2020 年于外院诊断焦虑症，口服度洛西汀治疗，2021 年 5 月发现妊娠后停药，孕期仍有焦虑症状较前无加重，于外院评估，未行药物口服治疗。

3. 婚育史　结婚年龄 35 岁，配偶体健，2020 年自然流产 1 次。

4. 体格检查　正常。

5. 产科检查　胎心 144 次 / 分，胎动正常。估计胎儿大小 2600g，无宫缩。阴道检查显示，宫颈位置中，宫口未开，胎膜未破，胎先露 S-2.5。

6. 实验室及辅助检查

(1) 血常规：白细胞 11.16×10^9/L（↑），中性粒细胞百分比 69.2%，红细胞 3.84×10^{12}/L，血红蛋白 121g/L，血小板计数 303×10^9/L。

(2) 24h 尿蛋白测定：尿微量蛋白 0.42g/24h。

(3) 肝肾功能：谷丙转氨酶 8.87U/L，谷草转氨酶 11.5U/L，总胆汁酸 1.67μmol/L，白蛋白 34.95g/L（↓），血糖 4.83mmol/L，尿素 5.68mmol/L，肌酐 70.25μmol/L，钙 2.33mmol/L。

(4) B 超：BPD8.82cm，FL6.80cm，HC31.30cm，AC30.87cm，AFI9.28cm，S/D2.1。超声提示晚孕，单活胎，头位。

7. 入院诊断 ① G2P0，孕 37 周，LSA，待产；②慢性高血压并发先兆子痫；③高龄初产；④焦虑症。

8. 出院诊断 ① G2P1，孕 38 周，LOA，剖宫产；②慢性高血压并发先兆子痫；③高龄初产；④焦虑症；⑤胎儿生长受限。

【治疗药物与治疗过程】

表 2-3 药物治疗经过及实验室检查

日期	治疗方案	血压（mmHg）	尿蛋白（g/24h）	D-二聚体（mg/L）
D1	• 盐酸拉贝洛尔片 100mg，po，q8h • 硫酸镁注射液 20ml+5% 葡萄糖溶液 30ml，静脉泵入，100ml/h • 硫酸镁注射液 80ml+5% 葡萄糖溶液 120ml，静脉泵入，20ml/h • 地西泮片 5mg，po，once	133/78（↑）	0.42（↑）	0.55（↑）
D2	• 注射用头孢呋辛钠 1.5g+0.9% 氯化钠溶液 100ml，ivgtt，st • 缩宫素注射液 10U+0.9% 氯化钠溶液 500ml，ivgtt，once • 硫酸镁注射液 80ml+5% 葡萄糖溶液 120ml，静脉泵入，20ml/h • 地西泮片 5mg，po，once	125/82	—	—
D3	低分子肝素钠注射液 4250U，ih，qd	130/80（↑）	0.26（↑）	0.71（↑）
D7	停药出院 出院带药：盐酸拉贝洛尔片 100mg，po，q8h	120/70	—	—

—. 无数据；po. 口服；ivgtt. 静脉滴注；ih. 皮下注射；qd. 每天 1 次；q8h. 每 8 小时 1 次；once.1 次；st. 立刻给药

患者入院后予完善相关检查，因慢性高血压并发先兆子痫，D1 予硫酸镁注射液静脉泵入解痉治疗，继续拉贝洛尔片降压治疗。有终止妊娠指征，D2

行子宫下段横切口剖宫产术，使用头孢呋辛预防切口感染和缩宫素促进子宫收缩，术后6h恢复硫酸镁预防子痫治疗。D3术后第1天，予低分子肝素预防血栓，夜间使用地西泮镇静辅助患者睡眠。D7患者术后一般情况好，伤口愈合佳，予出院。但血压仍有波动，嘱其出院后继续服用拉贝洛尔片，并坚持门诊随访，监测血压和尿蛋白情况。

1. 降压治疗

(1) 用药指征：《妊娠高血压疾病诊治指南（2020）》中表明[1]降压治疗的目的是预防心脑血管意外和胎盘早剥等严重并发症。收缩压≥140mmHg和（或）舒张压≥90mmHg的高血压孕妇建议降压治疗。患者孕期收缩压最高可达135mmHg，舒张压最高可达95mmHg，根据指南诊断标准，慢性高血压并发先兆子痫诊断明确，有用药指征。

(2) 药物选择：患者明确诊断以来一直服用拉贝洛尔片，自诉根据监测的血压调整给药剂量。指南推荐[1]妊娠期常用的口服降压药物有拉贝洛尔（ⅠA）。拉贝洛尔能选择性阻断 α_1 受体和非选择性阻断 β 受体，降低外周血管阻力产生降压作用，降压作用温和，对心排出量和心率影响较小。该患者自用药以来监测血压数值提示药物治疗有效，未出现不良反应，符合指南推荐，药物选择合理。

(3) 药物剂量：拉贝洛尔推荐的口服用法为50～150mg，每天3～4次。患者在院期间给药剂量符合推荐。但患者此次入院前自行调整给药剂量，临床药师与患者充分沟通，建议患者记录监测血压数值，定期复诊由医生判断并调整药物剂量。

2. 预防子痫治疗

(1) 用药指征：根据《妊娠高血压疾病诊治指南（2020）》[1]，硫酸镁是治疗子痫和预防抽搐复发的一线药物（ⅠA），也是对于重度先兆子痫预防子痫发作的用药（ⅠA）；对于非重度先兆子痫孕妇也可酌情考虑应用硫酸镁（ⅠC）。患者慢性高血压伴发先兆子痫，胎儿生长受限，根据指南按重度先兆子痫处理，满足用药指征。

(2) 药物选择：患者入院后医生即为其开具硫酸镁注射液预防子痫。硫酸镁抗惊厥的主要机制是阻断神经肌肉接头的传递。因为 Mg^{2+} 与 Ca^{2+} 化学性质相似，它竞争性地与 Ca^{2+} 受点结合，抑制 Ca^{2+} 内流，从而使运动神经末梢ACh释放减少，产生肌肉松弛作用。硫酸镁是指南推荐预防子痫的一线用药，应用硫酸镁方案可行。

(3) 药物剂量：《妇产科学（第9版）》[2]中推荐将负荷剂量硫酸镁4～6g，

溶于 5% 葡萄糖 100ml 中快速静脉滴注（15~20min），继而硫酸镁 1~2g/h 静脉滴注维持，24h 总量不超过 25g。用药时长一般不超过 5 天。25% 硫酸镁注射液的规格是 10ml：2.5g，该患者以 20ml 硫酸镁快速泵入，80ml 维持，换算可知负荷剂量、维持剂量和 24h 总量均符合推荐，给药速度也符合要求，方案合理。

3. 镇静治疗

(1) 用药指征：应用镇静药物的目的是缓解孕产妇的精神紧张、焦虑症状、改善睡眠、预防并控制子痫（Ⅲ B）。该患者剖宫产术后为改善睡眠，有用药指征。

(2) 药物选择：根据指南[1]，地西泮是可以选择的镇静药物之一。

(3) 药物剂量：指南提及地西泮的用法为 2.5~5.0mg，口服，每天 2~3 次，或者睡前服用；必要时地西泮 10mg 肌内注射或静脉注射（>2min）。患者为改善睡眠，睡前服用地西泮，符合推荐。

4. 预防下肢血栓

患者高龄、先兆子痫、剖宫产术，是静脉血栓栓塞症的危险因素。术后第 1 天复测 D-二聚体较前升高，给予低分子肝素。《妊娠期及产褥期静脉血栓栓塞症预防和诊治专家共识》推荐[3]LMWH 作为预防妊娠期及产褥期 VTE 的首选抗凝药物。对于 3 个危险因素者，推荐使用 LMWH 至产后 7 天。该患者用药指征明确、药物选择和用法用量符合推荐和说明书要求。

【药学监护】

1. 病情监护 注意患者宫缩、阴道流血及流液、腹痛等情况，监测患者血压、尿蛋白、肝肾功能及凝血指标。

2. 用药指导

(1) 拉贝洛尔片：每次 1 片，每天 3 次，饭后服用。个别患者可在服药后 2~4h 出现体位性低血压，嘱患者服药后避免过多和快速的体位改变。关注胎儿心率，必要时给予胎心监护，避免胎儿心动过缓。

(2) 由于硫酸镁安全范围小，稍过量即可抑制延髓生命中枢，从而导致呼吸抑制、血压骤降和心搏骤停。肌腱反射消失是中毒的先兆表现，因此在用药过程中应定时检查腱反射情况，呼吸频率不低于 14~16 次 / 分，尿量不少于 25~30ml/h 或 600ml/24h。中毒时立即进行人工呼吸，并缓慢静脉注射氯化钙或葡萄糖酸钙抢救。

(3) 地西泮片：每次 1 片，每天 1 次，必要时。因药物起效较快，建议患者睡前上床后再服药。药物可产生依赖性和成瘾性，避免长期使用。

(4) 低分子肝素钠注射液：每天 1 针，皮下注射通常的注射部位是腹壁的前外侧，左右交替。首先消毒皮肤并清洁双手，针头应垂直刺入捏起皮肤所形成的褶皱，注射完毕，松开手指。

3. 不良反应监护

(1) 拉贝洛尔偶有头昏、胃肠道不适。如出现上述表现，应及时告知医生、护士或药师。

(2) 静脉注射硫酸镁常引起潮红、出汗、口干、恶心、心慌等症状，尤其在快速静脉滴注时更易出现。因此临床药师建议医护人员缓慢静脉给药，密切关注患者有无不适症状，及时根据情况调整输注速度，并进行了相应的不良反应监护宣教。

(3) 地西泮可能有宿醉现象，表现为服药后第 2 天出现嗜睡、头晕、乏力等，多与剂量相关，必要时调整剂量。

(4) 低分子肝素钠注射液需要关注可能的出血表现，如皮肤瘀斑、口腔鼻腔出血等；偶见血小板减少，需要定期监测血常规。

4. 生活管理　①饮食清淡营养，不宜刺激，多吃蔬菜、水果，保持大便通畅；②应注意休息，以侧卧位为宜，保证充足的睡眠，服用降压药后短时间避免多次体位改变；③预防 VTE 健康宣教，平日多进行足背屈运动，可以穿防血栓梯度加压弹力袜等；④每天监测血压，血压目标值为不高于 140/90mmHg；⑤定期随访复查肝肾功能，血、尿常规，凝血指标。

【案例亮点】

这是一个典型的慢性高血压并发先兆子痫药物治疗的案例。患者因慢性高血压并发先兆子痫入院，给予解痉、降压、镇静治疗至剖宫产，产后继续使用拉贝洛尔片维持治疗，有效控制了血压，避免了子痫的发生。本案例需注意的关键点是治疗过程中血压和尿蛋白的监护。

参考文献

[1] 中华医学会妇产科学分会妊娠高血压疾病学组. 妊娠高血压疾病诊治指南（2020）[J]. 中华妇产科杂志，2020，55（4）：227-238.

[2] 谢幸，孔北华，段涛. 妇产科学 [M]. 9 版. 北京：人民卫生出版社，2020.

[3] 中华医学会妇产科学分会产科学组. 妊娠期及产褥期静脉血栓栓塞症预防和诊治专家共识 [J]. 中华妇产科杂志，2021，56（4）：236-243.

第3章 妊娠肝内胆汁淤积症

疾病临床表现

妊娠肝内胆汁淤积症（intrahepatic cholestasis of pregnancy，ICP）是妊娠期特有的并发症。ICP患者以皮肤瘙痒为主要症状，以手掌、脚掌及四肢为主，程度轻重不等，部分孕妇可出现轻度黄疸、皮肤抓痕，少数孕妇可出现恶心、呕吐、食欲不振、腹痛、腹泻、轻微脂肪痢等症状。生化检测血清总胆汁酸升高。

案例7　妊娠肝内胆汁淤积症的药物治疗

【案例资料】

1. 现病史　孕妇，32岁，因"孕31^{+4}周，发现重型胆淤2个月余"入院。自诉平素月经规则，末次月经2021年9月2日。停经40多天出现晨起恶心、呕吐等早孕反应，可耐受，至停经3个月消失。孕早期无腹痛及阴道流血。停经4个月余有自觉胎动至今。孕期我院产检，孕期行NT正常，中期唐氏筛查示低风险，OGTT异常，自行饮食监测血糖可。四维、三维彩超未见明显异常。近1个月出现双下肢水肿，晨起/休息后好转，2个月前开始感皮肤瘙痒，至外院检查提示胆汁酸高，予口服丁二磺酸腺苷蛋氨酸肠溶片治疗，定期复查胆汁酸，呈持续升高，昨日我院检查谷丙转氨酶42U/L，谷草转氨酶107U/L，TBA86.7μmol/L；孕期无活动性胸闷、气促及心慌，无夜间阵发性呼吸困难，无头晕、头痛、眼花等，无下腹胀痛、阴道流血及流水，胎动正常，因"胆汁酸高，皮肤瘙痒加重，要求待产"入院。

2. 既往史　2015年在我院因"ICP"足月剖宫产一活女婴，体重2.9kg，无产后出血。乙肝病毒携带史。余无特殊。

3. 婚育史　已婚，2-1-1-1，配偶体健。

4. 体格检查　正常。

5. 产科检查 子宫轮廓清晰，宫缩未及，子宫下段无压痛，宫高 27cm，腹围 95cm，胎心 140 次/分，胎动正常。

6. 实验室及辅助检查

(1) 肝功能：TBA86.7μmol/L（↑），谷丙转氨酶 42U/L（↑），谷草转氨酶 107U/L（↑）。

(2) 产科超声：宫内单胎，见胎心及胎动，胎心率 142 次/分。

7. 入院诊断 ①孕 31^{+4} 周，G3P1，LSA，未临产；②重型 ICP；③ GDM；④肝功能异常；⑤剖宫产史；⑥乙肝"小三阳"。

8. 出院诊断 ①妊娠肝内胆汁淤积症；②妊娠合并肝损害；③妊娠糖尿病；④孕 33^{+1} 周，G3P1，LSA，未临产；⑤乙肝"小三阳"。

【治疗药物与治疗过程】

表 3-1 药物治疗经过及实验室检查

日期	治疗方案	TBA （μmol/L）	ALT/AST （U/L）
D1	• 熊去氧胆酸胶囊 0.5g，po，bid • 地塞米松磷酸钠注射液 6mg，im，q12h • 注射用丁二磺酸腺苷蛋氨酸 1g+5% 葡萄糖溶液 250ml，ivgtt，qd • 注射用谷胱甘肽 1.8g+0.9% 氯化钠溶液 100ml，ivgtt，qd	110.3（↑）	48（↑）/134（↑）
D2	• 熊去氧胆酸胶囊 0.5g，po，bid • 地塞米松磷酸钠注射液 6mg，im，q12h • 注射用丁二磺酸腺苷蛋氨酸 1g+5% 葡萄糖溶液 250ml，ivgtt，qd • 注射用谷胱甘肽 1.8g+0.9% 氯化钠溶液 100ml，ivgtt，qd • 硫酸镁注射液 7.5g+0.9% 氯化钠溶液 250ml，1.5g/h，ivgtt，qd • 地西泮片 5mg，po，qn	79.0（↑）	—
D4	• 熊去氧胆酸胶囊 0.5g，po，bid • 注射用丁二磺酸腺苷蛋氨酸 1g+5% 葡萄糖溶液 250ml，ivgtt，qd • 注射用谷胱甘肽 1.8g+0.9% 氯化钠溶液 100ml，ivgtt，qd • 地西泮片 5mg，po，qn	18.1（↑）	59（↑）/130（↑）

（续表）

日期	治疗方案	TBA（μmol/L）	ALT/AST（U/L）
D7	• 熊去氧胆酸胶囊 0.5g, po, tid • 注射用丁二磺酸腺苷蛋氨酸 1g+5% 葡萄糖溶液 250ml, ivgtt, qd • 注射用谷胱甘肽 1.8g+0.9% 氯化钠溶液 100ml, ivgtt, qd • 地西泮片 5mg, po, qn	67.8（↑）	46（↑）/77（↑）
D10	• 熊去氧胆酸胶囊 0.5g, po, tid • 注射用丁二磺酸腺苷蛋氨酸 1g+5% 葡萄糖溶液 250ml, ivgtt, qd • 注射用谷胱甘肽 1.8g+0.9% 氯化钠溶液 100ml, ivgtt, qd • 异甘草酸镁注射液 150mg+5% 葡萄糖溶液 100ml, ivgtt, qd	44.2（↑）	23/38（↑）
D12	停药出院 • 出院带药：熊去氧胆酸胶囊 0.5g, po, bid	—	—

—. 无数据；po. 口服；im. 肌内注射；ivgtt. 静脉滴注；qd. 每天 1 次；bid. 每天 2 次；tid. 每天 3 次；qn. 每晚 1 次；q12h. 每 12 小时 1 次

患者入院后予完善相关检查，因胆汁酸升高明显，皮肤瘙痒加重伴肝功能异常，D1 予熊去氧胆酸胶囊和注射用丁二磺酸腺苷蛋氨酸静脉滴注降胆酸、注射用谷胱甘肽静脉滴注保肝。考虑患者为早产高危人群，给予地塞米松肌内注射促胎肺成熟。D2 予硫酸镁保护胎儿中枢神经系统。D4 复查肝功能相关指标，TBA 明显降低，谷丙转氨酶和谷草转氨酶改善不明显，皮肤瘙痒症状减轻，继续维持用药。D7 再次复查，TBA 再次升高，谷丙转氨酶和谷草转氨酶改善明显，调整熊去氧胆酸胶囊剂量，余药继续维持。D10 复查指标，TBA 降低，肝功能基本恢复正常。D12 患者皮肤瘙痒症状稍缓解，要求出院，因 TBA 虽呈下降趋势但还未降至正常，故为其开具熊去氧胆酸胶囊，嘱其出院后继续服用，并坚持门诊随访，每周监测 TBA 和肝功能。

1. 降胆酸治疗

(1) 用药指征：《妊娠期肝内胆汁淤积症诊疗指南（2015）》[1] 中建议对于重度、进展性、难治性 ICP 患者可考虑熊去氧胆酸和腺苷蛋氨酸联合治疗。根据指南中的诊断分级，该患者血清 TBA 86.7μmol/L（≥40μmol/L），皮肤瘙痒加重，属于重度 ICP，具有用药指征。

(2) 药物选择：患者入院后医生即为其开具熊去氧胆酸胶囊联用注射用丁二磺酸腺苷蛋氨酸静脉进行降胆酸治疗。熊去氧胆酸为双羟基胆汁酸，能够通过增加胆汁酸的分泌，改变胆汁酸成分，抑制肝脏胆固醇合成等产生利胆作用。熊去氧胆酸在缓解皮肤瘙痒、降低血清学指标、延长孕周和改善母儿预后方面具有优势，为目前指南推荐 ICP 治疗的一线药物。腺苷蛋氨酸是肝脏代谢中间产物，可通过转硫基反应促进解毒过程中硫化产物的合成，增强肝脏解毒能力。没有良好的循证医学证据证明腺苷蛋氨酸的确切疗效和在改善围产结局方面有效，也未发现其对胎儿的不良反应和对新生儿远期的不良影响，目前作为临床的二线用药或联合用药使用。

(3) 药物剂量：熊去氧胆酸的推荐剂量为 15mg/(kg·d)，常规剂量疗效不佳时，可加大剂量到 1.5~2.0g/d，该患者重度 ICP，体重 68kg，给予 0.5g，每天 2 次，符合推荐。对于注射用丁二磺酸腺苷蛋氨酸的剂量，《妊娠期肝内胆汁淤积症诊疗指南（2015）》中推荐剂量为 1.0g/d，患者使用剂量为 1g，每天 1 次，符合推荐。联合降胆酸治疗 4 天后，患者 TBA 水平明显下降。D7 复查指标，TBA 再次升高，根据指南推荐，加大熊去氧胆酸剂量为 1.5g/d，丁二磺酸腺苷蛋氨酸维持不变，联合治疗 3 天后，TBA 呈下降趋势。患者要求出院时，TBA 还未恢复至正常水平，嘱其出院后继续服用熊去氧胆酸胶囊，并定期复查，直至 TBA 恢复正常。

2. 保肝治疗

(1) 用药指征：《妊娠期肝内胆汁淤积症诊疗指南（2015）》中推荐对于 ICP 伴肝酶水平升高者可加用护肝药物。该患者谷丙转氨酶 42U/L（↑），谷草转氨酶 107U/L（↑），具有保肝治疗指征。

(2) 药物选择与剂量：该患者入院后临床医生给予注射用谷胱甘肽进行保肝治疗，谷胱甘肽是甘油醛磷酸脱氢酶的辅基，又是乙二醛酶及磷酸丙糖脱氢酶的辅酶，参与体内三磷酸循环及糖代谢，通过补充抗自由基和肝内巯基作用起到护肝作用，而且适时补充外源性谷胱甘肽可以预防、减轻及终止组织细胞的损伤，改变病理生理过程。腺苷蛋氨酸能发挥作用，一部分原因是增加细胞内谷胱甘肽的生成，增加了肝细胞的解毒作用和对自由基的保护作用。《妇产科学（第 9 版）》[2] 也推荐妊娠期可使用谷胱甘肽护肝治疗。根据说明书剂量推荐，给予 1.2~1.8g/d，每天 1 次，予患者 1.8g/d 的剂量，符合说明书要求。使用谷胱甘肽 4 天后，肝功能指标降低不明显，但 7 天后指标明显降低，10 天后指标趋于正常。

3. 其他治疗 患者孕 31^{+4} 周时，给予地塞米松促进胎肺成熟。《早产临床诊断与治疗指南（2014）》[3] 中推荐，孕 28～34^{+6} 周的先兆早产应当给予 1 个疗程的糖皮质激素促胎肺成熟。该患者治疗指征明确、用法用量均符合国内外指南与临床诊疗常规推荐。患者给予硫酸镁保护胎儿中枢神经系统，符合《早产临床诊断与治疗指南（2014）》的推荐。剂量上各国指南没有一致意见。

【**药学监护**】

1. 病情监护 注意患者宫缩、阴道流血及流液、腹痛等情况，监测患者 TBA、DBil、碱性磷酸酶、谷丙转氨酶、谷草转氨酶及凝血指标 D- 二聚体。

2. 用药指导

(1) 丁二磺酸腺苷蛋氨酸：本药粉针剂须在临用前用所附溶剂溶解，溶解后，保存时间不应超过 6h；注射用丁二磺酸腺苷蛋氨酸的说明书中仅有肌内注射和静脉注射的配制方法，即使用丁二磺酸腺苷蛋氨酸包装中附有专用溶剂溶解，配伍禁忌是不应与碱性溶液或含钙溶液混合。目前临床大多以 pH 偏酸性的 5% 葡萄糖溶液作为丁二磺酸腺苷蛋氨酸的溶剂，但缺乏稳定性和溶剂筛选等相关药学资料。长期使用丁二磺酸腺苷蛋氨酸对血管可能存在长期累积刺激而引发静脉炎，建议临床更换注射部位，采取保护血管的措施。

(2) 熊去氧胆酸胶囊：提醒患者不宜与含铝制酸药（如考来烯胺、考来替泊等）合用，如果必须合用，应在服用含铝制酸药物 2h 以后服用本药。

(3) 注射用谷胱甘肽：本药粉针剂可使用 100ml、250～500ml NS 或 5% 葡萄糖溶液溶解后静脉滴注，滴注时间为 1～2h。注射前必须完全溶解，外观澄清、无色。使用前需询问患者药物过敏史，有哮喘发作史的患者慎用。

(4) 硫酸镁注射液：使用硫酸镁的必备条件为，①膝腱反射存在；②呼吸≥16 次 / 分；③尿量≥25ml/h（即≥600ml/d）；④备有 10% 葡萄糖酸钙。

3. 不良反应监护

(1) 患者入院第 2 天，诉睡眠欠佳，查丁二磺酸腺苷蛋氨酸说明书，偶可引起昼夜节律紊乱，可于睡前服用安眠药减轻症状，于是加用地西泮片。其他主要不良反应为腹痛、腹泻、恶心、头痛、焦虑等。

(2) 熊去氧胆酸胶囊主要不良反应为腹泻、荨麻疹等，如出现上述表现，需及时汇报医生、护士或药师。

(3) 注射用谷胱甘肽可能出现注射部位的轻度疼痛，偶见过敏。用药过程中密切监测可能出现的哮喘、胸闷、气促、呼吸困难、心悸、大汗、血压下降等症状和体征，应立即停药并及时治疗。

(4) 硫酸镁注射液使用过程中常引起潮红、出汗、口干等症状，减慢注射速度或停药后症状可消失。

【案例亮点】

这是一个典型的妊娠肝内胆汁淤积症的药物治疗的案例。患者因重度妊娠肝内胆汁淤积症入院，给予降胆酸、镇静、促胎肺成熟、护胎儿中枢神经治疗，降胆酸治疗有效，后口服熊去氧胆酸出院治疗，有效降低了胆汁酸水平，减少了早产的风险。本案例需注意的关键点是熊去氧胆酸和腺苷蛋氨酸联合应用时的不良反应监护。

参考文献

[1] 中华医学会妇产科学分会产科学组.妊娠期肝内胆汁淤积症诊疗指南（2015）[J].中华妇产科杂志，2015，50（7）：481–485.

[2] 谢幸，孔北华，段涛.妇产科学[M].9版.北京：人民卫生出版社，2020.

[3] 中华医学会妇产科学分会产科学组.早产临床诊断与治疗指南（2014）[J].中华围产医学杂志，2015，18（4）：241–245.

案例 8 妊娠肝内胆汁淤积症合并先兆子痫的药物治疗

【案例资料】

1. 现病史 孕妇，26 岁，因"孕 29^{+5} 周，发现胎儿偏小"入院。末次月经 2022 年 7 月 25 日。2022 年 8 月 10 日因"输卵管因素"在院移植冻囊胚 2 枚，移植后 B 超提示宫内早孕、双胎(DCDA)。移植后发现亚临床甲状腺功能减退，口服左甲状腺素钠片治疗至今。停经 40 多天出现晨起恶心、呕吐等早孕反应，可耐受，至停经 3 个月消失。孕早期出现阴道流血，不伴下腹痛，就诊当地医院，住院给予药物治疗后症状消失。移植后低分子肝素治疗一段时间，口服阿司匹林治疗至今，停经 4 个月余有自觉胎动至今。孕期定期产检，孕期行 NT 正常、无创 DNA 示低风险，OGTT 未做。四维彩超提示双胎之一发育偏小。入院前实验室检查显示，尿液分析蛋白阳性（+）；孕期无活动性胸闷、气促及心慌，无夜间阵发性呼吸困难，无头晕、头痛、眼花、皮肤瘙痒等，无下腹胀痛、阴道流血及流水，胎动正常。门诊拟"孕 29^{+5} 周，发现胎儿偏小"入院。

2. 既往史　无特殊。

3. 婚育史　已婚，2-0-1-0，配偶体健。

4. 体格检查　血压 148/92mmHg，双下肢水肿（－），余正常。

5. 产科检查　子宫轮廓清晰，宫缩未及，子宫下段无压痛，胎心 140/136 次 / 分，胎动正常。

6. 实验室及辅助检查

(1) 尿常规：蛋白阳性（＋）。

(2) 产科超声：宫内双胎，脐带绕颈 1 周，见胎心及胎动。

7. 入院诊断　①双胎选择性生长不一致；②双胎妊娠；③妊娠合并亚临床甲状腺功能减退；④重度先兆子痫；⑤孕 29^{+5} 周，G2P0，未临产；⑥试管婴儿妊娠状态。

8. 出院诊断　①妊娠肝内胆汁淤积症（重度）；②双胎选择性生长不一致；③胎儿生长发育迟缓（双胎）；④重度先兆子痫；⑤妊娠合并肾病综合征；⑥妊娠合并低蛋白血症；⑦妊娠合并亚临床甲状腺功能减退；⑧双胎妊娠；⑨孕 31^{+4} 周，G2P1，剖宫产；⑩试管婴儿，双胎活产。

【治疗药物与治疗过程】

表 3–2　药物治疗经过及实验室检查

日期	治疗方案	TBA (μmol/L)	尿蛋白定量 (mg/dl)
D1	• 地塞米松磷酸钠注射液 6mg，im，q12h • 左甲状腺素钠片 75μg，po，qd • 盐酸拉贝洛尔片 50mg，po，tid	28.4（↑）	—
D2	• 硫酸镁注射液 5g+0.9% 氯化钠溶液 100ml，ivgtt，st • 硫酸镁注射液 15g+0.9% 氯化钠溶液 480ml，1.5g/h，ivgtt，维持 10h • 左甲状腺素钠片 75μg，po，qd • 盐酸拉贝洛尔片 50mg，po，tid	—	+++（↑）
D4	• 熊去氧胆酸胶囊 0.25g，po，tid • 注射用丁二磺酸腺苷蛋氨酸 1g+5% 葡萄糖溶液 500ml，ivgtt，qd • 左甲状腺素钠片 75μg，po，qd • 盐酸拉贝洛尔片 50mg，po，tid	40.1（↑）	104.5（↑）

（续表）

日期	治疗方案	TBA（μmol/L）	尿蛋白定量（mg/dl）
D6	<ul><li>熊去氧胆酸胶囊 0.25g，po，tid</li><li>注射用丁二磺酸腺苷蛋氨酸 1g+5% 葡萄糖溶液 500ml，ivgtt，qd</li><li>呋塞米注射液 20mg，iv，qd</li><li>人血白蛋白注射液 10g，ivgtt，qd</li><li>左甲状腺素钠片 75μg，po，qd</li><li>盐酸拉贝洛尔片 50mg，po，tid</li></ul>	51.9（↑）	—
D8	<ul><li>熊去氧胆酸胶囊 0.5g，po，bid</li><li>注射用丁二磺酸腺苷蛋氨酸 1g+5% 葡萄糖溶液 500ml，ivgtt，qd</li><li>左甲状腺素钠片 75μg，po，qd</li><li>盐酸拉贝洛尔片 50mg，po，tid</li></ul>	63.9（↑）	++（↑）
D12	<ul><li>熊去氧胆酸胶囊 0.5g，po，tid</li><li>注射用丁二磺酸腺苷蛋氨酸 1g+5% 葡萄糖溶液 500ml，ivgtt，qd</li><li>盐酸拉贝洛尔片 50mg，po，tid</li></ul>	73.9（↑）	++（↑）
D14	<ul><li>注射用头孢唑林钠 2g+0.9% 氯化钠溶液 100ml，ivgtt，术前 30min</li><li>卡前列甲酯栓 1mg，舌下含化，切皮前</li><li>缩宫素注射液 20U+ 复方氯化钠注射液 500ml，ivgtt，qd</li><li>缩宫素注射液 10U，im，q4h</li><li>卡贝缩宫素注射液 100μg+0.9% 氯化钠溶液 100ml，ivgtt，qd</li></ul>	97.2（↑）	+++（↑）
D15	<ul><li>依诺肝素钠注射液 4000U，皮下注射，qd</li><li>硫酸镁注射液 5g+0.9% 氯化钠溶液 100ml，ivgtt，st</li><li>硫酸镁注射液 15g+0.9% 氯化钠溶液 480ml，1.5g/h，ivgtt，维持 10h</li></ul>	14.2（↑）	—
D18	停药出院	—	—

—. 无数据；po. 口服；im. 肌内注射；iv. 静脉注射；ivgtt. 静脉滴注；ih. 皮下注射；st. 立即；qd. 每天 1 次；bid. 每天 2 次；tid. 每天 3 次；q12h. 每 12 小时 1 次

　　患者入院后予完善相关检查，D1 因亚临床甲状腺功能减退，继续口服左甲状腺素钠片，因重度先兆子痫血压偏高，予拉贝洛尔口服降压，并予地塞米松肌内注射促胎肺成熟。D2 予硫酸镁预防子痫发作，依诺肝素钠注射液预防血栓。D4 再次复查 TBA 升高明显，联用熊去氧胆酸胶囊和丁二磺酸腺苷蛋氨酸降胆酸治疗，同时尿蛋白明显升高伴双下肢水肿明显，外院肾内科会诊建议输注白蛋白利尿消肿，依诺肝素钠注射液继续预防血栓，D6 加用人血白蛋白和呋塞米。D8 监测 TBA 持续升高，增加熊去氧胆酸胶囊剂量，D12 TBA 继续升高，再次增加熊去氧胆酸胶囊剂量。D14 患者 TBA 持续升高，伴双下肢水肿程度加深，行子宫下段横切口剖宫产术，予头孢唑啉预防切口感染。D15 术后第 1 天，监测 TBA 下降明显，加用依诺肝素钠注射液预防血栓，硫酸镁注射液预防先兆子痫。D18 患者无特殊情况，予出院。

1. 降胆酸治疗

(1) 用药指征：《妊娠期肝内胆汁淤积症诊疗指南（2015）》[1]中建议对于重度、进展性、难治性 ICP 患者可考虑熊去氧胆酸和腺苷蛋氨酸联合治疗。该患者监测 TBA 呈上升趋势，且>40μmol/L，属于重度、进展性 ICP，具有用药指征。

(2) 药物选择：患者入院后根据监测结果医生为其开具熊去氧胆酸胶囊联用注射用丁二磺酸腺苷蛋氨酸静脉注射进行降胆酸治疗。熊去氧胆酸为双羟基胆汁酸，能够通过增加胆汁酸的分泌，改变胆汁酸成分，抑制肝脏胆固醇合成等产生利胆作用。熊去氧胆酸在缓解皮肤瘙痒、降低血清学指标、延长孕周和改善母儿预后方面具有优势，为目前指南推荐 ICP 治疗的一线药物。腺苷蛋氨酸是肝脏代谢中间产物，可通过转硫基反应促进解毒过程中硫化产物的合成，增强肝脏解毒能力。没有良好的循证医学证据证明腺苷蛋氨酸的确切疗效和改善围产结局方面有效，也未发现其对胎儿的不良反应和对新生儿远期的不良影响，目前作为临床的二线用药或联合用药使用。

(3) 药物剂量：熊去氧胆酸的推荐剂量为 15mg/（kg·d），常规剂量疗效不佳时，可加大剂量到 1.5～2.0g/d，该患者重度、进展性 ICP，体重 66kg，给予 0.25g，每天 3 次，剂量略偏小。对于注射用丁二磺酸腺苷蛋氨酸的剂量，《妊娠期肝内胆汁淤积症诊疗指南（2015）》中推荐剂量为 1.0g/d，患者使用剂量为 1g，每天 1 次，符合推荐。联合降胆酸治疗 4 天后，患者 TBA 水平持续升高，将熊去氧胆酸调整为 0.5g，每天 2 次，治疗 4 天后，再次调整熊去氧胆酸调整至 0.5g，每天 3 次，其后监测的 TBA 再次升高，行剖宫产后 TBA 下降，接近正常水平。

2. 降压治疗

(1) 用药指征：《妊娠高血压疾病诊治指南（2020）》[2]中推荐对于收缩压≥

140mmHg 和（或）舒张压≥90mmHg 的高血压孕妇建议降压治疗。该患者 148/92mmHg，具有降压治疗指征。

（2）药物选择与剂量：该患者入院后临床医生给予拉贝洛尔口服，为指南推荐的常用降压药物。拉贝洛尔为 α、β 受体拮抗药，通过拮抗肾上腺素受体，放缓窦性心率，减少外周血管阻力。推荐剂量为 50~150mg，每天 3~4 次，患者血压控制良好。

3. 预防子痫发作

（1）用药指征：《妊娠高血压疾病诊治指南（2020）》中推荐硫酸镁可用作重度先兆子痫预防子痫发作的药物，效果优于其他药物。

（2）药物选择与剂量：患者入院后给予硫酸镁预防子痫发作，此外可同时起到保护胎儿中枢神经系统的作用。指南推荐负荷剂量 2.5~5.0g，后 1~2g/h 静脉滴注维持，24h 硫酸镁总量不超过 25g。患者术后使用硫酸镁，预防产后子痫发作，患者住院期间均未子痫发作。

4. 其他治疗

（1）促胎肺成熟：患者孕 34^{+3} 周时，给予地塞米松促进胎肺成熟。《早产临床诊断与治疗指南（2014）》[3] 中推荐，孕 28~34^{+6} 周的先兆早产应当给予 1 个疗程的糖皮质激素促胎肺成熟。该患者治疗指征明确、用法用量均符合国内外指南与临床诊疗常规推荐。

（2）预防血栓：患者双胎、重度先兆子痫、行剖宫产，根据《妊娠期及产褥期静脉血栓栓塞症预防和诊治专家共识》[4] 推荐，对于产后有三个高危因素的患者评估并排除出血风险后，于产后 24h 启用 LMWH，使用至产后 7 天，且患者妊娠合并肾病综合征，需持续用药至产后 6 周。患者出院后，嘱咐患者继续使用 LMWH 至产后 6 周。

【药学监护】

1. 病情监护　注意患者宫缩、阴道流血及流液、腹痛、皮肤瘀斑、血压、双下肢水肿等情况，监测患者 TBA、凝血指标 D- 二聚体、尿蛋白等。

2. 用药指导

（1）丁二磺酸腺苷蛋氨酸：本药粉针剂须在临用前用所附溶剂溶解，溶解后，保存时间不应超过 6h；注射用丁二磺酸腺苷蛋氨酸的说明书中仅有肌内注射和静脉注射的配制方法，即使用丁二磺酸腺苷蛋氨酸包装中附有专用溶剂溶解，配伍禁忌不应与碱性溶液或含钙溶液混合。目前临床大多以 pH 偏酸性的 5% 葡萄糖溶液作为丁二磺酸腺苷蛋氨酸的溶剂，但缺乏稳定性和溶剂筛选等相关药学资料。长期使用丁二磺酸腺苷蛋氨酸对血管可能存在长期累积刺激而引发静脉炎，建议临床更换注射部位，采取保护血管的措施。

(2) 熊去氧胆酸胶囊：提醒患者不宜与含铝制酸药（如考来烯胺、考来替泊等）合用，如果必须合用，应在服用含铝制酸剂药物 2h 以后服用本药。

(3) 拉贝洛尔片：提醒患者该药需饭后服用。

(4) 左甲状腺素钠片：提醒患者该药需在早餐前半小时，空腹将一日剂量一次用半杯水送服，若同时服用钙片，应至少间隔 2h。

(5) 依诺肝素钠注射液：该药仅能皮下注射，禁止肌内注射。因肝素有诱导血小板减少症风险，使用过程中需监测血小板计数。

3. 不良反应监护

(1) 丁二磺酸腺苷蛋氨酸主要不良反应为腹痛、腹泻、恶心、头痛、焦虑等。

(2) 熊去氧胆酸胶囊主要不良反应为腹泻、荨麻疹等，如出现上述表现，需及时汇报医生、护士或药师。

(3) 拉贝洛尔片主要不良反应为头晕、眩晕或低血压，如患者出现低血压情况，需及时汇报医生、护士或药师，以调整剂量。

(4) 依诺肝素钠注射液最常见的不良反应为出血，包括血肿、注射部位之外的瘀斑、鼻出血等，如出现上述情况，需及时告知医生、护士或药师。

【案例亮点】

这是一个典型的妊娠肝内胆汁淤积症合并先兆子痫药物治疗的案例。患者因重度先兆子痫入院，治疗过程中发现妊娠期胆汁淤积症，因此在促胎肺成熟、降压、解痉后，加用熊去氧胆酸、腺苷蛋氨酸降胆汁酸治疗至剖宫产，有效控制了总胆汁酸水平，延长了孕期，减少了死胎的风险。本案例需注意的关键点是需要关注药物治疗后的胆汁酸水平和尿蛋白定量变化。

参考文献

[1] 中华医学会妇产科学分会产科学组. 妊娠期肝内胆汁淤积症诊疗指南（2015）[J]. 中华妇产科杂志，2015，50（7）：481-485.

[2] 中华医学会妇产科学分会妊娠高血压疾病学组. 妊娠高血压疾病诊治指南（2020）[J]. 中

华妇产科杂志，2020，55（4）：227-238.

[3] 中华医学会妇产科学分会产科学组 . 早产临床诊断与治疗指南（2014）[J]. 中华围产医学杂志，2015，18（4）：241-245.

[4] 中华医学会妇产科学分会产科学组 . 妊娠期及产褥期静脉血栓栓塞症预防和诊治专家共识 [J]. 中华妇产科杂志，2021，56（4）：236-243.

案例 9　妊娠肝内胆汁淤积症合并早产的药物治疗

【案例资料】

1. 现病史　孕妇，31 岁，因"孕 33^{+5} 周，皮肤瘙痒 1 周"入院。末次月经 2021 年 12 月 10 日。孕妇停经 40 天尿早孕试纸检测（+），孕 13^{+2} 周于我院建卡产检，唐氏筛查低危，大排畸未见明显异常。患者孕期无高血压、水肿和蛋白尿，无多饮多食多尿。1 周前出现皮肤瘙痒，以腹部及后背明显，无恶心呕吐、厌食厌油，无皮疹，无皮肤黄染，尿色深，无腹痛腹胀，无见红，胎动有。入院前实验室检查：总胆汁酸（TBA）55μmol/L，谷丙转氨酶 384U/L，谷草转氨酶 170U/L。门诊拟"重度 ICP"收治入院。

2. 既往史　无特殊。

3. 婚育史　已婚，0-0-0-0，配偶体健。

4. 体格检查　正常。

5. 产科检查　子宫张力如常，10min 未及宫缩，胎膜未破，阴道检查未见活动性出血，胎心率为 142 次 / 分，胎动正常。

6. 实验室及辅助检查

(1) 肝功能：TBA55μmol/L（↑），谷丙转氨酶 384U/L（↑），谷草转氨酶 170U/L（↑）。

(2) 产科超声：宫内单胎，见胎心及胎动，胎心率 142 次 / 分。

7. 入院诊断　① G1P0，孕 33^{+5} 周，头位，未临产；②重度 ICP；③妊娠期肝损。

8. 出院诊断　① G1P1，孕 34^{+4} 周，头位，剖宫产；②重度 ICP；③妊娠期肝损；④早产；⑤胎膜早破。

【治疗药物与治疗过程】

表3-3　药物治疗经过及实验室检查

日期	治疗方案	TBA（μmol/L）	ALT/AST（U/L）
D1	• 注射用丁二磺酸腺苷蛋氨酸 2g+5% 葡萄糖溶液 500ml, ivgtt, qd • 熊去氧胆酸胶囊 0.5g, po, bid • 复方甘草酸苷注射液 0.16g+5% 葡萄糖溶液 500ml, ivgtt, qd • 地塞米松磷酸钠注射液 6mg, im, q12h	55（↑）	384（↑）/ 170（↑）
D3	• 注射用丁二磺酸腺苷蛋氨酸 2g+5% 葡萄糖溶液 500ml, ivgtt, qd • 熊去氧胆酸胶囊 0.5g, po, bid • 复方甘草酸苷注射液 0.16g+5% 葡萄糖溶液 500ml, ivgtt, qd • 注射用还原性谷胱甘肽 1.8g+5% 葡萄糖溶液 250ml, ivgtt, qd	26（↑）	356（↑）/ 132（↑）
D6	• 注射用丁二磺酸腺苷蛋氨酸 2g+5% 葡萄糖溶液 500ml, ivgtt, qd • 熊去氧胆酸胶囊 0.5g, po, bid • 复方甘草酸苷注射液 0.16g+5% 葡萄糖溶液 500ml, ivgtt, qd • 注射用还原性谷胱甘肽 1.8g+5% 葡萄糖溶液 250ml, ivgtt, qd • 注射用头孢唑林钠 1g+0.9% 氯化钠溶液 100ml, ivgtt, st	16（↑）	218（↑）/ 91（↑）
D7	• 复方甘草酸苷注射液 0.16g+5% 葡萄糖溶液 500ml, ivgtt, qd • 注射用还原性谷胱甘肽 1.8g+5% 葡萄糖溶液 250ml, ivgtt, qd	12（↑）	162（↑）/ 74（↑）
D9	停药出院 • 出院带药：多烯磷脂酰胆碱胶囊 0.456g, po, tid	—	—

—. 无数据；po. 口服；im. 肌内注射；ivgtt. 静脉滴注；ih. 皮下注射；qd. 每天 1 次；bid. 每天 2 次；tid. 每天 3 次；q12h. 每 12 小时 1 次；st. 立即

患者入院后予完善相关检查，因重度 ICP 伴肝损，D1 予熊去氧胆酸胶囊和注射用丁二磺酸腺苷蛋氨酸静脉滴注降胆酸、复方甘草酸苷注射液静脉滴注保肝。考虑适时终止妊娠，给予地塞米松肌内注射促胎肺成熟。D3复查肝功能相关指标，TBA明显降低，谷丙转氨酶和谷草转氨酶改善不明显，遂加用注射用还原性谷胱甘肽加强保肝治疗。D6患者胎膜自破，行子宫下段横切口剖宫产术，使用头孢唑啉预防切口感染。D7术后第1天，患者胆汁酸水平基本正常，停降胆酸药物，继续复方甘草酸苷注射液和注射用还原性谷胱甘肽保肝治疗。D9患者术后一般情况好，伤口愈合佳，予出院。但肝功能指标仍未完全正常，故为其开具多烯磷脂酰胆碱胶囊，嘱其出院后继续服用，并坚持门诊随访，每周监测肝功能恢复情况。

1. 降胆酸治疗

(1) 用药指征：《妊娠期肝内胆汁淤积症诊疗指南（2015）》[1]中建议对于重度、进展性、难治性ICP患者可考虑熊去氧胆酸和腺苷蛋氨酸联合治疗。根据指南中的诊断分级，该患者血清TBA55μmol/L（≥40μmol/L），瘙痒严重，属于重度ICP，具有用药指征。

(2) 药物选择：患者入院后医生即为其开具熊去氧胆酸胶囊联用注射用丁二磺酸腺苷蛋氨酸静脉进行降胆酸治疗。熊去氧胆酸为双羟基胆汁酸，能够通过增加胆汁酸的分泌，改变胆汁酸成分，抑制肝脏胆固醇合成等产生利胆作用。熊去氧胆酸在缓解瘙痒、改善肝功能、降低血清学指标、减少早产和胎儿窘迫等方面具有优势，为目前治疗ICP的一线药物。腺苷蛋氨酸是肝脏代谢中间产物，可通过转硫基反应促进解毒过程中硫化物的合成，增强肝脏解毒能力。没有良好的循证医学证据证明腺苷蛋氨酸的确切疗效和改善围产结局方面有效，目前作为临床的二线用药或联合用药使用。

(3) 药物剂量：熊去氧胆酸的推荐剂量为15mg/(kg·d)，常规剂量疗效不佳时，可加大剂量到1.5～2.0g/d，该患者重度ICP，给予0.5g，每天2次，符合推荐。对于注射用丁二磺酸腺苷蛋氨酸的剂量，《妊娠期肝内胆汁淤积症诊疗指南（2015）》中推荐剂量为1.0g/d，考虑到该患者TBA及肝功能指标均较高，瘙痒症状较重，临床医生为患者使用2g/d的剂量。临床药师查阅相关文献，已有大量研究比较了不同剂量腺苷蛋氨酸对ICP患者的疗效和安全性。结果表明，高剂量的腺苷蛋氨酸治疗效果显著优于低剂量，且将用量控制在2.0g/d以内时，未见明显不良反应。故可在治疗中及治疗后及时监测治疗效果、不良反应，及时调整用药。联合降胆酸治疗3天后，患者TBA水平明显下降。

2. 保肝治疗

(1) 用药指征：《妊娠期肝内胆汁淤积症诊疗指南（2015）》中推荐对于ICP

伴肝酶水平升高者可加用护肝药物。该患者谷丙转氨酶384U/L（↑），谷草转氨酶170U/L（↑），具有保肝治疗指征。

(2) 药物选择：该患者入院后临床医生给予复方甘草酸苷注射液进行保肝治疗，复方甘草酸苷是以甘草酸苷为主要成分，辅以甘氨酸、L-半胱氨酸制成的强力肝细胞膜保护药。复方甘草酸苷通过阻断花生四烯酸在起始阶段的代谢水平，保护肝细胞膜。该药可通过抑制磷脂酶A2的活性及抑制补体经典途径的激活而发挥抗炎作用。《肝内胆汁淤积症诊治专家共识（2021）》中，推荐甘草酸类制剂保护肝细胞和改善肝功能[2]，且未有证据表明该药在妊娠期使用具有危害性，故适用于该患者的治疗。用药2天后，该患者的肝酶水平未见明显改善，加用还原性谷胱甘肽改善肝脏生化指标。但临床需注意，虽然还原性谷胱甘肽动物实验未见生殖毒性反应，但其对孕妇影响尚不明确。两者联用后，患者肝酶指标明显改善。但出院时，患者肝酶仍未完全正常，故临床医生为其开具多烯磷脂酰胆碱胶囊，嘱其出院后继续服用，并定期复查，直至肝功能恢复正常。

3. 先兆早产治疗 患者孕33⁺⁵周时，给予地塞米松促进胎肺成熟。《早产临床诊断与治疗指南（2014）》中推荐，孕28～34⁺⁶周的先兆早产应当给予1个疗程的糖皮质激素促胎肺成熟。该患者治疗指征明确、用法用量均符合国内外指南与临床诊疗常规推荐。

【药学监护】

1. 病情监护 注意患者宫缩、阴道流血及流液、腹痛等情况，监测患者TBA、DBil、碱性磷酸酶、谷丙转氨酶、谷草转氨酶及凝血指标D-二聚体。

2. 用药指导

(1) 丁二磺酸腺苷蛋氨酸：本药粉针剂须在临用前用所附溶剂溶解，溶解后，保存时间不应超过6h；注射用丁二磺酸腺苷蛋氨酸的说明书中仅有肌内注射和静脉注射的配制方法，即使用丁二磺酸腺苷蛋氨酸包装中附有专用溶剂溶解，配伍禁忌不应与碱性溶液或含钙溶液混合。目前临床大多以pH偏酸性的5%葡萄糖溶液作为丁二磺酸腺苷蛋氨酸的溶剂，但缺乏稳定性和溶剂筛选等相关药学资料。长期使用丁二磺酸腺苷蛋氨酸对血管可能存在长期累积刺激而引发静脉炎，建议临床更换注射部位，采取保护血管的措施。

(2) 熊去氧胆酸胶囊：提醒患者不宜与含铝制酸药（如考来烯胺、考来替泊等）合用，如果必须合用，应在服用含铝制酸剂药物2h以后服用本药。

(3) 多烯磷脂酰胆碱胶囊：每次2粒，每天3次，每天服用量不能超过

6 粒（1368mg）；需随餐服用，以足够量液体整粒吞服，不要咀嚼。

3. 不良反应监护

(1) 患者在降胆酸治疗用药的第 4 天，静脉滴注注射用丁二磺酸腺苷蛋氨酸 5min 后出现注射侧前臂疼痛的症状，可见从注射部位至前臂约 20cm 条索状红肿，无腹痛、无阴道流液，胎动如常。有报道指出注射用丁二磺酸腺苷蛋氨酸刺激性较强，可引起化学炎症反应进而导致局部浅表性静脉炎[3]。在长期使用注射用丁二磺酸腺苷蛋氨酸时考虑更换注射部位，同时严格按照说明书用法，先用专用溶媒溶解后再稀释，且应缓慢输注，避免不良反应的发生。临床药师与医护人员充分沟通该不良反应发生的可能原因，并进行了相应的不良反应监护宣教。

(2) 熊去氧胆酸胶囊主要不良反应为腹泻、荨麻疹等，如出现上述表现，需及时汇报医生、护士或临床药师。

(3) 复方甘草酸苷注射液可能出现过敏，甚至过敏性休克，如果患者出现血压下降、意识不清、呼吸困难等表现，需及时停药，并给出相应的适当处置；监测血钾水平。

(4) 注射用还原性谷胱甘肽可能出现注射部位的轻度疼痛，偶见过敏。用药期间出现皮疹、面色苍白、血压下降、脉搏异常、口腔不良反应（如黏膜白斑）、眼部刺激感、一过性视物模糊等症状，应立即停药。

4. 生活管理 ①饮食清淡营养，不宜刺激，多吃蔬菜、水果，保持大便通畅；②定期随访复查肝功能和血常规。

【案例亮点】

这是一个典型的妊娠肝内胆汁淤积症合并早产药物治疗的案例。因重度妊娠肝内胆汁淤积症合并肝损入院，给予降胆酸、保肝治疗至剖宫产，产后继续使用复方甘草酸苷注射液和还原性谷胱甘肽保肝治疗，有效降低了胆汁酸水平和肝功能指标，降低了死胎风险。本案例需注意的关键点是降胆酸药物的不良反应监护。

参考文献

[1] 中华医学会妇产科学分会产科学组 . 妊娠期肝内胆汁淤积症诊疗指南（2015）[J]. 中华妇产科杂志，2015，50（7）：481–485.

[2] 国家感染性疾病临床医学研究中心 . 肝内胆汁淤积症诊治专家共识（2021）[J]. 中华肝脏病杂志，2022，30（2）：137–146.

[3] 朱瑜，范洁，黄小萍 . 注射用丁二磺酸腺苷蛋氨酸致外周静脉炎 2 例 [J]. 药物流行病学杂志，2013，22（7）：400–401.

第4章 妊娠急性脂肪肝

疾病临床表现

妊娠期急性脂肪肝（acute fatty liver of pregnancy，AFLP）是一种罕见但病情危急的产科特有疾病，致死率高，对母儿安全构成严重威胁[1]。AFLP患者常伴有明显的恶心呕吐、上腹部不适、肝肾功能异常、凝血功能障碍等临床症状，具有起病急、病情重、进展快等特点，易导致急性肝衰竭。

案例10　妊娠合并脂肪肝的药物治疗

【案例资料】

1. 现病史　孕妇，30岁，身高164cm，体重89kg，因"肝功能不全，妊娠合并脂肪肝，孕21周"入院。患者2个月前在外院做孕期查体时发现肝功能轻度异常，当时无自觉不适症状，饮食状况良好，无恶心、厌油、呕吐、腹胀、腹痛、反酸、胃灼热等消化道症状，无肝区隐痛不适感，体力良好，无乏力倦怠感，尿色淡黄，无尿频、尿急、尿痛等症，大便通畅，粪质颜色正常，无腹泻。患者因妊娠状态而未用药治疗，此后多次复查肝功反复异常，为进一步治疗，收治入院。

2. 既往史　脂肪肝病史1年，否认冠心病、高血压病、糖尿病等慢性病史，否认"结核、伤寒"等传染病史，无重大手术外伤史。否认药物，食物过敏史。预防接种史不详。

3. 婚育史　适龄结婚，育有一子，目前是二胎，丈夫及孩子体健。

4. 体格检查　生命体征平稳。全身皮肤及巩膜无黄染，未见肝掌及蜘蛛痣，心肺听诊未闻及异常，腹部膨隆，全腹无压痛及反跳痛，肝脾肋下未触及，肝区叩痛阳性，腹水征阴性，双下肢无水肿，子宫底在脐下一横指的位置可触及。

5. 实验室及辅助检查

(1) 肝功能：总胆红素 9.20μmol/L，谷丙转氨酶 88U/L（↑），谷草转氨酶 51U/L（↑），谷草转氨酶 / 谷丙转氨酶 1.7（↑），碱性磷酸酶 67U/L，γ- 谷氨酰转肽酶 59U/L（↑），总蛋白 61g/L（↓），白蛋白 34g/L，总胆固醇 5.72mmol/L（↑），甘油三酯 2.64mmol/L（↑），高密度脂蛋白 1.51mmol/L，低密度脂蛋白 3.69mmol/L（↑），血葡萄糖 4.0mmol/L，尿素氮 2.2mmol/L（↓），肌酐 35μmol/L（↓），β_2- 微球蛋白 1.6mg/L，钾 3.90mmol/L，钠 139mmol/L，氯 105mmol/L，二氧化碳结合力 19.6mmol/L（↓），阴离子间隙 18.3mmo/L（↑），尿酸 295μmol/L，视黄醇结合蛋白 70.5mg/L（↑），乳酸脱氢酶 118.0U/L（↓），肌酸激酶 23.0U/L（↓），载脂蛋白 A11.83g/L（↑），载脂蛋白 B1.61g/L（↑）。

(2) 血常规：白细胞 7.32×10^9/L，红细胞 3.83×10^{12}/L，血红蛋白浓度 113.00g/L，红细胞压积 33.30%（↓），血小板数目 217.00×10^9/L。

(3) 甲状腺功能：TSH1.72μU/L，TT_3 0.91ng/ml，甲状腺素 6.97μg/dl，FT_3 2.68pg/ml，FT_4 0.71ng/dl。

(4) 免疫六项：免疫球蛋白 G10.2g/L，免疫球蛋白 A1.9g/L，免疫球蛋白 M0.7g/L，补体 C4 0.3g/L，补体 C1q 0.157mg/L（↓），补体 C3 1.56g/L。

(5) 乙肝五项：乙肝表面抗原（化学发光）0U/ml，乙肝表面抗体 I18.58mU/ml（↑），乙肝核心抗体 I0.15s/co，乙肝 e 抗原 0.40s/co，乙肝 e 抗体 I1.76s/co。

(6) 甲肝抗体 0.1s/co，丙肝抗体 II 0.06s/co，戊型肝炎抗体 IgG 阴性，戊型肝炎抗体 IgM 阴性。

(7) 凝血功能：活动度 111.55%，纤维蛋白原 4.12g/L（↑）。

(8) CA50 3.0U/ml，CA242 1.9U/ml，肿瘤相关物质测定 28.7mAU/ml，乙肝相关性肝癌风险评估模型 20.67%，甲胎蛋白 55.88ng/ml（↑），癌胚抗原 0.22ng/ml，CA199 4.92KU/L，CA125 8.56KU/L，CA153 6.26KU/L，CA724 5.33KU/L。

(9) 自身免疫性肝炎抗体谱阴性。

(10) 上腹部 B 超：脂肪肝（中度）。

6. 入院诊断 ①肝功能不全；②妊娠合并脂肪肝；③孕 21 周。

7. 出院诊断 ①肝功能不全；②妊娠合并脂肪肝；③孕 23 周。

【治疗药物与治疗过程】

表 4-1　药物治疗经过及实验室检查

日期	治疗方案	CHOL/TG/LDL（mmol/L）	ALT/AST（U/L）
D1	• 复方甘草酸苷注射液 0.12g+5% 葡萄糖溶液 250ml，ivgtt，qd • 注射用还原型谷胱甘肽 1.2g+5% 葡萄糖溶液 250ml，ivgtt，qd	5.72（↑）/2.64（↑）/3.69（↑）	88（↑）/51（↑）
D7	• 复方甘草酸苷注射液 0.12g+5% 葡萄糖溶液 250ml，ivgtt，qd • 注射用还原型谷胱甘肽 1.2g+5% 葡萄糖溶液 250ml，ivgtt，qd	6.12（↑）/3.36（↑）/3.77（↑）	82（↑）/62（↑）
D14	• 复方甘草酸苷注射液 0.12g+5% 葡萄糖溶液 250ml，ivgtt，qd • 注射用还原型谷胱甘肽 1.2g+5% 葡萄糖溶液 250ml，ivgtt，qd	6.77（↑）/2.99（↑）/3.94（↑）	71（↑）/50（↑）
D15	停药出院 • 出院带药：多烯磷脂酰胆碱胶囊 0.465g，po，tid	—	—

—. 无数据；po. 口服；ivgtt. 静脉滴注；qd. 每天 1 次；tid. 每天 3 次

患者入院后予完善相关检查，因肝功能不全，D1 予注射用还原型谷胱甘肽、复方甘草酸苷注射液静脉滴注保肝、抗炎、降酶。D7 复查肝功能相关指标，谷丙转氨酶有所下降，治疗上继续保肝、降酶治疗，嘱清淡饮食，注意孕期体重控制。D14 肝功能指标仍未完全正常，故为其开具多烯磷脂酰胆碱胶囊，嘱其出院后继续服用，清淡饮食，控制孕期体重，并坚持门诊随访，每 2 周监测肝功能恢复情况。

保肝抗炎降酶治疗

(1) 用药指征：患者孕早期查体时发现肝功能轻度异常，因妊娠状态而未用药治疗，此后多次复查肝功能反复异常，该患者谷丙转氨酶 88U/L（↑），谷草转氨酶 51U/L（↑），具有保肝治疗指征。

(2) 药物选择：该患者入院后临床医生给予复方甘草酸苷注射液进行保肝治疗，复方甘草酸苷是以甘草酸苷为主要成分，辅以甘氨酸、L- 半胱氨酸制成的强力肝细胞膜保护药。复方甘草酸苷通过阻断花生四烯酸在起始阶段的代谢水平，保护肝细胞膜。该药可通过抑制磷脂酶 A2 的活性及抑制补体经典途径的激活而发挥抗炎作用，具有保护肝细胞和改善肝功能，且未有证据表明该药在妊娠期使用具有危害性，故适用于该患者的治疗。还原型谷胱甘肽改善肝脏生化指标。但临床需注意，虽然还原型谷胱甘肽动物实验未见生殖毒性反应，但其对孕妇影响尚不明确。两者联用后，患者肝酶指标明显改善。出院时，患者肝酶仍未完全正常，故临床医生为其开具多烯磷脂酰胆碱胶囊，嘱其出院后继续服用，并定期复查，直至肝功能恢复正常。

【药学监护】

1. 病情监护　患者病情较为稳定，入院后给予复方甘草酸苷注射液、注射用还原型谷胱甘肽静脉滴注，药学关注点为静脉用药的配制使用、用药后的不良反应等。

2. 用药指导

(1) 还原型谷胱甘肽是甘油醛磷酸脱氢酶的辅基，又是乙二醛酶及磷酸丙糖脱氢酶的辅酶。还原型谷胱甘肽能激活体内 SH 酶等，促进碳水化合物、脂肪及蛋白质的代谢，以调节细胞膜的代谢过程。对各种原因引起的肝脏损伤具有保护作用。

(2) 多烯磷脂酰胆碱胶囊：每次 2 粒（456mg），每天 3 次，每天服用量不能超过 6 粒（1368mg）；需随餐服用，以足量液体整粒吞服，不要咀嚼。

(3) 复方甘草酸苷注射液尽量缓慢速度给药，告知患者及家属在使用过程中，要缓慢静脉滴注，不能随意调节滴速。

3. 不良反应监护

(1) 复方甘草酸苷注射液可能出现过敏，甚至过敏性休克，如果患者出现血压下降、意识不清、呼吸困难等表现，需及时停药，并给出相应的适当处置；监测血钾水平。

(2) 注射用还原性谷胱甘肽可能出现注射部位的轻度疼痛，偶见过敏。用药期间出现皮疹、面色苍白、血压下降、脉搏异常、口腔不良反应（如黏膜白斑）、眼部刺激感、一过性视物模糊等症状，应立即停药。

4. 生活管理　建议孕妇在孕期一定要注意饮食，避免长期进食一些高脂肪高热量的食物，如油炸食品、肥肉、蛋糕等，同时要坚持进行合理的运动。

【案例亮点】

这是一个典型的妊娠合并脂肪肝药物治疗的案例。患者因妊娠合并脂肪肝入院，给予清淡饮食和保肝辅助治疗，出院后口服多烯磷脂酰胆碱胶囊继续保肝治疗，住院期间有效控制了肝功能和血脂水平，改善了孕妇的健康状态。本案例需注意的关键点是饮食控制也是脂肪肝治疗的关键因素。

参考文献

[1] 中华医学会妇产科学分会产科学组 . 妊娠期急性脂肪肝临床管理指南（2022）[J]. 中华妇产科杂志，2022，57（1）：13-24.

案例 11　妊娠急性脂肪肝的药物治疗

【案例资料】

1. 现病史　孕妇，32 岁，因"孕 37^{+2} 周，间歇性左上腹疼痛不适 1 周，见红 1 天"入院。末次月经 2022 年 7 月 1 日。停经 30 天余自测尿妊娠试验阳性，孕妇停经 40 天余感恶心、厌食等早孕感应。孕 14^{+4} 周于我院建册产检，无明显异常。3 个月前曾行肝功能检查，提示转氨酶升高，未予处理，后复查肝功能正常。此次，因患者主诉左上腹痛，偶有下腹坠胀不适，查体皮肤黄染。急行生化全套显示，总胆红素 83.57μmol/L，尿酸 455.19μmol/L，谷丙转氨酶 349.11U/L，谷草转氨酶 219.78U/L，肌酐 139.43μmol/L，凝血酶原 16.70s，活化部分凝血活酶时间 37.70s。门诊拟"左上腹疼痛原因待查，妊娠合并甲状腺功能减退，孕 37^{+2} 周，G3P0"收治入院。

2. 既往史　2022 年 10 月 24 日曾于我院行甲状腺功能检查，确诊甲状腺功能减退，服用优甲乐每次 1 片，每天 1 次，规律治疗。

3. 婚育史　已婚，2-0-0-0，配偶体健。

4. 体格检查　正常。

5. 产科检查　宫高 33cm，腹围 95cm，头先露，浅入，胎心 140 次 / 分，不规律宫缩，估计胎儿体重 3202g；内诊显示：宫颈质中，居中，宫口扩张 1cm，宫颈容受 80%，先露 1.5。

6. 实验室及辅助检查

(1) 肝功能：总胆红素 83.57μmol/L（↑），谷丙转氨酶 349.11U/L（↑），谷草转氨酶 219.78U/L（↑）。

(2) 肾功能：尿酸 455.19μmol/L（↑），肌酐 139.43μmol/L（↑）。

(3) 凝血常规：凝血酶原时间 16.70s（↑），活化部分凝血活酶时间 37.70s（↑）。

(4) 产科超声：宫内单胎，头位，血流未见明显异常，胎儿颈后见 U 形脐带压迹。

7. 入院诊断 ① G3P0，孕 37^{+2} 周，头位，未临产；②左上腹疼痛原因待查；③妊娠合并甲状腺功能减退；④脐带绕颈。

8. 出院诊断 ① G3P1，孕 37^{+2} 周，头位，剖宫产；②妊娠期急性脂肪肝；③妊娠合并甲状腺功能减退；④产后出血；⑤脐带绕颈；⑥胎儿窘迫；⑦单胎活产；⑧轻度贫血；⑨低蛋白血症；⑩低钾血症。

【治疗药物与治疗过程】

表 4-2 药物治疗经过及实验室检查

日期	治疗方案	TBIL（μmol/L）	AST/ALT（U/L）	TT/APTT（s）
D1	缩宫素注射液 10U，宫体注射，once	83.57 ↑	219.78 ↑ /349.11 ↑	16.70 ↑ /37.70 ↑
	缩宫素注射液 10U+0.9% 氯化钠溶液 500ml，ivgtt	65.07 ↑	188.96 ↑ /125.83 ↑	13.40/29.20
	卡前列素氨丁三醇注射液 250μg，im			
	氨甲环酸氯化钠注射液 2g，ivgtt			
	马来酸麦角新碱注射液 2mg，im			
	注射用头孢哌酮钠舒巴坦 2g+0.9% 氯化钠溶液 100ml，ivgtt，q12h			
D2	异甘草酸镁注射液 100mg+5% 葡萄糖溶液 100ml，ivgtt，qd	94.08 ↑	123.35 ↑ /96.08 ↑	14.00/29.20
	注射用兰索拉唑 30mg+0.9% 氯化钠溶液 100ml，ivgtt，bid	98.66 ↑	114.90 ↑ /97.93 ↑	13.9/30.7
	咪达唑仑注射液 30mg+0.9% 氯化钠溶液 450ml，ivgtt			
	缩宫素注射液 10U+0.9% 氯化钠溶液 500ml，ivgtt			
	注射用美罗培南 0.5g，q8h+0.9% 氯化钠溶液 100ml，ivgtt			

（续表）

日期	治疗方案	TBIL（μmol/L）	AST/ALT（U/L）	TT/APTT（s）
D3	异甘草酸镁注射液 100mg+5% 葡萄糖溶液 100ml，ivgtt，qd	76.42 ↑	80.43 ↑ / 81.39 ↑	14.8 ↑ / 35.6 ↑
	注射用兰索拉唑 30mg+0.9% 氯化钠溶液 100ml，ivgtt，bid			
	注射用美罗培南 1.0g，q8h+0.9% 氯化钠溶液 100ml，ivgtt			
D4	异甘草酸镁注射液 100mg+5% 葡萄糖溶液 100ml，ivgtt，qd	79.56 ↑	66.95 ↑ / 61.34 ↑	13.7/ 38.9 ↑
	门冬氨酸钾镁注射液 20ml，ivgtt			
	注射用美罗培南 1.0g，q8h+0.9% 氯化钠溶液 100ml，ivgtt			
D5	异甘草酸镁注射液 100mg+5% 葡萄糖溶液 100ml，ivgtt，qd			12.5/ 33.6 ↑
	注射用美罗培南 0.5g，q8h+0.9% 氯化钠溶液 100ml，ivgtt			
D6	异甘草酸镁注射液 100mg+5% 葡萄糖溶液 100ml，ivgtt，qd	69.45 ↑	70.86 ↑ / 54.81 ↑	12.3/34.2
D8	异甘草酸镁注射液 100mg+5% 葡萄糖溶液 100ml，ivgtt，qd	53.67 ↑	71.25 ↑ / 58.83 ↑	12/29.9
D11	异甘草酸镁注射液 100mg+5% 葡萄糖溶液 100ml，ivgtt，qd	30.8 ↑	46.52 ↑ / 52.39 ↑	11.9/25.5
D12	停药出院 出院带药：益母草胶囊 1.44g，po，tid	17.75	30.32/39.73	11.7/24.4

ivgtt. 静脉滴注；im. 肌内注射；qd. 每天 1 次；bid. 每天 2 次；tid. 每天 3 次；q8h. 每 8 小时 1 次；q12h. 每 12 小时 1 次；once.1 次；po. 口服

患者入院后完善相关检查，因其主诉上腹痛，查体皮肤黄染，急查生化全套示高胆红素、转氨酶升高、凝血异常，补充临床诊断"妊娠期急性脂肪肝"。D2 患者转入手术室，行子宫下段剖宫产术，分娩一男活婴，脐带绕颈 1 周。Apgar 评分：1 分钟 8 分（呼吸减 1 分，肌张力减 1 分），5 分钟 9 分（呼吸减 1 分），10 分钟 10 分。手术同时予输血浆、冷沉淀、白蛋白及血小板纠正凝血功能及低蛋白血症，间断出现阴道流血，同时输红细胞纠正贫血，术中术后共出血约 2100ml，产后出血诊断成立[1]，行子宫动脉栓塞术。术后转 ICU 观察生命体征变化，术后监测血糖、补液、静脉滴注美罗培南抗感染、静脉滴注异甘草酸镁护肝等对症治疗。术后 8 天腹部切口拆线，切口愈合不良，予腹部切口换药。术后 12 天，患者无发热，子宫复旧可，阴道流血不多，腹部切口愈合，患者出院。

保肝治疗

(1) 用药指征：目前对 AFLP 尚无特效疗法，临床确诊应及早终止妊娠，加强支持和对症治疗，包括补充新鲜冰冻血浆、保肝治疗、加强营养支持等。该患者诊断明确，肝酶明显升高，具有保肝治疗指征。

(2) 药物选择：该患者入院后临床医生给予异甘草酸镁注射液进行保肝治疗，异甘草酸镁是一种肝细胞保护剂，具有抗炎、保护肝细胞膜及改善肝功能的作用。《妊娠期肝内胆汁淤积症诊疗指南（2015）》中，推荐甘草酸类制剂保护肝细胞和改善肝功能[2]，且未有证据表明该药在妊娠期使用具有危害性，故适用于该患者的治疗。用药后，患者的肝酶水平逐渐改善至恢复正常。

【药学监护】

1. 病情监护　注意患者阴道流血及流液、腹痛情况。监测患者体温、肝功能、肾功能、凝血功能。

2. 用药指导

(1) 异甘草酸镁是一种肝细胞保护剂，具有抗炎、保护肝细胞膜及改善肝功能的作用。严重低钾血症、高钠血症、心力衰竭、肾衰竭和未能控制的重度高血压患者禁用。甘草酸制剂可能引起假性醛固酮增多症，但本品注册临床中未发现，如在治疗过程中如出现发热、皮疹、高血压、水钠潴留、低钾血症等情况，应采用对症治疗，必要时减量，直至停药观察。

(2) 益母草胶囊：每次 2 粒，每天 3 次，整粒吞服，不要掰开或咀嚼。

3. 不良反应监护

(1) 异甘草酸镁可能会引起低钾血症、高钠血症、心力衰竭、高血压、肾衰竭，用药期间监测患者电解质、肝功能、肾功能。

(2) 缩宫素注射液可刺激子宫收缩，主要不良反应为恶心、呕吐、头痛、皮疹、呼吸困难、心律失常等不良反应，用药期间监测患者生命体征。

(3) 马来酸麦角新碱注射液主要不良反应为头痛、头晕、腹痛等，如出现麦角中毒表现（手脚下肢皮肤苍白发冷、心跳弱、持续呕吐、惊厥），需及时汇报医生、护士或药师。

(4) 氨甲环酸具有止血、抗过敏的作用，用药后可能出现过敏、暂时性色觉异常，如果患者出现血压下降、头晕、瘙痒、皮疹等表现，需及时停药，并给出相应的适当处置。

(5) 卡前列氨丁三醇注射液用药后如出现药物引起的发热是暂时的，建议多喝水。如果出现子宫出血、头痛、寒战等不适，及时汇报医护人员，并给予相应处置。

4. 生活管理　①保持切口干燥清洁，2 天后回院复诊换药；②禁性生活、盆浴 6 周；③避孕 2 年；④1 周复查肝肾功能，产后 42 天于产后综合管理门诊复查并评估盆底肌功能（妇科门诊区域），内分泌科随诊甲状腺功能；⑤出院后继续母乳喂养，按需哺乳。

【案例亮点】

这是一个典型的妊娠期急性脂肪肝药物治疗的案例。患者因左上腹疼痛、见红入院检查，确诊为妊娠期急性脂肪肝，立即给予剖宫产，术后发生产后出血，给予子宫动脉栓塞术和异甘草酸镁保肝治疗，有效控制了肝酶水平，保障了产妇和胎儿的健康。本案例需注意的关键点是妊娠期急性脂肪肝尚无特效疗法，临床确诊应及早终止妊娠，加强支持和对症治疗，保肝药物治疗后对总胆红素、肝酶和凝血指标等要进行监护。

参考文献

[1] 中华医学会妇产科学分会产科学组 . 产后出血预防与处理指南 [J]. 中华妇产科杂志，2023，58（06）：401-409.

[2] 中华医学会妇产科学分会产科学组 . 妊娠期肝内胆汁淤积症诊疗指南（2015）[J]. 中华妇产科杂志，2015，50（7）：481-485.

第5章　妊娠剧吐

疾病临床表现

妊娠剧吐大多发生于妊娠 10 周以前。典型表现为妊娠 6 周左右出现恶心、呕吐并随妊娠进展逐渐加重，至妊娠 8 周左右发展为持续性呕吐，不能进食，导致孕妇脱水、电解质紊乱甚至酸中毒。极为严重者出现嗜睡、意识模糊、谵妄甚至昏迷、死亡。孕妇体重下降，下降幅度甚至超过发病前的 5%，出现明显消瘦、极度疲乏、口唇干裂、皮肤干燥、眼球凹陷及尿量减少等症状。孕妇肝肾功能受损出现黄疸、血胆红素和转氨酶升高、尿素氮和肌酐增高、尿蛋白和管型。严重者可因维生素 B_1 缺乏引发 Wernicke 脑病。

案例 12　妊娠剧吐的药物治疗

【案例资料】

1. 现病史　孕妇，30 岁，158cm/65kg，因"孕 11^{+6} 周，恶心、呕吐 1 个月余，加重 2 天"入院。末次月经 2023 年 1 月 25 日。孕妇停经 30 天余尿早孕试纸检测阳性，1 个月余前患者自觉恶心不适，可进食。我院门诊就诊，考虑早孕，暂予以观察处理，嘱定期复查。13 天前因妊娠剧吐住院治疗 1 周后症状好转出院。孕 9 周建卡。2 天前患者自觉恶心、呕吐明显，无法正常进食，呕吐物为胃内容物，昨日呕吐 5 次，今日呕吐 7 次，外院查电解质正常，尿酮体阴性，现呕吐物为水样物，伴有全身乏力，无头晕头痛、心慌、腹痛、阴道出血等不适，遂以"妊娠剧吐"收治入院。妊娠以来，体重下降 2.5kg。

2. 既往史　无特殊。

3. 婚育史　已婚，0-0-0-0，配偶体健。

4. 体格检查　正常。

5. 实验室及辅助检查

(1) 电解质：K 3.1mmol/L；尿液分析 + 沉渣定量显示，KET 3.9mmol/L（++），

GLU 14mmol/L（++），SQEP 30/μl，HYAL3/LPF，MUCS 763/μl。

(2) 产科超声：宫内单胎妊娠，可见胎心及胎动。

6. 入院诊断 ①妊娠剧吐；② G1P0，孕 11^{+6} 周。

7. 出院诊断 ①妊娠剧吐；② G1P0，孕 12^{+6} 周。

【治疗药物与治疗过程】

表 5-1　药物治疗经过及实验室检查

日期	治疗方案	K（mmol/L）	尿酮体
D1	• 复方氯化钠注射液 500ml+ 维生素 B$_6$ 注射液 0.1g+ 维生素 C 注射液 2g，ivgtt，qd • 5% 葡萄糖溶液 500ml+ 注射用辅酶 A100U+ 肌苷注射液 0.2g+ 三磷酸腺苷二钠注射液 40mg，ivgtt，qd • 5% 葡萄糖溶液 500ml+ 盐酸甲氧氯普胺注射液 10mg，ivgtt，st • 0.9% 氯化钠溶液 500ml+10% 氯化钾注射液 15ml，ivgtt，qd • 维生素 B$_1$ 注射液 0.1g，im，qd	3.4（↓）	+，1.5
D3	• 复方氯化钠注射液 500ml+ 维生素 B$_6$ 注射液 0.1g+ 维生素 C 注射液 2g，ivgtt，qd • 5% 葡萄糖溶液 500ml+ 肌苷注射液 0.2g+ 注射用辅酶 A100U+ 三磷酸腺苷二钠注射液 40mg，ivgtt，qd • 5% 葡萄糖溶液 500ml+ 盐酸甲氧氯普胺注射液 10mg，ivgtt，st • 5% 葡萄糖溶液 500ml+10% 氯化钾注射液 15ml，ivgtt，qd • 0.9% 氯化钠溶液 500ml+10% 氯化钾注射液 15ml，ivgtt，qd • 盐酸苯海拉明注射液 20mg，im，qd • 维生素 B$_1$ 注射液 0.1g，im，qd	3.2（↓）	++，3.9
D5	• 复方氯化钠注射液 500ml+ 维生素 B$_6$ 注射液 0.1g+ 维生素 C 注射液 2g，ivgtt，qd • 5% 葡萄糖溶液 500ml+ 肌苷注射液 0.2g+ 注射用辅酶 A100U+ 三磷酸腺苷二钠注射液 40mg，ivgtt，qd • 5% 葡萄糖溶液 500ml+ 盐酸甲氧氯普胺注射液 10mg，ivgtt，qd • 5%GNS500ml+10% 氯化钾注射液 15ml，ivgtt，qd • 盐酸苯海拉明注射液 20mg，im，qd • 盐酸格拉司琼注射液 3mg+0.9% 氯化钠溶液 20ml，iv，qd • 维生素 B$_1$ 注射液 0.1g，im，qd	3.9（—）	（—）

（续表）

日期	治疗方案	K（mmol/L）	尿酮体
D7	停药出院 • 出院带药：维生素 B_6 片 20mg，po，tid	—	—

—. 无数据；po. 口服；im. 肌内注射；iv. 静脉注射；ivgtt. 静脉滴注；qd. 每天 1 次；tid. 每天 3 次；st. 立即

患者入院后予完善相关检查，D1 予以维生素 B_6 补液、盐酸甲氧氯普胺注射液镇吐；维生素 B_1 注射液预防 Wernicke 脑病；注射用辅酶 A、三磷酸腺苷二钠注射液、肌苷注射液改善机体代谢；补液、维持水电解质平衡等治疗。D3 患者呕吐症状加重，复查电解质 / 尿液，血钾明显降低，尿酮体阳性。患者使用维生素 B_6 注射液、甲氧氯普胺等镇吐药疗效不佳仍剧烈呕吐，根据 RCOG、SOGC、《妊娠剧吐的诊断及临床处理专家共识（2015）》[1] 建议，加用苯海拉明和格拉司琼。D7 患者一般情况好，予出院。嘱其出院后改善生活方式，少食多餐，避免接触呕吐诱因，若有不适随时就诊。

1. 补液及纠正电解质紊乱

(1) 用药指征：《妊娠剧吐的诊断及临床处理专家共识（2015）》、SOMANZ《妊娠和呕吐重症患者的恶心和呕吐管理指南（2019）》[1, 2] 中推荐对妊娠剧吐患者静脉补充液体，补液是妊娠剧吐患者恶心、呕吐、脱水等症状管理的重要组成部分。

(2) 药物选择：静脉补液需要根据脱水和电解质紊乱情况进行补充。对于妊娠剧吐患者还应注意维生素 B_1 的补充，维生素 B_1 缺乏可引起体内代谢紊乱，能量供应减少，神经肌肉的正常反射功能受损，出现感觉异常、乏力、肌肉酸痛等症状，严重者可引起 Wernicke 脑病。患者查血钾 3.4mmol/L，因此选择氯化钾注射液进行补钾。维生素 B_1 作为一种水溶性维生素，作为人体必需的维生素之一，也是糖代谢中重要辅酶的组成成分，其在体内无法合成，主要通过食物中摄取获得。当妊娠剧吐发生时，其摄入不足并在体内过度丢失。注射用辅酶 A、三磷酸腺苷二钠注射液、肌苷注射液改善机体代谢，为妊娠剧吐的患者补充能量。

2. 镇吐治疗

(1) 用药指征：《妊娠剧吐的诊断及临床处理专家共识（2015）》[1] 中推荐对于妊娠剧吐患者可以合理使用镇吐药物。现患者呕吐症状明显，有用药指征。

(2) 药物选择：妊娠剧吐常发生于妊娠早期，此时正处于胎儿致畸的敏感期，因此用药时需要关注药物的安全性。维生素 B_6 是辅酶的重要组成部分，可促使谷氨酸反应产生神经递质 γ- 氨基丁酸，起到调节肠道内菌群稳定的作用，进而抑制孕妇呕吐。《妊娠剧吐的诊断及临床处理专家共识（2015）》[1] 中，推荐维生素 B_6 用于妊娠剧吐的治疗，且在整个妊娠期均可安全使用，故适用于该患者的治疗。

甲氧氯普胺是多巴胺 D_2 受体拮抗药，亦具有 $5-HT_4$ 受体激动效应，对 $5-HT_3$ 受体有轻度抑制作用。对延髓催吐化学感应器有抑制作用，具有强大的中枢性镇吐作用，可促进胃及上部肠段的运动，加快胃内容物的排空，镇吐作用强。故甲氧氯普胺具有中枢镇吐作用外，还可调节胃肠运动功能，对中枢神经系统其他部位的抑制作用轻微，故较少引起催眠作用。甲氧氯普胺能透过胎盘，脐血 / 母血中血药浓度比值为 0.57～0.84。甲氧氯普胺在整个孕期均可使用，没有证据显示对胚胎、胎儿、新生儿有不良影响，但是由于该药的药品说明书中提示孕妇不宜使用，且有一定致锥体外系反应的风险，主要用于初始治疗后症状仍持续的患者的辅助治疗。

苯海拉明通过拮抗组胺 H_1 受体，对抗或减轻组胺对血管、胃肠和支气管平滑肌的作用。本品对中枢神经系统的抑制作用较强，对预防和治疗眩晕、晕动症及妊娠剧吐有效。苯海拉明在动物繁殖性研究中，未见对胎儿的影响，孕妇使用该药品的治疗获益可能胜于其潜在危害，可以用于妊娠期患者。

格拉司琼是一种高选择性的 $5-HT_3$ 受体拮抗药，通过拮抗中枢化学感受区及外周迷走神经末梢的 5-HT 受体，抑制恶心、呕吐的发生。由于该药选择性高，无锥体外系反应、过度镇静等不良反应。目前关于格拉司琼对人类生殖功能影响的数据很少。动物研究尚未报道其对生殖功能存在不良影响。现有的研究未发现格拉司琼在妊娠期的暴露会增加重大或轻微先天性异常。动物试验证实本药不会引起畸胎，但尚无人类用药的相关资料。

由于甲氧氯普胺、格拉司琼的药品说明书中提示孕妇不宜使用，主要用于初始治疗后症状仍持续的患者的辅助治疗。使用前需做好患者知情同意，告知可能的风险，权衡利弊后方可使用。

【药学监护】

1.病情监护　记录患者每天进食情况，呕吐情况，注意患者恶心呕吐症状改善情况，监测实验室相关指标，如血电解质、尿酮体情况。住院期间出现持续黄疸、持续蛋白尿、体温持续在 38.0℃以上、心率≥120 次 / 分、伴发 Wernicke 脑病时及时终止妊娠。

2. 用药指导

(1) 初始补液应先补充维生素 B_1 后再行输注葡萄糖，补液过程中，滴速适度，交代患者及家属不能随意调节滴速。

(2) 甲氧氯普胺用药期间避免饮酒、驾驶等；忌与抗胆碱药物合用，以免药效减弱。

(3) 驾驶员在工作时不宜使用苯海拉明，最好在晚上使用。

(4) 格拉司琼注射液：既往存在 QT 间期延长的患者避免使用。

3. 不良反应监护

(1) 补钾过程的不良反应监护：原则上静脉补钾的速度不大于 1.5～3.0g/h 即是安全的。补钾期间，行心电监护。密切监测患者尿量、血电解质变化、有无神经系统症状出现，及时发现心律失常，避免血钾浓度骤升导致高血钾引起心搏骤停。

(2) 甲氧氯普胺用药后常见昏睡、烦躁不安、疲惫无力等不良反应。大剂量长期应用可能因阻断多巴胺受体，使胆碱能受体相对亢进而导致锥体外系反应（特别是年轻人），可出现肌震颤、发音困难、共济失调等，可用苯海索等抗胆碱药物治疗。罕见的不良反应包括可引起迟发性运动障碍（通常不可逆），其风险随治疗时间和总累积剂量的增加而增大，应避免长期使用。如出现迟发性运动障碍的体征或症状，应立即停药。

(3) 苯海拉明：有头晕、头痛、嗜睡、口干、倦乏等反应，停药或减量后消失，偶可引起皮疹、粒细胞减少，长期应用 6 个月以上可导致贫血。

格拉司琼注射液常见不良反应有 QT 间期延长，便秘、头痛、头晕。

4. 生活管理 ①尽量避免接触容易诱发呕吐的气味、食品或添加剂；②避免早晨空腹，鼓励少量多餐，两餐之间饮水、进食清淡干燥及高蛋白的食物。

【案例亮点】

这是一个典型的妊娠剧吐的药物治疗案例。患者因严重恶心、呕吐，无法正常进食入院检查，确诊为妊娠剧吐，立即给予维生素 B_6、甲氧氯普胺治疗呕吐，维生素 B_1 预防 Wernicke 脑病，同时补充电解质及能量。后又加用苯海拉明和格拉司琼控制剧烈呕吐，有效保障了孕妇和胎儿的健康。本案例需注意的关键点是监护孕妇呕吐改善情况，以及一些实验室指标，如血电解质、尿酮体等。

参考文献

[1] 中华医学会妇产科学分会产科学组. 妊娠剧吐的诊断及临床处理专家共识（2015）[J]. 中华妇产科杂志，2015，50（11）：801–804.

[2] THE SOCIETY OF OBSTETRIC MEDICINE OF AUSTRALIA AND NEW ZEALAND. Management of Nausea and Vomiting in Pregnancy and Hyperemesis Gravidarum：A Clinical Practice Guideline [J]. Australian and New Zealand Journal of Obstetrics and Gynaecology，2019，59（3）：319–327.

[3] SOCIETY OF OBSTETRICIANS AND GYNAECOLOGISTS OF CANADA. SOGC CLINICAL PRACTICE GUIDELINE：The Management of Nausea and Vomiting of Pregnancy [J]. J Obstet Gynaecol Can，2016，38（12）：1127–1137.

案例 13 妊娠剧吐伴酮症的药物治疗

【案例资料】

1. 现病史 孕妇，28 岁，身高 160cm，体重 55kg，因"孕 6^{+5} 周，恶心、呕吐 9 天，加重 1 天"入院。末次月经 2023 年 4 月 6 日。孕妇停经 30 天余尿早孕试纸检测（+），孕早期间无阴道流血、流液，无毒物、射线接触史。9 天前患者无明显诱因出现恶心、呕吐，每天 2～3 次，伴反酸、嗳气，伴厌油、纳差，无畏寒、发热等表现。患者 1 天前感恶心、呕吐加重，稍进食则可诱发呕吐，呕吐物可见血丝，不伴呕咖啡色样物质，伴反酸、嗳气，伴烧心，伴全身乏力，伴咽部不适，无咳嗽，鼻塞，无腹泻、腹胀，无阴道流血流液等表现。患者孕期以来精神一般，睡眠差，食欲欠佳，大小便较前明显减少，孕期体重下降约 2kg。门诊以"妊娠剧吐"收治入院。

2. 既往史 无特殊。

3. 婚育史 已婚，0-0-0-0，配偶体健。

4. 体格检查 正常。

5. 实验室及辅助检查

(1) 动脉血气分析 + 葡萄糖 + 血红蛋白 + 钾钠氯钙 + 乳酸测定：pH7.41，PO_2 71mmHg（↓），PCO_2 33mmHg（↓），BE-4.1mmol/L（↓），HCO_3^-

20.5mmol/L，SO₂93%，LAC 1.21mmol/L。

肝功能（15项）：ALB 37.3g/L（↓），PAB 127.00mg/L（↓），碱性磷酸酶32U/L（↓）。

甲状腺功能：FT_3 3.18pmol/L，FT_4 17.43pmol/L，TSH 0.37μU/ml。

血脂（CHO+TG+HDL+LDL）：CHO 2.71mmol/L（↓），LDL 1.25mmol/L（↓）。

电解质全套：K 3.4mmol/L（↓）。

(2) 尿液分析＋沉渣定量：KET 7.8mmol/L（+++），BLD≥200/μl（+++），LEU 15/μl（+–），红细胞 912.00/μl，白细胞 108.00/μl，SQEP 43/μl，MUCS 1149/μl。

(3) 产科超声：宫内妊娠，妊娠囊内可见胎芽回声，可见胎心搏动。

6. 入院诊断 ①妊娠剧吐伴酮症；② G1P0，孕 6⁺⁵ 周。

7. 出院诊断 ①妊娠剧吐伴酮症；②低钾血症；③胃食管反流；④ G1P0，孕 7⁺² 周。

【治疗药物与治疗过程】

表5–2 药物治疗经过及实验室检查

日期	治疗方案	K（mmol/L）	尿酮体
D1	• 注射用辅酶 A100U+ 三磷酸腺苷二钠注射液 20mg+10% 氯化钾注射液 15ml+ 肌苷注射液 0.1g+5% 葡萄糖溶液 500ml，ivgtt，qd • 18AA-V-SF 复方氨基酸注射液 250ml+10% 氯化钾注射液 7.5ml，ivgtt，st • 注射用奥美拉唑钠 40mg+0.9% 氯化钠溶液 100ml，ivgtt，qd • 20% 脂肪乳 250ml+ 脂溶性维生素注射液（Ⅱ）10ml，ivgtt，qd • 18AA-V-SF 复方氨基酸注射液 250ml+ 注射用水溶性维生素 1 支，ivgtt，qd • 0.9% 氯化钠溶液 50ml，ivgtt，qd • 维生素 B_6 注射液 0.1g+0.9% 氯化钠溶液 500ml，ivgtt，qd • 盐酸甲氧氯普胺注射液 10mg，im，bid • 维生素 B_1 注射液 0.1g，im，qd • 注射用奥美拉唑钠 40mg+0.9% 氯化钠溶液 100ml，ivgtt，qd	3.4（↓）	+++，7.8mmol/L

（续表）

日期	治疗方案	K（mmol/L）	尿酮体
D2	<ul><li>注射用辅酶 A100U+ 三磷酸腺苷二钠注射液 20mg+10% 氯化钾注射液 15ml+ 肌苷注射液 0.1g+5% 葡萄糖溶液 500ml, ivgtt, qd</li><li>20% 脂肪乳 250ml+ 脂溶性维生素注射液（Ⅱ）10ml, ivgtt, qd</li><li>18AA-V-SF 复方氨基酸注射液 250ml+ 注射用水溶性维生素 1 支, ivgtt, qd</li><li>维生素 B_1 注射液 0.1g, im, qd</li><li>维生素 B_6 注射液 0.1g+0.9% 氯化钠溶液 500ml, ivgtt, qd</li><li>盐酸甲氧氯普胺注射液 10mg, im, bid</li><li>0.9% 氯化钠溶液 50ml, ivgtt, qd</li><li>注射用奥美拉唑钠 40mg+0.9% 氯化钠溶液 100ml, ivgtt, qd</li><li>氯化钾缓释片 1g, po, bid</li><li>10% 氯化钾注射液 10ml+0.9% 氯化钠溶液 500ml, ivgtt, st</li></ul>	3.0（↓）	—
D3	<ul><li>18AA-V-SF 复方氨基酸注射液 250ml+ 注射用水溶性维生素 1 支, ivgtt, qd</li><li>维生素 B_1 注射液 0.1g, im, qd</li><li>维生素 B_6 注射液 0.1g+0.9% 氯化钠溶液 500ml, ivgtt, qd</li><li>0.9% 氯化钠溶液 50ml, ivgtt, qd</li><li>注射用奥美拉唑钠 40mg+0.9% 氯化钠溶液 100ml, ivgtt, qd</li><li>盐酸甲氧氯普胺注射液 10mg, im, bid</li><li>氯化钾缓释片 1g, bid, po</li><li>硫糖铝口服混悬液 10ml, po, tid</li><li>奥美拉唑肠溶胶囊 20mg, po, qd</li></ul>	3.6（-）	+, 1.6mmol/L
D4	<ul><li>维生素 B_1 注射液 0.1g, im, qd</li><li>维生素 B_6 注射液 0.1g+0.9% 氯化钠溶液 500ml, ivgtt, qd</li><li>氯化钾缓释片 1g, po, bid</li><li>硫糖铝口服混悬液 10ml, po, tid</li><li>奥美拉唑肠溶胶囊 20mg, po, qd</li></ul>	4.3（-）	（-）
D5	停药出院<ul><li>出院带药：无</li></ul>	—	—

—. 无数据；-. 阴性；po. 口服；im. 肌内注射；ivgtt. 静脉滴注；st. 立即；qd. 每天 1 次；bid. 每天 2 次；tid. 每天 3 次

患者入院后予完善相关检查，因妊娠剧吐伴酮症，患者近期进食差，基本处于禁食状态，患者目前白蛋白低下，D1 予以 18AA-V-SF 复方氨基酸注射液补充蛋白前体，脂肪乳注射液用于营养支持，注射用辅酶 A、三磷酸腺苷二钠注射液、肌苷注射液改善机体代谢，注射用奥美拉唑抑酸护胃，维生素 B_6 注射液、盐酸甲氧氯普胺注射液镇吐，维生素 B_1 注射液、注射用水溶性维生素、脂溶性维生素注射液（Ⅱ）补充微量元素，补液、维持水电解质平衡等治疗。D2 复查电解质，血钾明显降低，遂加用口服氯化钾缓释片补钾治疗。D3 患者反酸烧心，恶心呕吐较前明显好转，停用静脉用奥美拉唑改口服奥美拉唑肠溶胶囊＋硫糖铝口服混悬液抑酸护胃，患者现能进食部分食物，逐渐停用营养支持。D5 患者一般情况好，予停药出院。嘱其出院后改善生活方式，少食多餐，避免接触呕吐诱因，若有不适随时就诊。

1. 镇吐治疗

(1) 用药指征：《妊娠剧吐的诊断及临床处理专家共识（2015）》[1] 中推荐对于妊娠剧吐患者可以合理使用镇吐药物。现患者呕吐症状明显，有用药指征。

(2) 药物选择：该患者入院后临床医生给予维生素 B_6 注射液进行镇吐治疗，维生素 B_6 是辅酶的重要组成部分，可促使谷氨酸反应产生神经递质 γ– 氨基丁酸，起到调节肠道内菌群稳定的作用，进而抑制孕妇呕吐。《妊娠剧吐的诊断及临床处理专家共识（2015）》[1] 中，推荐维生素 B_6 用于妊娠剧吐的治疗，且在整个妊娠期均可安全使用，作为妊娠剧吐患者的一线治疗用药。甲氧氯普胺是多巴胺 D_2 受体拮抗药，亦具有 5–HT_4 受体激动效应，对 5–HT_3 受体有轻度抑制作用。本药可作用于延髓催吐化学感受区中的多巴胺受体而提高延髓催吐化学感受区的阈值，具有强中枢性镇吐作用。同时，本药对胃肠道的作用主要在上消化道，促进胃及上部肠段的运动；提高静息状态胃肠道括约肌的张力，增加下食管括约肌的张力和收缩的幅度，使食管下端压力增加，阻滞胃食管反流，加强胃和食管蠕动，并增强对食管内容物的廓清能力，促进胃的排空；促进幽门、十二指肠及上部空肠的松弛，形成胃窦、胃体与上部小肠间的功能协调。这些作用亦可增强本药的镇吐效应。整个孕期均可使用，没有证据显示对胚胎、胎儿、新生儿有不良影响，但是该药可能引起锥体外系反应，主要用于初始治疗后症状仍持续的患者的辅助治疗[3]。

2. 抑酸治疗

(1) 用药指征：SOMANZ《妊娠和呕吐重症患者的恶心和呕吐管理指南

（2019）》[2]中推荐对于妊娠剧吐患者可以合理使用抑酸药物，减少胃酸分泌，避免反酸、胃灼热症状引发孕妇呕吐，有用药指征。

（2）药物选择：患者入院时，恶心呕吐、反酸胃灼热症状明显，服药困难，根据 SOMANZ《妊娠和呕吐重症患者的恶心和呕吐管理指南（2019）》[2]予以奥美拉唑针 40mg，静脉滴注，每天 1 次，抑酸治疗。奥美拉唑是 H^+-K^+-ATP 酶质子泵抑制胃灼热，能减少胃酸分泌，避免反酸、胃灼热等症状引发孕妇呕吐。故临床医生为其开具奥美拉唑注射液，并在使用 2 天症状缓解后，停用静脉用奥美拉唑改口服奥美拉唑肠溶胶囊＋硫糖铝口服混悬液抑酸护胃。动物繁殖性研究证明该药品对胎儿有不良反应，但尚未对孕妇进行充分严格的对照研究，未发现其增加先天畸形的风险，因此孕妇使用该药品的治疗获益可能胜于其潜在危害。

3. 营养支持治疗

（1）用药指征：《妊娠剧吐的诊断及临床处理专家共识（2015）》[1]中建议对于妊娠剧吐患者要予以适当的营养支持治疗。患者入院时恶心、呕吐症状明显，进食困难，有营养支持治疗的指征。

（2）药物选择：妊娠剧吐患者的营养补充中应选择氨基酸种类齐全的、配比合理的复方氨基酸注射液，减少氨基酸利用和蛋白质合成的限制。由于长链脂肪乳注射液供能及血浆游离脂肪酸升高小于中链脂肪乳，产生毒性的风险小，且中链脂肪乳生酮作用高于长链脂肪乳，而妊娠剧吐患者常合并酮症酸中毒，所以临床医生为该患者选用长链脂肪乳注射液，即脂肪乳注射液（C14-24）。辅酶 A 为体内乙酰化反应的辅酶，广泛参与人体内的糖、氨基酸及核苷酸代谢。肌苷为人体正常成分，参与体内核酸代谢、蛋白质合成和能量代谢，可提高辅酶 A 与丙酮酸氧化酶的活性，从而使细胞在缺氧状态下进行正常代谢。三磷酸腺苷二钠为一种辅酶，有改善机体代谢的作用，也是能量来源，以上三个药品作为能量合剂改善患者的代谢。

4. 微量元素补充

（1）用药指征：患者因妊娠剧吐，进食困难。《妊娠剧吐的诊断及临床处理专家共识（2015）》中推荐对于妊娠剧吐患者进行适当的微量元素补充。

（2）药物选择：患者静脉用药中加入脂溶性维生素 10ml 和水溶性维生素 1 支，用以满足机体每天对水溶性维生素和脂溶性维生素的生理需要。维生素 B_1 为人体所需维生素之一，且其自身不能合成，需从外界摄入。若维生素 B_1 摄入不足则可能造成供能不足、代谢紊乱等，表现为乏力、食欲不振、呕吐。当妊娠剧吐发生时，其摄入不足并在体内过度丢失，严重者可引起 Wernicke 脑病。

【药学监护】

1. 病情监护 注意患者恶心呕吐症状改善情况，监测血电解质、尿酮体情况，住院期间出现持续黄疸、持续蛋白尿、体温持续在 38.0℃ 以上、心率 ≥120 次/分、伴发 Wernicke 脑病时及时终止妊娠。

2. 用药指导

(1) 补液过程中，滴速适度，交代患者及家属不能随意调节滴速。

(2) 需告知患者所有口服药物用药时，尽量避开呕吐高峰时间。若用药后马上出现呕吐应观察并评估呕吐物中的药量，以便了解是否需要补加药物。

(3) 甲氧氯普胺经肌内注射缓慢注射给药，用药期间避免饮酒、驾驶等。

(4) 奥美拉唑注射液每次滴注时间至少为 20min。奥美拉唑化学性质不稳定，因此在使用奥美拉唑前后使用 0.9% 氯化钠溶液注射液 50ml 冲管。用 0.9% 氯化钠注射液溶解的药液应在 12h 内使用，用 5% 葡萄糖注射液溶解的药液应在 6h 内使用。

(5) 奥美拉唑肠溶胶囊：口服，不可咀嚼，应在早餐前 30~60min 口服以最大限度地抑制质子泵。

3. 不良反应监护

(1) 补钾期间，行心电监护。密切监测患者尿量、血电解质变化、有无神经系统症状出现，及时发现心律失常，避免血钾浓度骤升导致高血钾引起心搏骤停。

(2) 有报道称，长期服用维生素 B_6，剂量 >500mg/d 会引起感觉神经病变。

(3) 甲氧氯普胺用药后常见昏睡、烦躁不安、疲怠无力等不良反应。大剂量长期应用可能因阻断多巴胺受体，使胆碱能受体相对亢进而导致锥体外系反应（特别是年轻人），可出现肌震颤、发音困难、共济失调等，可用苯海索等抗胆碱药物治疗。罕见的不良反应包括可引起迟发性运动障碍（通常不可逆），其风险随治疗时间和总累积剂量的增加而增大，应避免长期使用。如出现迟发性运动障碍的体征或症状，应立即停药。

(4) 奥美拉唑用药后常见头痛、腹泻、便秘、腹痛、恶心、呕吐、腹胀等不良反应。

4. 生活管理 ①尽量避免接触容易诱发呕吐的气味、食品或添加剂；②避免早晨空腹，鼓励少量多餐，保证足量碳水化合物（>130g/d）的摄入。

【案例亮点】

这是一个典型的妊娠剧吐伴酮症药物治疗的案例。患者因严重恶心、呕吐入院，查出尿酮体阳性（+++），确诊为妊娠剧吐伴酮症，给予复方氨基酸、脂肪乳、能量等改善机体代谢，奥美拉唑、硫糖铝护胃，维生素 B_6、甲氧氯普胺镇吐，维生素 B_1 预防 Wernicke 脑病、氯化钾维持电解质平衡等，多种药物进行治疗，保障了产妇和胎儿的健康。本案例需注意的关键点是注意孕妇呕吐改善情况，监测血电解质、尿酮体等。

参考文献

[1] 中华医学会妇产科学分会产科学组 . 妊娠剧吐的诊断及临床处理专家共识（2015）[J]. 中华妇产科杂志，2015，50（11）：801-804.

[2] THE SOCIETY OF OBSTETRIC MEDICINE OF AUSTRALIA AND NEW ZEALAND. Management of Nausea and Vomiting in Pregnancy and Hyperemesis Gravidarum：A Clinical Practice Guideline [J]. Australian and New Zealand Journal of Obstetrics and Gynaecology，2019，59（3）：319-327.

[3] SOCIETY OF OBSTETRICIANS AND GYNAECOLOGISTS OF CANADA. SOGC CLINICAL PRACTICE GUIDELINE：The Management of Nausea and Vomiting of Pregnancy [J]. J Obstet Gynaecol Can，2016，38（12）：1127-1137.

第6章　异位妊娠

疾病临床表现

异位妊娠指受精卵在子宫体腔以外着床，俗称宫外孕。异位妊娠以输卵管妊娠为最常见（占95%），少见的还有卵巢妊娠、腹腔妊娠、宫颈妊娠、阔韧带妊娠。典型症状为停经、腹痛与阴道流血。

案例14　异位妊娠的药物治疗

【案例资料】

1. 现病史　孕妇，37岁，身高164cm，体重66.66kg，因"孕 9^{+4} 周，阴道流血10天余"入院。末次月经2023年3月10日。停经30天余自测尿妊娠试验弱阳性，停经30天余自测尿hCG阴性，10天余前患者无明显诱因出现阴道少量流血，黑褐色，伴有下腹阵痛不适，自以为"月经来潮"未重视，后阴道流血持续6天未干净，2023年5月12日于我院门诊就诊，β-hCG 48.86mU/ml，孕酮0.36ng/ml，彩超显示子宫大小形态正常，双附件区未见明显异常回声。2023年5月14日复查β-hCG 86.29mU/ml，PROG 0.40ng/ml。5月16日复查β-hCG 100.59mU/ml，PROG 0.51ng/ml，彩超显示子宫大小形态正常，右侧附件区查见2.6cm×1.4cm×1.4cm不均质稍高回声团，考虑异位妊娠可能。门诊以"异位妊娠"收治入院。

2. 既往史　20多年前行阑尾切除术。其余无特殊。

3. 婚育史　已婚，0-0-3-0，配偶体健。

4. 体格检查　宫体饱满，质中，表面光滑，无压痛；左附件未扪及异常；右附件扪及增厚，轻压痛。阴道少量流血。

5. 实验室及辅助检查

(1) 血hCG：β-hCG 48.86mU/ml（2023年5月12日）；β-hCG 86.29mU/ml（2023年5月14日）；β-hCG 100.59mU/ml（2023年5月16日）。

(2) 产科超声：子宫后位，切面形态正常，大小约 4.4cm×3.8cm×4.7cm，双侧卵巢大小、形态、结构、血流未见异常。右侧附件区查见 2.6cm×1.4cm×1.4cm 不均质稍高回声团，周边可见点状血流信号，左附件区未见明显异常回声。盆腔未见游动性暗区。右侧附件区团块，考虑异位妊娠可能。

6. 入院诊断 ①异位妊娠。

7. 出院诊断 ①异位妊娠；②肝损害。

【治疗药物与治疗过程】

表 6-1 药物治疗经过及实验室检查

日期	治疗方案	β-hCG（mU/ml）	肝功能检查
D1	注射用甲氨蝶呤 0.085g+ 氯化钠注射液 10ml，im，st	100.59	• ALB50.3g/L • AST23U/L • ALT32U/L
D4	注射用甲氨蝶呤 0.085g+ 氯化钠注射液 10ml，im，st	131.38	• ALB48.6g/L • AST32U/L • ALT35U/L
D6	• 复方甘草酸苷注射液 80ml，ivgtt，qd • 0.9% 氯化钠注射液 50ml，ivgtt，qd	77.98	• ALB40.7g/L • AST107U/L（↑） • ALT143U/L（↑）
D8	停药出院 • 出院带药：复方甘草酸苷片 3 片，po，tid	—	• ALB42.4g/L • AST84U/L（↑） • ALT102U/L（↑）

—. 无数据；po. 口服；im. 肌内注射；ivgtt. 静脉滴注；st. 立即；qd. 每天 1 次；tid. 每天 3 次

患者入院后予完善相关检查，患者现血 β-hCG 升高不明显，附件区包块<3cm，生命体征平稳，可行药物保守治疗，告知病情及相关风险。D1 予以甲氨蝶呤保守治疗，择期复查 β-hCG，观察病情变化。D4 复查 β-hCG 131.38mU/ml。患者血 hCG 较前有所升高，告知患者从第 1 日至第 4 日 hCG 的水平升高可能是因为细胞滋养细胞停止产生 hCG，但合体滋养细胞仍在产生 hCG，但与患者及家属沟通追加一次单剂甲氨蝶呤治疗。D6 查 β-hCG 77.98mU/ml，谷草转氨酶 107U/L，谷丙转氨酶 143U/L，患者血 hCG 较前降低，考虑治疗有效，继续观察。患者肝功能指标升高，加复方甘草酸苷注射液保肝治疗。D7 患者一般

情况良好，予以出院。患者肝功能指标仍未完全正常，故为其开具复方甘草酸苷片嘱其出院后继续服用。出院后禁同房、盆浴 2 个月，严格避孕 6 个月；坚持门诊随访，每周复查血 hCG 直至正常，监测肝功能恢复情况，出院后 1 个月门诊复查。

1. 异位妊娠的治疗

(1) 用药指征：根据 RCOG《异位妊娠的诊断和管理（2016）》指南推荐[1]，异位妊娠存在下列所有特征时，首选甲氨蝶呤治疗，包括血流动力学稳定；低血清 β-hCG，理想情况下<1500mU/ml，但可高达 5000mU/ml；经阴道超声检查未检测到胎心搏动，异位妊娠包块<3～4cm 也常被用作为患者选择的一项标准，但并未证实其可预测治疗成功[2,3]；患者知情同意，愿意并能够依从治疗后随访，并且有条件在输卵管破裂时及时获得急诊医疗服务；无已知禁忌证。

患者生命体征平稳，血 β-hCG 升高不明显，附件区包块<3cm，可行药物保守治疗，告知病情及相关风险。

(2) 药物选择：甲氨蝶呤是一种叶酸拮抗药，一方面能够抑制四氢叶酸合成，从而抑制 DNA 合成和细胞增殖，另一方面还能影响患者的细胞遗传相关信息，对 RNA 向 DNA 的转录予以阻碍，在一定程度上可以干扰蛋白质，使机体的滋养细胞死亡，加快患者异位妊娠部位的胚胎细胞的死亡时间，抑制其发育的速度，最终让细胞脱落。主要作用于增殖活跃的细胞，能够对滋养细胞增生进行控制，破坏绒毛生长环境，致使胚胎出现坏死及脱落的情况，治疗效果与手术相当，且生育结局相似。目前被国内外广泛超说明书应用于异位妊娠药物保守治疗，且已被国内外指南认可为临床治疗异位妊娠的一线药物。

甲氨蝶呤可全身给药，也可经阴道或经腹（如腹腔镜）直接局部注射至异位妊娠的孕囊内。肌内注射是甲氨蝶呤治疗输卵管妊娠的最常见途径。

(3) 药物剂量：目前甲氨蝶呤的用药方案主要有单剂方案和多剂方案。患者目前生命体征平稳，血 β-hCG 升高不明显，附件区肿块<3cm。单剂方案更经济、不良反应更少、对监测的要求更低，且无须使用亚叶酸解救治疗，因此临床医生选择单剂方案。

指南推荐，单剂量方案应使用中等剂量甲氨蝶呤（体表面积 50mg/m^2），计算即［0.0061× 身高（cm）+ 0.0128× 体重（kg）– 0.1529］×50mg。对于肾功能正常患者，最大剂量可以用到 100mg[2]。

2. 保肝治疗

(1) 用药指征：患者使用甲氨蝶呤治疗后第 6 天，复查肝功能显示，谷草转氨酶 107U/L（↑），谷丙转氨酶 143U/L（↑）。考虑药物引起的肝损害，具有保肝治疗指征。

（2）药物选择：临床医生选择复方甘草酸苷注射液保肝治疗。该药可以抑制炎症反应，减少炎症介质的释放，调节免疫系统的功能，具有一定的抗氧化能力，减少氧化应激对细胞的损伤，适用于该患者的治疗。出院时患者肝酶仍未完全正常，故临床医生为其开具复方甘草酸苷片，嘱其出院后继续服用，并定期复查，直至肝功能恢复正常。

【药学监护】

1. 病情监护　了解患者病情转归及不良反应发生情况，注意患者停经、阴道流血、腹痛、晕厥或休克等临床症状。用药后注意患者有无恶心呕吐、腹胀腹泻、口腔溃疡等情况，监测血 β-hCG、肝功能指标。

2. 用药指导[2]

（1）肝肾功能不全、心功能不全者及对甲氨蝶呤过敏者禁止使用甲氨蝶呤。

（2）避免摄入酒精、含叶酸的维生素、非甾体抗炎药等可能降低甲氨蝶呤疗效的食物或药物。非甾体抗炎药与甲氨蝶呤产生相互作用可能减少甲氨蝶呤的肾脏排泄，进而增加毒性风险。

（3）避免日晒，以降低甲氨蝶呤诱发皮炎的风险。

（4）用药期间应注意防治口腔溃疡：多喝水，勤漱口；选择软毛牙刷清洁口腔，不用利器剔牙；多吃富含高营养、高蛋白和高维生素的食物；如发生溃疡可以用漱口代替刷牙，必要时进行药物治疗。

（5）接受甲氨蝶呤治疗后 6～7 天，患者常出现短时间（1～2 天）的轻至中度腹痛。疼痛可能是因输卵管妊娠流产，或因血肿引起输卵管扩张，使用对乙酰氨基酚通常可控制疼痛。用药后的前 1～3 天可能会出现 β-hCG 一过性增高及阴道点滴状出血。出现以上情况需及时与医生沟通，避免自行停药或拒绝用药。

（6）治疗过程中及用药后 3 个月内应采取适当的避孕措施。

（7）甲氨蝶呤及其代谢产物在酸性条件下不易溶解，容易堵塞肾小管，甲氨蝶呤还有直接的肾小管毒性。因此需告知患者多饮水，每天 1000～2000ml。

（8）避免在甲氨蝶呤治疗的监测阶段进行妇科检查，可能存在输卵管破裂的风险。

3. 不良反应监护

（1）患者使用甲氨蝶呤治疗后第 6 天，复查肝功能显示，谷草转氨酶 107U/L

（↑），谷丙转氨酶 143U/L（↑），考虑是甲氨蝶呤引起的不良反应，因此立即予以复方甘草酸苷注射液进行保肝治疗，治疗后肝功能指标下降，出院后继续服用保肝药物直至肝酶恢复正常水平。

(2) 甲氨蝶呤的不良反应取决于用药剂量和治疗持续时间 [1-3]，最常见的不良反应是由肠道气体形成引起的过度胃肠胀气和腹胀，肝酶短暂的轻度升高和口腔炎。罕见的不良反应，包括皮炎、肺炎、脱发、骨髓抑制，用药期间若发生大量出血需立即就医。

4. 生活管理

(1) 定期接受随访，每周检测 hCG 水平直至降为阴性，再连续检测 2 次，若结果均正常则可停止随访。若 hCG 不能转阴，则应排除再次妊娠。

(2) 随访期间应在家静养，禁止性生活及剧烈运动；提醒患者日常加强营养，多吃蔬菜水果及蛋白质丰富的食物；生活要有规律，避免过度的紧张及劳累，保持良好的心态。

【案例亮点】

这是一个典型的异位妊娠药物治疗的案例。患者因阴道持续流血入院检查，确诊为异位妊娠，立即给予甲氨蝶呤进行治疗，对查出的肝功能异常，使用复方甘草酸苷进行治疗，保障了患者的安全。本案例需注意的关键点是患者阴道流血、腹痛等症状的改善，以及监测血 β-hCG、肝功能指标的变化。

参考文献

[1] ROYAL COLLEGE OF OBSTETRICIANS AND GYNAECOLOGISTS AND EARLY PREGNANCY SOCIETY. Diagnosis and Management of Ectopic Pregnancy [M]. London：Royal College of Obstetricians and Gynaecologists，2016.

[2] TOGAS TULANDI. Ectopic pregnancy：Methotrexate therapy. UpToDate. http://www. uptodate. com/contents/zh-Hans/ectopic-pregnancy-methotrexate-therapy（Accessed on Mar 13，2023）

[3] ACOG. ACOG Practice Bulletin No. 193：Tubal Eciopic Pregnancy [J]. Obstect Gynecol，2018，131（3）：91-103.

第 7 章　妊娠合并糖尿病

疾病临床表现

妊娠合并糖尿病包括孕前糖尿病（pregestational diabetes mellitus，PGDM）和妊娠期糖尿病（gestational diabetes mellitus，GDM）[1]，是孕期常见的疾病之一。PGDM 较易出现典型的糖尿病"三多一少"症状，但多数 GDM 患者无明显的临床表现。《妊娠期高血糖诊治指南（2022）》[2] 将 2014 版指南中妊娠期合并糖尿病的概念更新为妊娠期高血糖，包括孕前糖尿病合并妊娠、糖尿病前期和妊娠期糖尿病。

案例 15　妊娠期糖尿病合并肝损伤的药物治疗

【案例资料】

1. 现病史　孕妇，29 岁，因"孕 25^{+2} 周，血糖控制不佳"入院。末次月经 2022 年 9 月 13 日，纠正预产期为 2023 年 6 月 26 日。纠正孕周原因为停经 73 天，CRL 长 26mm，相当于 67 天，故预产期后推 6 天。停经 40 天余测尿 hCG 阳性。孕期于我院建卡，规律产检。无创 DNA 低风险。孕 12^{+1} 周，谷丙转氨酶 139U/L，谷草转氨酶 120U/L。孕 16^{+1} 周，谷丙转氨酶 260U/L，谷草转氨酶 120U/L，垂盆草颗粒口服保肝。孕 19^{+3} 周复测肝功能正常。孕 12^{+1} 周，GLU 5.2mmol/L，动态监测空腹血糖持续偏高，孕 24 周 OGTT 升高，即 6.89-14.34-11.00mmol/L，诊断妊娠期糖尿病（GDM 可能），未用药治疗，营养科就诊，饮食运动治疗中，无口干易饥等主诉，目前自测空腹血糖 6.4～7.5mmol/L，餐后 2 小时血糖 6.9～9.0mmol/L。故门诊拟"G2P0，孕 25^{+2} 周，妊娠期糖尿病（GDM 可能）"收治入院。

2. 既往史　青霉素过敏史，头孢类过敏史。

3. 婚育史　已婚，0-0-1-0，2022 年 4 月早孕胎停人流术，配偶体健。

4. 体格检查　体重 69kg，BMI 正常。

5.产科检查 子宫张力如常，10min 未及宫缩，胎膜未破，阴道检查未见活动性出血，胎心率为 155 次/分，胎动正常。

6.实验室及辅助检查

(1) 血糖：空腹 8.3mmol/L（↑），餐后 2 小时 8.5mmol/L（↑）。

(2) 尿酮：+（↑）。

(3) 肝功能：谷丙转氨酶 289U/L（↑），谷草转氨酶 133U/L（↑）。

(4) 产科超声：宫内单胎，见胎心及胎动，胎心率 155 次/分。

7.入院诊断 ①G2P0，孕 26^{+3} 周；②妊娠期糖尿病 A_2 级；③妊娠合并肝损害。

8.出院诊断 ①G2P0，孕 27^{+6} 周；②妊娠期糖尿病 A_2 级；③妊娠合并肝损害。

【治疗药物与治疗过程】

表 7-1 药物治疗经过及实验室检查

日期	治疗方案	血糖（mmol/L）/尿酮（±）							肝功能	
		空腹	早餐后 2 小时	午餐前	午餐后 2 小时	晚餐前	晚餐后 2 小时	睡前	ALT	AST
D1	双环醇片 25mg，po，tid			7.5	8.8	6.8	7.2	7.5	289	133
D2	• 门冬胰岛素注射液 4U-4U-4U，ih，三餐前 • 精蛋白人胰岛素注射液 4U，ih，睡前 • 多烯磷脂酰胆碱胶囊 465mg，po，tid	8.3	8.0/+	6.8	8.0	6.8	8.2	7.3	—	—
D3	• 门冬胰岛素注射液 8U-8U-8U，ih，三餐前 • 精蛋白人胰岛素注射液 8U，ih，睡前 • 多烯磷脂酰胆碱胶囊 465mg，po，tid	8.7	8.4/+	6.4	7.9	5.9	7.8	7.0	—	—
D4	• 门冬胰岛素注射液 8U-8U-8U，ih，三餐前 • 精蛋白人胰岛素注射液 10U，ih，睡前	7.7	7.9/-	6.5	7.8	5.8	7.7	6.9	—	—

（续表）

| 日期 | 治疗方案 | 血糖（mmol/L）/尿酮（±） | | | | | | | 肝功能 | |
		空腹	早餐后2小时	午餐前	午餐后2小时	晚餐前	晚餐后2小时	睡前	ALT	AST
D4	• 多烯磷脂酰胆碱胶囊 465mg，po，tid	7.7	7.9/–	6.5	7.8	5.8	7.7	6.9	—	—
D5	• 门冬胰岛素注射液 8U-10U-8U，ih，三餐前 • 精蛋白人胰岛素注射液 12U，ih，睡前 • 多烯磷脂酰胆碱胶囊 465mg，po，tid	7.5	7.7	6.4	7.6	6.1	7.8	6.7	—	—
D6	• 门冬胰岛素注射液 8U-10U-8U，ih，三餐前 • 精蛋白人胰岛素注射液 14U，ih，睡前 • 多烯磷脂酰胆碱胶囊 465mg，po，tid	7.8	7.6	6.3	7.5	6.8	7.8	6.6	243	105
D7	• 门冬胰岛素注射液 8U-10U-8U，ih，三餐前 • 精蛋白人胰岛素注射液 16U，ih，睡前 • 多烯磷脂酰胆碱胶囊 465mg，po，tid	7.5	7.6	6.1	7.6	6.5	7.6	6.5	—	—
D8	• 门冬胰岛素注射液 10U-10U-4U，ih，三餐前 • 精蛋白人胰岛素注射液 8U，ih，睡前 • 盐酸二甲双胍片 500mg，po，bid • 多烯磷脂酰胆碱胶囊 465mg，po，tid	7.2	6.2	5.0	6.6	5.7	6.5	5.4	—	—
D9	• 门冬胰岛素注射液 10U-10U-4U，ih，三餐前 • 精蛋白人胰岛素注射液 8U，ih，睡前	5.1	6.2	5.3	6.5	5.8	6.4	5.8	144	52

（续表）

日期	治疗方案	血糖（mmol/L）/ 尿酮（±）							肝功能	
		空腹	早餐后2小时	午餐前	午餐后2小时	晚餐前	晚餐后2小时	睡前	ALT	AST
D9	• 盐酸二甲双胍片 500mg, po, tid • 多烯磷脂酰胆碱胶囊 465mg, po, tid	5.1	6.2	5.3	6.5	5.8	6.4	5.8	144	52
D10	出院 出院带药： • 门冬胰岛素注射液 10U-10U-4U, ih, 三餐前 • 精蛋白人胰岛素注射液 8U, ih, 睡前 • 盐酸二甲双胍片 500mg, po, tid • 多烯磷脂酰胆碱胶囊 465mg, po, tid	5.0	6.2	5.3	6.4	—	—	—		

一. 无数据；–. 阴性；po. 口服；ih. 皮下注射；tid. 每天 3 次

患者入院后 D1 予完善相关检查，通过饮食和运动控制血糖；因肝酶升高，开具双环醇片，患者服用 1 片双环醇后感不适，恶心，未呕吐，怀疑患者服用双环醇片后的不良反应，予以停药。D2 予门冬胰岛素注射液和精蛋白人胰岛素注射液皮下注射控制血糖，改为多烯磷脂酰胆碱胶囊保肝治疗。D3 血糖改善不明显，遂逐日增加胰岛素剂量。D8 胰岛素已增加至比较高的剂量，血糖改善仍不明显，考虑该患者存在胰岛素抵抗，遂加用盐酸二甲双胍口服改善胰岛素抵抗。D9 血糖逐渐达标，D10 予以出院，出院带药门冬胰岛素注射液、精蛋白人胰岛素注射液、盐酸二甲双胍片、多烯磷脂酰胆碱胶囊，嘱其出院后继续使用，注意监测血糖，防止低血糖的发生，定期监测肝功能。

1. 降血糖治疗

(1) 用药指征：《妊娠期高血糖诊治指南（2022）》[2] 中建议对于 GDM 孕妇饮食加运动管理血糖不达标，应及时加用胰岛素治疗。A_2 型 GDM 孕妇的妊娠期胰岛素添加应考虑胰岛素抵抗等因素，增加胰岛素的剂量但降糖效果不明显的情况下，可以加用药物，如二甲双胍以减少胰岛素抵抗。该患者空腹

6.4~7.5mmol/L，孕 24 周 OGTT 6.89mmol/L-14.34mmol/L-11.00mmol/L，经过饮食运动治疗血糖仍未达标，故启用胰岛素治疗；增加胰岛素剂量，但降糖效果不明显，可能存在胰岛素抵抗，故加用二甲双胍减少胰岛素抵抗，符合用药指征。

(2) 药物选择：妊娠期可以使用的胰岛素类型包括超短效胰岛素、短效胰岛素、中效胰岛素和长效胰岛素[2]。胰岛素联合治疗方案是"长效或中效胰岛素"与"超短效或短效胰岛素"联合应用的一种方法，即三餐前注射短效或超短效胰岛素，睡前注射长效胰岛素或中效胰岛素，适用于空腹和餐后血糖均不达标的孕妇。该患者空腹和餐后血糖均不达标，入院后第 2 天医生即为其开具门冬胰岛素注射液联合精蛋白人胰岛素注射液皮下注射进行降血糖治疗。门冬胰岛素注射液是超短效人胰岛素类似物，是已被我国国家药品监督管理局批准可以用于妊娠期的人胰岛素类似物。其特点是起效迅速、药效维持时间短。具有最强或最佳的降低餐后高血糖的作用，用于控制餐后血糖水平，不易发生低血糖。精蛋白人胰岛素注射液为中效胰岛素制剂，可单独使用或者与短效或速效胰岛素联合使用。精蛋白人胰岛素注射液是含有鱼精蛋白、短效胰岛素和锌离子的混悬液，只能皮下注射而不能静脉使用。注射后在组织中蛋白酶的分解作用下，将胰岛素与鱼精蛋白分离，释放出胰岛素而发挥生物学效应。其特点是起效慢，降低血糖的强度弱于短效胰岛素。

增加胰岛素的剂量但降糖效果不明显的情况下，此时不建议继续追加胰岛素用量，应及时加用改善胰岛素敏感性的药物，如二甲双胍以减少胰岛素抵抗[2]。该患者经过多次增加胰岛素剂量，血糖控制仍然不理想，故加用盐酸二甲双胍片。妊娠期应用二甲双胍的有效性和对母儿的近期安全性与胰岛素相似，近年来，越来越多的研究对妊娠期应用二甲双胍的有效性和近期安全性进行了比较。二甲双胍（单用或联用胰岛素）与单用胰岛素相比，不良妊娠结局无增加，证实了二甲双胍的有效性和近期安全性。GDM 孕妇使用二甲双胍（单用或联用胰岛素）后血糖控制情况和母儿结局与单用胰岛素相似，同时，二甲双胍还可减少 GDM 孕妇妊娠期增重和新生儿低血糖的发生率，较胰岛素更具优势。二甲双胍可以通过胎盘进入胎儿体内，但目前尚未发现二甲双胍对子代有明确的不良作用。二甲双胍禁用于妊娠合并 T1DM、肝肾功能不全、心力衰竭、妊娠高血压、先兆子痫、宫内发育迟缓、糖尿病酮症酸中毒和急性感染的孕妇等。二甲双胍制剂说明书对妊娠期用药限制较为严格，通常书写为不推荐使用或明确为禁用。我国尚无二甲双胍在孕妇中应用的适应证。国内外指南均推荐二甲双胍作为 GDM 患者的二线治疗用药。对于存在严重胰岛素抵抗、增加胰岛素剂量难以有效控制血糖的孕妇，可在知情同意的基础上加用二甲双胍[3]。虽然在系统评价中妊娠期应用二甲双胍与胰岛素相比未增加不良妊娠结局，但长期随访研究显示二甲双胍可以通过胎盘进入胎儿体内，可能对子代的生长发育和长期体重有影响[4]。

(3) 药物剂量：根据血糖监测的结果，选择个体化的胰岛素治疗方案。依据血糖控制的靶目标，结合孕妇体重，按照每 2～4U 胰岛素降低 1mmol/L 血糖的原则进行调整。根据指南，GDM 孕妇的妊娠期血糖控制的目标为餐前及 FPG＜5.3mmol/L，餐后 2 小时血糖＜6.7mmol/L，避免夜间血糖＜3.3mmol/L[2]。该患者 D2 给予门冬胰岛素注射液 4U-4U-4U，皮下注射，三餐前；精蛋白人胰岛素注射液 4U，皮下注射，睡前。七点血糖显示为 8.3mmol/L–8.0mmol/L–6.8mmol/L–8.0mmol/L–6.8mmol/L–8.2mmol/L–7.3mmol/L，血糖控制不佳，逐渐增加剂量。D7 门冬胰岛素注射液已增加至 8U-10U-8U，皮下注射，三餐前；精蛋白人胰岛素注射液已增加至 16U，皮下注射，睡前。7 点血糖显示为 7.5mmol/L–7.6mmol/L–6.1mmol/L–7.6mmol/L–6.5mmol/L–7.6mmol/L–6.5mmol/L，血糖仍未达标。根据指南，增加胰岛素的剂量但降糖效果不明显的情况下，此时不建议继续追加胰岛素用量，应及时加用改善胰岛素敏感性的药物。二甲双胍可增强肝脏和外周组织的胰岛素敏感性，与胰岛素联合治疗时可减少胰岛素的用量。该患者 D8 门冬胰岛素注射液 10U-10U-4U，皮下注射，三餐前；精蛋白人胰岛素注射液 8U，皮下注射，睡前。在此基础上加用盐酸二甲双胍片口服。二甲双胍可在进餐时服用或餐后立即服用，剂量调整原则为"小剂量起始，逐渐加量"，通常每天剂量 1500～2000mg，分 2～3 次服用。在 500～2000mg/d 的剂量范围内，二甲双胍的降糖效果与剂量呈正相关，二甲双胍起效的最小推荐剂量为 500mg/d，最佳有效剂量为 2000mg/d。成人普通片可用的最大剂量为 2550mg/d，缓释剂型推荐最大剂量为 2000mg/d。考虑药物的疗效和患者依从性，可采用简化的剂量调整方案，如起始 500mg，每天 2 次，若无明显胃肠道不良反应，逐步增加为 500mg，每天 3 次，或 1000mg，每天 2 次（或最大耐受剂量）[5]。D8 该患者口服盐酸二甲双胍片 500mg，每天 2 次，无胃肠道不适。D9 增加剂量至 500mg，每天 3 次。D9 7 点血糖显示为 5.1mmol/L–6.2mmol/L–5.3mmol/L–6.5mmol/L–5.8mmol/L–6.4mmol/L–5.8mmol/L，血糖达标。D10 予以出院，出院带药，包括门冬胰岛素注射液、精蛋白人胰岛素注射液、盐酸二甲双胍片、多烯磷脂酰胆碱胶囊。

2. 保肝治疗

(1) 用药指征：妊娠本身可加重肝脏负担，与妊娠相关的激素会给肝脏带来更多的代谢负担。该患者谷丙转氨酶289U/L（↑），谷草转氨酶133U/L（↑），肝酶升高，为避免肝功能进一步损伤，需进行保肝治疗，具有用药指征。

(2) 药物选择：双环醇可用于治疗慢性肝炎所致的氨基转移酶升高，可通过减轻炎症反应和氧化应激性损伤，稳定肝细胞膜和细胞器膜，改善线粒体功能，保护肝细胞核DNA的结构和功能，抑制肝细胞凋亡和坏死，从而达到抗炎保肝的作用。对53例妊娠合并肝功能异常者予双环醇治疗8周，与治疗前相比，患者血清生化指标显著改善，治疗期间无严重不良事件发生。产后随访该组新生儿45例，无新生儿出生缺陷及儿童生长发育不良事件报告。双环醇可用于妊娠期女性肝病的治疗，安全性良好[6]。双环醇被证明可有效降低急性药物性肝损伤患者的谷丙转氨酶和谷草转氨酶水平，促进谷丙转氨酶和谷草转氨酶复常，以及肝损伤恢复[7]。故D1予以双环醇片进行保肝治疗。但该患者因服用双环醇片后出现不良反应，故予以停药。多烯磷脂酰胆碱可加速膜的再生，抑制脂质过氧化，抑制胶原合成[7]，用于辅助改善中毒性肝损伤，以及脂肪肝和肝炎患者的食欲不振、右上腹压迫感。在《多烯磷脂酰胆碱在肝病临床应用的专家共识》指出，多烯磷脂酰胆碱胶囊可有效治疗妊娠合并肝炎，能有效降低肝酶水平，未发现对孕妇和新生儿的不良影响，安全性较好[8]。多烯磷脂酰胆碱注射液因溶剂中含有苯甲醇，不建议用于妊娠女性。法国等国家也批准多烯磷脂酰胆碱口服制剂可用于治疗妊娠期肝功能损伤。该患者改用多烯磷脂酰胆碱胶囊进行保肝治疗，用药合理。

(3) 药物剂量：双环醇片成人常用剂量每次25mg（1片），必要时可增至50mg（2片），每天3次，最少服用6个月或遵医嘱，应逐渐减量。多烯磷脂酰胆碱胶囊成年人开始时每天3次，每次2粒（456mg），每天服用量最大不能超过6粒（1368mg）。一段时间后，剂量可减至每天3次，每次1粒（228mg）维持剂量。

【药学监护】

1. 病情监护　用药期间密切观察患者临床症状的变化，注意患者宫缩、阴道流血及流液、腹痛等情况，监测患者血糖、尿酮体、肝功能、血钾、血压等，注意有无药物不良反应发生。

2. 用药指导

(1) 胰岛素：使用胰岛素期间避免饮酒、吸烟。注意识别有无低血糖反应，如疲劳、心悸、头痛、出汗等发生，症状轻微者可适量口服糖制品缓解，症状无缓解者应即刻就诊。皮下注射用药时，不能揉搓注射部位，需注意注射部位的轮换。出院后储存胰岛素时需注意不同品种的差异，当前用药开封前应冷藏在 2～8℃，不可冷冻，已被冷冻的胰岛素不能再使用，开封后可在室温（不超过 30℃）环境存放 4 周，注意避光。

(2) 盐酸二甲双胍片：可在进餐时服用或餐后立即服用，小剂量起始，逐渐加量。维生素 B_{12} 水平的下降与长期使用二甲双胍有关，维生素 B_{12} 摄入或吸收不足尤其是合并贫血和周围神经病变的患者可适当补充。

(3) 双环醇片：该药应最少服用 6 个月或遵医嘱，应逐渐减量。

(4) 多烯磷脂酰胆碱胶囊：服用一段时间后，可根据肝功能的情况，剂量可减至每天 3 次，每次 1 粒（228mg）维持剂量。需随餐服用，用足量的液体整粒吞服，不要咀嚼。服药期间应避免酒精等有害物质的摄入。该患者使用多烯磷脂酰胆碱胶囊保肝治疗，有适应证，无禁忌证，但需提醒临床医生，部分厂家的药品说明书中不推荐用于妊娠期女性，权衡利弊后如确需使用，应将情况充分告知患者。

3. 不良反应监护

(1) 该患者在服用双环醇片后，感觉不适，有恶心的症状。根据双环醇片的药品说明书描述的不良反应，该药偶见皮疹、头晕、腹胀、恶心，极个别出现头痛、血清氨基转移酶升高、睡眠障碍、胃部不适、血小板下降、一过性血糖血肌酐升高、脱发等不良反应。患者的症状可能是双环醇的不良反应引起。告知患者出现的不良反应，一般无须停药，或短暂停药，或者对症治疗即可缓解。患者表示恶心症状难以忍受，故医生予以停药。

(2) 胰岛素常见的不良反应是低血糖，注意识别有无低血糖反应，如疲劳、心悸、头痛、出汗等发生，症状轻微者可适量口服糖制品缓解，症状无缓解者应即刻就诊。胰岛素治疗的初始阶段，可能会出现屈光不正、水肿和注射部位反应（注射部位疼痛、皮肤发红、皮疹、炎症、瘀青、肿胀和瘙痒），这些现象通常为一过性。对血糖控制的快速改善可能会引起急性神经痛，这种症状通常是可逆的。

(3) 二甲双胍最常见的不良反应是恶心、呕吐、腹泻、腹痛和食欲不振，多发生于治疗早期，随着治疗时间的延长，大多数患者通常可以自行缓解。小剂量开始，逐渐增加剂量或者改用缓释制剂可提高胃肠道耐受性。

(4) 多烯磷脂酰胆碱在大剂量服用时偶尔会出现胃肠道紊乱，如胃部不适、软便和腹泻，还可能出现皮疹、荨麻疹、瘙痒等过敏反应。应严格按推荐剂量服用，不得超量，否则可能加重不良反应的发生。

4. 生活管理 ①应采取少食多餐、定时定量进餐的方式，饮食清淡，营养均衡；②适量运动；③注意日常监测血糖并准确记录以便回访，定期随访复查肝功能和血常规。

【案例亮点】

这是一个典型的妊娠期糖尿病合并肝损伤药物治疗的案例。患者因妊娠期糖尿病、妊娠合并肝损害入院，给予降糖、保肝治疗，有效控制了血糖水平的同时，稳步降低了肝酶水平。本案例需注意的关键点是妊娠期降糖药物的选择与换药时机，以及合并肝损伤的药物治疗原则。

参考文献

[1] 中华医学会妇产科学分会产科学组，中华医学会围产医学分会妊娠合并糖尿病协作组，妊娠合并糖尿病诊治指南（2014）[J]. 中华妇产科杂志，2014，49（8）：561–569.

[2] 中华医学会妇产科学分会产科学组，中华医学会围产医学分会，中国妇幼保健协会妊娠合并糖尿病专业委员会. 妊娠期高血糖诊治指南（2022）[第一部分][J]. 中华妇产科杂志，2022，57（1）：3–12.

[3] 中华医学会妇产科学分会产科学组，中华医学会围产医学分会，中国妇幼保健协会妊娠合并糖尿病专业委员会. 妊娠期高血糖诊治指南（2022）[第二部分][J]. 中华妇产科杂志，2022，57（2）：81–90.

[4] 黄俊巧、李映桃、刘梦玥，等. 2022年中国妊娠期高血糖诊治指南与美国糖尿病学会妊娠合并糖尿病诊治指南比较[J]. 国际妇产科学杂志，2022，49（6）：691–699.

[5]《二甲双胍临床应用专家共识》更新专家组. 二甲双胍临床应用专家共识（2023年版）[J]. 中华内科杂志，2023，62（6）：619–630.

[6] 双环醇临床应用专家委员会. 双环醇临床应用专家共识——2020年版[J]. 中华实验和临床感染病杂志（电子版），2020，14（3）：177–185.

[7] 中国医药生物技术协会药物性肝损伤防治技术专业委员会，中华医学会肝病学分会药物性肝病学组. 中国药物性肝损伤诊治指南（2023年版）[J]. 中华肝脏病杂志，2023，31（4）：355–384.

[8] 多烯磷脂酰胆碱在肝病临床应用专家委员会. 多烯磷脂酰胆碱在肝病临床应用的专家共识[J]. 中华实验和临床感染病杂志（电子版），2017，11（4）：313–319.

案例 16　孕前糖尿病合并妊娠的药物治疗

【案例资料】

1. 现病史　孕妇，31岁，因"孕22^{+3}周，血糖控制不佳"入院。末次月经2022年11月15日，纠正预产期2023年8月22日。纠正孕周原因为孕妇无孕早期超声，发现妊娠已孕中期。4月4日，外院第一次超声显示，BPD 49mm，胎心 159 次 / 分，符合孕周，未做 NT。孕妇此次为自然受孕，孕期我院建卡，规律产检，无创 DNA 低风险，B 超畸形筛查未见明显异常。4月7日，FPG 升高为 6.7mmol/L，糖化血红蛋白 7.4%。前次妊娠 GDM（2018 年），产后未查血糖。1 年前发现 2 型糖尿病，用胰岛素治疗 1 个月后自行停药。空腹血糖 7～8mmol/L，餐后 2 小时血糖 11～12mmol/L，就诊于营养科，予饮食运动控制。4月18日，产检末梢空腹血糖 6.8mmol/L，餐后 2 小时末梢血糖 7.7mmol/L。GBS 未做；现无腹痛腹胀，无阴道流血流液等不适。考虑血糖控制不佳，门诊拟以 "G2P1，孕 22^{+3} 周，孕前糖尿病合并妊娠，妊娠合并肥胖" 收治入院。

2. 既往史 无。

3. 婚育史 已婚，1-0-0-1，2018 年 12 月 20 日足月顺产一男婴，重 3956g，健康，配偶体健。

4. 体格检查 体重 84.5kg，BMI≥28kg/m^2。

5. 产科检查 子宫张力如常，10min 未及宫缩，胎膜未破，阴道检查未见活动性出血，胎心率为 160 次 / 分，胎动正常。

6. 实验室及辅助检查

(1) 血糖：空腹 6.8mmol/L（↑），餐后 2 小时 10.2mmol/L（↑），糖化血红蛋白 6.8%。

(2) 尿酮：+（↑）。

(3) 产科超声：宫内单胎，见胎心及胎动，胎心率 160 次 / 分。

7. 入院诊断 ①G2P1，孕 22^{+3} 周；②孕前 2 型糖尿病合并妊娠；③妊娠合并肥胖。

8. 出院诊断 ①G2P1，孕 23^{+1}；②孕前 2 型糖尿病合并妊娠；③妊娠合并肥胖。

【治疗药物与治疗过程】

表 7-2 药物治疗经过及实验室检查

日期	治疗方案	血糖（mmol/L）/尿酮（±）						
		空腹	早餐后2小时	午餐前	午餐后2小时	晚餐前	晚餐后2小时	睡前
D1		5.8/+	10.2	7.5	7.3	6.3	10.1	6

（续表）

日期	治疗方案	血糖（mmol/L）/ 尿酮（±）						
		空腹	早餐后2小时	午餐前	午餐后2小时	晚餐前	晚餐后2小时	睡前
D2	• 门冬胰岛素注射液 4U-4U-4U，ih，三餐前 • 阿司匹林肠溶片 100mg，qn	5.6/+	6.7	6.1	7.2	6.4	6.5	6.4
D3	• 门冬胰岛素注射液 4U-6U-4U，ih，三餐前 • 精蛋白人胰岛素注射液 4U，ih，睡前 • 阿司匹林肠溶片 100mg，qn	6.3/–	6.5	5.6	6.5	5.8	6.4	6.1
D4	• 门冬胰岛素注射液 4U-6U-4U，ih，三餐前 • 精蛋白人胰岛素注射液 4U，ih，睡前 • 阿司匹林肠溶片 100mg，qn	5.1	6.6	5.6	6.4	5.3	6.4	6.0
D5	出院带药： • 门冬胰岛素注射液 4U-6U-4U，ih，三餐前 • 精蛋白人胰岛素注射液 4U，ih，睡前 • 阿司匹林肠溶片 100mg，qn	5.2	—	—	—	—	—	—

—. 无数据；–. 阴性；ih. 皮下注射；qn. 每晚 1 次

患者入院后 D1 予完善相关检查，通过饮食和运动控制血糖。D2 予门冬胰岛素注射液皮下注射控制血糖，经先兆子痫临床风险因素评估，该患者为先兆子痫高危患者，故加用阿司匹林肠溶片预防先兆子痫。D3 因空腹血糖偏高，遂睡前加用精蛋白人胰岛素注射液皮下注射。D4 维持昨日方案，门冬胰岛素注射液联合精蛋白人胰岛素注射液皮下注射，血糖达标。D5 予以出院，出院带药门冬胰岛素注射液、精蛋白人胰岛素注射液、阿司匹林肠溶片，嘱其出院后继续使用，注意监测血糖，防止低血糖的发生。

1. 降血糖治疗

(1) 用药指征：《妊娠期高血糖诊治指南（2022）[第一部分]》[1] 中建议对于 PGDM 孕妇孕前或孕早期改用胰岛素控制血糖。该患者 1 年前诊断为糖尿病，用胰岛素治疗 1 个月后自行停药，目前在营养管理和运动指导的基础上，血糖控制不佳，故启用药物治疗。

(2) 药物选择：PGDM 孕妇孕前或孕早期改用胰岛素控制血糖。妊娠期可以使用的胰岛素类型包括超短效胰岛素、短效胰岛素、中效胰岛素和长效胰岛素。空腹或餐前血糖升高建议添加中效或长效胰岛素，餐后血糖异常建议添加短效或超短效胰岛素。该患者入院 D1，在饮食控制和运动的基础上，餐后血糖不达标，D2 医生即为其开具门冬胰岛素注射液皮下注射控制餐后血糖。门冬胰岛素是超短效胰岛素类似物，起效迅速，药效维持时间短，具有最强或最佳的降低餐后高血糖的作用，用于控制餐后血糖水平，不易发生低血糖。D3 发现空腹血糖仍偏高，故添加中效胰岛素精蛋白人胰岛素注射液皮下注射控制空腹血糖。

(3) 药物剂量：根据血糖监测的结果，选择个体化的胰岛素治疗方案。依据血糖控制的靶目标，结合孕妇体重，按照每2～4个单位胰岛素降低1mmol/L 血糖的原则进行调整。根据指南，PGDM 孕妇的妊娠期血糖控制的目标为餐前及 FPG＜5.3mmol/L，餐后 2 小时血糖＜6.7mmol/L，避免夜间血糖＜3.3mmol/L[2]。该患者 D2 给予门冬胰岛素注射液 4U-4U-4U，皮下注射，三餐前。7 点血糖为 5.6mmol/L－6.7mmol/L－6.1mmol/L－7.2mmol/L－6.4mmol/L－6.5mmol/L－6.4mmol/L，午餐后 2 小时血糖偏高，故 D3 门冬胰岛素注射液剂量调整为 4U-6U-4U；D3 空腹血糖 6.3mmol/L，偏高，故睡前加用中效胰岛素精蛋白人胰岛素注射液 4U。D4 7 点血糖为 5.1mmol/L－6.6mmol/L－5.6mmol/L－6.4mmol/L－5.3mmol/L－6.5mmol/L－6.0mmol/L，血糖达标。D5 办理出院。

2. 预防先兆子痫

(1) 用药指征：因孕前糖尿病可增加先兆子痫的发生风险，推荐孕 12 周开始服用阿司匹林以降低先兆子痫的发生风险[1, 3]。先兆子痫的高危因素有先兆子痫病史，尤其合并不良妊娠结局者，多胎妊娠，慢性高血压，1 型或 2 型糖尿病，肾脏疾病，自身免疫性疾病（如系统性红斑狼疮、抗磷脂抗体综合征等）；中危因素有先兆子痫家族史（母亲或姐妹），年龄≥35 岁，初次妊娠，BMI≥28kg/m²，辅助生殖治疗受孕，社会人口特征表现为社会经济水平低下，孕前检查不规律、焦虑抑郁，收缩压≥130mmHg，妊娠早期尿蛋白定量≥0.3g/24h 或持续存在随机尿蛋白阳性（≥+）。阿司匹林使用人群为≥1 项高危因素，或者≥2 项中危因素。该患者 1 年前诊断为糖尿病，BMI≥28kg/m²，存在 1 项高危因素，1 项中危因素，临床风险因素评估判定为先兆子痫高危，有用药指征。2019 年 ACOG 指南[4]推荐的用药时机为孕 12～28 周（最好是

16 周之前）开始，至孕 36 周或分娩发动或先兆子痫发病。我国先兆子痫科学防控专家共识推荐预防性应用阿司匹林用药时间至少维持至 34 周[5]。该患者发现妊娠已孕中期，现已孕 22[+3] 周，故该患者虽然已错过最佳的开始给药时机，但现在开始启动给药，仍然可从中获益。

(2) 药物选择：指南中推荐的预防先兆子痫的药物为阿司匹林[1, 3]。研究报道，先兆子痫风险患者阿司匹林预防随机对照实验，证实了阿司匹林预防先兆子痫的有效性[6]。低剂量的阿司匹林不会增加出血或胎盘早剥的风险。因此，该患者选用阿司匹林肠溶片预防先兆子痫，用药合理。

(3) 药物剂量：各指南对于阿司匹林预防先兆子痫的剂量不尽相同。ACOG指南[4] 推荐的剂量为阿司匹林 81mg/d；NICE 指南[7] 推荐剂量为阿司匹林（75～162mg/d）；我国《妊娠期血压管理中国专家共识（2021）》[3] 推荐剂量阿司匹林（50～150mg/d）；我国《妊娠期高血糖诊治指南（2022）》[1] 推荐预防先兆子痫，阿司匹林有效剂量需大于 100mg/d。为保证用药的有效性和安全性，该患者的阿司匹林的使用剂量为每天 100mg。

【药学监护】

1. 病情监护 注意患者宫缩、阴道流血及流液、腹痛等情况，监测患者血糖、尿酮体、血钾、血压等，注意有无药物不良反应发生。

2. 用药指导

(1) 胰岛素：使用胰岛素期间避免饮酒、吸烟。皮下注射用药时，不能揉搓注射部位，需注意注射部位的轮换。出院后储存胰岛素时需注意不同品种的差异，当前用药开封前应冷藏在 2～8℃，不可冷冻，已被冷冻的胰岛素不能再使用，开封后可在室温（不超过 30℃）环境存放 4 周，注意避光。

(2) 阿司匹林肠溶片：告知患者在每天固定时间服药，用一整杯水送服。服药期间尽量避免服用其他非甾体药物。

3. 不良反应监护

(1) 胰岛素常见的不良反应是低血糖，注意识别有无低血糖症状，如疲劳、心悸、头痛、出汗等发生，症状轻微者可适量口服糖制品缓解，症状无缓解者应即刻就诊。胰岛素治疗的初始阶段，可能会出现屈光不正、水肿和注射部位反应（注射部位疼痛、皮肤发红、皮疹、炎症、瘀青、肿胀和瘙痒），这些现象通常为一过性的。对血糖控制的快速改善可能会引起急性神经痛，这种症状通常是可逆的。

(2) 阿司匹林肠溶片最常见的不良反应是胃肠道溃疡和出血，如有黑便、皮肤瘀青、牙龈出血等症状，及时就医。其他可能的不良反应有荨麻疹、头晕头痛、嗜睡、瑞氏综合征等。

4. 生活管理　①应采取少食多餐、定时定量进餐的方式，注意日常监测血糖并准确记录以便回访；②适量运动；③注意监测血压。

【案例亮点】

这是一个典型的孕前糖尿病合并妊娠药物治疗的案例。患者为孕前糖尿病，因血糖控制不佳入院，入院后先兆子痫风险评估为高危，因此给予降血糖治疗的同时予阿司匹林预防先兆子痫，有效降低了糖尿病相关风险和先兆子痫风险。本案例需关注的关键点是孕前糖尿病患者妊娠以后降糖药物的选择和剂量调整。

参考文献

[1] 中华医学会妇产科学分会产科学组，中华医学会围产医学分会，中国妇幼保健协会妊娠合并糖尿病专业委员会. 妊娠期高血糖诊治指南（2022）[第一部分] [J]. 中华妇产科杂志，2022，57（1）：3-12.

[2] 中华医学会妇产科学分会产科学组，中华医学会围产医学分会，中国妇幼保健协会妊娠合并糖尿病专业委员会. 妊娠期高血糖诊治指南（2022）[第二部分] [J]. 中华妇产科杂志，2022，57（2）：81-90.

[3] 中华医学会妇产科学分会. 妊娠高血压疾病学组. 妊娠期血压管理中国专家共识（2021）[J]. 中华妇产科杂志，2021，56（11）：737-745.

[4] AMERICAN COLLEGE OF OBSTETRICIANS AND GYNECOLOGISTS. ACOG Practice Bulletin No. 190: Gestational Diabetes Mellitus [J]. Obstet Gynecol，2018，131（2）：e49-e64.

[5] 王聪慧，孔祥东. 先兆子痫科学防控专家共识 [J]. 医药前沿，2022，12（23）：128-132.

[6] ROLNIK DL，WRIGHT D，POON LC，et al. Aspirin versus placebo in pregnancies at high risk for preterm preeclampsia [J]. N Engl J Med，2017，377（7）：613-622.

[7] MAGEE LA，BROWN MA，HALL DR，et al. The 2021 International Society for the Study of Hypertension in Pregnancy classification，diagnosis & management recommendations for international practice [J]. Pregnancy Hypertens，2022，27：148-169.

案例 17 妊娠期糖尿病合并慢性高血压的药物治疗

【案例资料】

1. 现病史 孕妇，39岁，因"孕 26^{+6} 周，血糖控制不佳"入院。末次月经 2023年4月9日，预产期 2024年2月14日。停经40天余测尿 hCG 阳性，孕4个月余自觉胎动至今。孕期我院建卡，规律产检。孕13周检查发现血压升高，予硝苯地平降压治疗。无创 DNA 低风险，B 超畸形筛查无异常。OGTT 异常，为 6.1mmol/L–13.18mmol/L–13.87mmol/L，糖化血红蛋白 5.8%，否认糖尿病家族史，近来无口干、无易饥。于我院营养科就诊，饮食运动控制血糖中。自测空腹血糖 7.0～8.0mmol/L，餐后2小时血糖 7.0～9.0mmol/L。GBS 未做。孕期顺利，无头晕、头痛、视物模糊、皮肤瘙痒等不适。10月24日，血红蛋白 102.0g/L。11月14日，孕 26^{+6} 周，故拟诊"G2P0，孕 26^{+6} 周，妊娠合并高血压，肥胖症，GDM，妊娠期轻度贫血"收治入院。

2. 既往史 磺胺类抗生素过敏史。

3. 婚育史 已婚，0–0–1–0，2020年胎停，刮宫。

4. 体格检查 体重 112kg，BMI $\geq$ 28kg/m^2。

5. 产科检查 子宫张力如常，10min 未及宫缩，胎膜未破，阴道检查未见活动性出血，胎心率为 134 次/分，胎动正常。

6. 实验室及辅助检查

(1) 血糖：空腹 6.1mmol/L（↑），餐后2小时 13.87mmol/L（↑），糖化血红蛋白 5.8%。

(2) 尿酮：+（↑）。

(3) 血压：145/95mmHg（↑）。

(4) 血红蛋白：102.0g/L（↓）。

(5) 产科超声：宫内单胎，头位，胎心率 134 次/分，心律齐，见胎动。

7. 入院诊断 ①G2P0，孕 26^{+6} 周；②妊娠期糖尿病 A$_2$ 级；③妊娠合并慢性高血压；④妊娠合并肥胖；⑤妊娠期轻度贫血。

8. 出院诊断 ①G2P0，孕 27^{+5} 周；②妊娠期糖尿病 A$_2$ 级；③妊娠合并慢性高血压；④妊娠合并肥胖；⑤妊娠期轻度贫血。

【治疗药物与治疗过程】

表 7-3 药物治疗经过及实验室检查

日期	治疗方案	血糖（mmol/L）/ 尿酮（±）							血压（mmHg）	
		空腹	早餐后2小时	午餐前	午餐后2小时	晚餐前	晚餐后2小时	睡前	收缩压	舒张压
D1	• 盐酸拉贝洛尔片 100mg，po，tid • 硝苯地平控释片 60mg，po，qd • 阿司匹林肠溶片 100mg，po，qd • 琥珀酸亚铁缓释片 0.4g，po，qd	7.1	8.2/+	6.5	7.8	6.8	9.1	9.5	145	95
D2	• 盐酸拉贝洛尔片 100mg，po，tid • 硝苯地平控释片 60mg，po，qd • 阿司匹林肠溶片 100mg，po，qd • 琥珀酸亚铁缓释片 0.4g，po，qd • 门冬胰岛素注射液 8U-4U-8U，ih，三餐前 • 精蛋白人胰岛素注射液 6U，ih，睡前	6.9	7.9/+	6.4	7.3	6.6	8.2	8.3	138	90
D3	• 盐酸拉贝洛尔片 100mg，po，tid • 硝苯地平控释片 60mg，po，qd • 阿司匹林肠溶片 100mg，po，qd • 琥珀酸亚铁缓释片 0.4g，po，qd • 门冬胰岛素注射液 10U-8U-12U，ih，三餐前 • 精蛋白人胰岛素注射液 8U，ih，睡前	6.0	7.2/+	6.3	6.5	6.5	6.6	6.9	130	87
D4	• 盐酸拉贝洛尔片 100mg，po，tid • 硝苯地平控释片 60mg，po，qd • 阿司匹林肠溶片 100mg，po，qd • 琥珀酸亚铁缓释片 0.4g，po，qd • 门冬胰岛素注射液 12U-8U-12U，ih，三餐前 • 精蛋白人胰岛素注射液 10U，ih，睡前	5.2	6.5/-	6.5	6.6	5.8	6.4	6.9	120	85

（续表）

日期	治疗方案	血糖（mmol/L）/尿酮（±）							血压（mmHg）	
		空腹	早餐后2小时	午餐前	午餐后2小时	晚餐前	晚餐后2小时	睡前	收缩压	舒张压
D5	• 盐酸拉贝洛尔片 100mg，po，tid • 硝苯地平控释片 60mg，po，qd • 阿司匹林肠溶片 100mg，po，qd • 琥珀酸亚铁缓释片 0.4g，po，qd • 门冬胰岛素注射液 12U-8U-12U，ih，三餐前 • 精蛋白人胰岛素注射液 10U，ih，睡前	5.1	6.4	6.5	6.5	6.1	6.6	6.7	118	85
D6	出院 出院带药： • 门冬胰岛素注射液 12U-8U-12U，ih，三餐前 • 精蛋白人胰岛素注射液 8U，ih，睡前 • 盐酸拉贝洛尔片 100mg，po，tid • 硝苯地平控释片 60mg，po，qd • 阿司匹林肠溶片 100mg，po，qd • 琥珀酸亚铁缓释片 0.4g，po，qd	5.0	—	—	—	—	—	—	118	85

—. 无数据；–. 阴性；po. 口服；ih. 皮下注射；qd. 每天 1 次；tid. 每天 3 次

　　患者入院后 D1 予完善相关检查，通过饮食和运动控制血糖，监测血糖、血压。因血压偏高，在原来硝苯地平控释片的基础上加用盐酸拉贝洛尔片 50mg，口服，每天 3 次；经先兆子痫临床风险因素评估，该患者为先兆子痫高危患者，故加用阿司匹林肠溶片预防先兆子痫；轻度贫血，给予琥珀酸亚铁缓释片 0.4g，口服，每天 1 次，纠正贫血。D2 加用门冬胰岛素注射液和精蛋白人胰岛素注射液皮下注射控制血糖。D3 早餐后 2 小时和空腹血糖偏高，遂逐渐调整胰岛素剂量。D5 血糖逐渐达标。D6 予以出院，出院带药门冬胰岛素注射液、精蛋白人胰岛素注射液、盐酸拉贝洛尔片、硝苯地平控释片，阿司匹林肠溶片、琥珀酸亚铁缓释片，嘱其出院后继续使用，注意监测血糖血压，防止低血糖、低血压的发生。

1. 降血糖治疗

(1) 用药指征:《妊娠期高血糖诊治指南（2022）》[1] 中建议对于 GDM 孕妇饮食加运动管理血糖不达标，应及时加用胰岛素治疗。该患者空腹 6.1mmol/L，孕 13 周 OGTT 为 6.1–13.18–13.87mmol/L，经过饮食运动治疗血糖仍未达标，故启用胰岛素治疗，符合用药指征。

(2) 药物选择:妊娠期可以使用的胰岛素类型包括超短效胰岛素、短效胰岛素、中效胰岛素和长效胰岛素[2]。胰岛素联合治疗方案是"长效或中效胰岛素"与"超短效或短效胰岛素"联合应用的一种方法，即三餐前注射超短效或短效胰岛素，睡前注射长效胰岛素或中效胰岛素，适用于空腹和餐后血糖均不达标的孕妇。该患者空腹和餐后血糖均不达标，入院后第 2 天医生即为其开具门冬胰岛素注射液联合精蛋白人胰岛素注射液皮下注射进行降血糖治疗。门冬胰岛素注射液是超短效人胰岛素类似物，是已被我国国家药品监督管理局批准可以用于妊娠期的人胰岛素类似物。其特点是起效迅速、药效维持时间短。具有最强或最佳的降低餐后高血糖的作用，用于控制餐后血糖水平，不易发生低血糖。精蛋白人胰岛素注射液为中效胰岛素制剂，可单独使用或与短效或速效胰岛素联合使用。精蛋白人胰岛素注射液是含有鱼精蛋白、短效胰岛素和锌离子的混悬液，只能皮下注射而不能静脉使用。注射后在组织中蛋白酶的分解作用下，将胰岛素与鱼精蛋白分离，释放出胰岛素而发挥生物学效应。其特点是起效慢，降低血糖的强度弱于短效胰岛素。

(3) 药物剂量:根据血糖监测的结果，选择个体化的胰岛素治疗方案。依据血糖控制的靶目标，结合孕妇体重，按照每 2～4 个单位胰岛素降低 1mmol/L 血糖的原则进行调整。根据指南，GDM 孕妇的妊娠期血糖控制的目标为餐前及 FPG＜5.3mmol/L，餐后 2 小时血糖＜6.7mmol/L，避免夜间血糖＜3.3mmol/L[1]。该患者 D2 给予门冬胰岛素注射液 8U-4U-8U，皮下注射，三餐前；精蛋白人胰岛素注射液 6U，皮下注射，睡前。7 点血糖为 6.9mmol/L-7.9mmol/L-6.4mmol/L-7.3mmol/L-6.6mmol/L-8.2mmol/L-8.3mmol/L，血糖控制不佳，逐渐增加剂量。D3 门冬胰岛素注射液增加至 10U-8U-12U，皮下注射，三餐前；精蛋白人胰岛素注射液增加至 8U，皮下注射，睡前。7 点血糖为 6.0mmol/L-7.2mmol/L-6.3mmol/L-6.5mmol/L-6.5mmol/L-6.6mmol/L-6.9mmol/L，空腹血糖和早餐后血糖仍未达标。D4 调整门冬胰岛素注射液至 12U-8U-12U，皮下注射，三餐前；精蛋白人胰岛素注射液增加至 10U，皮下注射，睡前。7 点血糖为 5.2mmol/L-6.5mmol/L-6.3mmol/L-6.5mmol/L-6.5mmol/L-6.6mmol/L-6.8mmol/L。D5 7 点血糖为 5.1mmol/L–6.3mmol/L–5.2mmol/L–6.4mmol/L–5.6mmol/L–6.5–6.6mmol/L，血糖达标。D6 予以出院，出院带药包括门冬胰岛素注射液、精蛋白人胰岛素注射液、盐酸拉贝洛尔片、硝苯地平控释片、阿司匹林肠溶片、琥珀酸亚铁缓释片。

2. 降血压治疗

(1) 用药指征：根据《妊娠期血压管理中国专家共识（2021）》[3]，当慢性高血压患者妊娠期的诊室血压≥140/90mmHg，应启动降压治疗，降压目标值为诊室血压不低于 110～130/80～85mmHg。2024 年 ADA 指南[4] 推荐，对于患有糖尿病和慢性高血压的孕妇，当血压水平高于 140/90mmHg 开始治疗与发展至重度高血压才治疗相比可改善妊娠结局，且不会增加小于胎龄儿的风险。建议将血压控制目标定为 110～135/85mmHg，以降低孕妇高血压加快进展的风险。该患者目前血压 145/95mmHg，虽然在服用硝苯地平控释片，但血压未达标，具有用药指征。

(2) 药物选择：妊娠合并慢性高血压患者首选的降压药物为拉贝洛尔和（或）硝苯地平控释片[3]。在上述两种药物单用或联用且血压控制仍不理想，也可以选用甲基多巴。应避免使用作用于肾素 – 血管紧张素系统的药物（血管紧张素转化酶抑制药、血管紧张素受体拮抗药）和阿替洛尔，前者有致畸和羊水减少的风险，后者有抑制胎儿宫内生长的风险。由于利尿药会导致子宫胎盘血流灌注减少，孕期不推荐使用。如果血压控制仍然不理想，可以考虑静脉使用的药物，包括静脉注射拉贝洛尔、尼卡地平、尼莫地平、酚妥拉明、硝酸甘油等。不推荐使用阿替洛尔，必要时可使用其他 β 受体拮抗药。该患者目前口服硝苯地平控释片 60mg，每天 1 次，血压未达标，可联合应用拉贝洛尔片口服。拉贝洛尔兼具 α_1 和 β 受体拮抗作用，降低血压但不影响肾及胎盘血流量，并可对抗血小板凝聚，促进胎儿肺成熟，起效快，不引起血压过低和反射性心动过速。

(3) 药物剂量：拉贝洛尔口服的常用剂量为 50～200mg，每天 2～3 次；硝苯地平控释片从最低有效剂量开始给药，根据血压情况调整为 30～60mg，每天 1 次。该患者给予硝苯地平控释片 60mg，口服，每天 1 次；盐酸拉贝洛尔片 100mg，口服，每天 3 次，用法用量适宜。

3. 预防先兆子痫

(1) 用药指征：先兆子痫的高危因素有先兆子痫病史，尤其合并不良妊娠结局者，多胎妊娠，慢性高血压，1 型或 2 型糖尿病，肾脏疾病，自身免疫性疾病（如系统性红斑狼疮，抗磷脂抗体综合征等）；中危因素有先兆子痫家族史（母亲或姐妹），年龄≥35岁，初次妊娠，BMI≥28kg/m²，辅助生殖治疗受孕，社会人口特征表现为社会经济水平低下，孕前检查不规律、焦虑抑郁，收缩压≥130mmHg，孕早期尿蛋白定量≥0.3g/24h或持续存在随机尿蛋白阳性（≥+）。阿司匹林使用人群为≥1项高危因素，或者≥2项中危因素。该患者慢性高血压、糖尿病、高龄、BMI≥28kg/m²，存在2项高危因素，2项中危因素，临床风险因素评估判定为先兆子痫高危，有用药指征。

(2) 药物选择：指南中推荐的预防先兆子痫的药物为阿司匹林[3, 5]。研究报道，先兆子痫风险患者阿司匹林预防随机对照实验，证实了阿司匹林预防先兆子痫的有效性[6]。低剂量的阿司匹林不会增加出血或胎盘早剥的风险。因此，该患者选用阿司匹林肠溶片预防先兆子痫，用药合理。

(3) 药物剂量：各指南对于阿司匹林预防先兆子痫的剂量不尽相同：ACOG指南[6]推荐的剂量为阿司匹林81mg/d；NICE指南[7]推荐剂量为阿司匹林（75～162mg/d）；我国《妊娠期血压管理中国专家共识（2021）》[3]推荐剂量阿司匹林（50～150mg/d）；我国《妊娠期高血糖诊治指南（2022）》[1]推荐预防先兆子痫，阿司匹林有效剂量需大于100mg/d。为保证用药的有效性和安全性，该患者的阿司匹林的使用剂量为每天100mg。

4. 纠正贫血

(1) 用药指征：根据《妊娠期铁缺乏和缺铁性贫血诊治指南（2014）》[8]，妊娠期贫血最常见的是缺铁性贫血，血红蛋白<110g/L即可诊断。根据血红蛋白浓度分为轻度贫血（100～110g/L）、中度贫血（70～100g/L）、重度贫血（40～70g/L）和极重度贫血（<40g/L）。该患者血红蛋白为102g/L，为轻度贫血，故应补充铁剂，纠正贫血，符合用药指征。

(2) 药物选择：铁剂分口服铁剂和注射铁剂。缺铁性贫血和轻中度贫血者以口服铁剂治疗为主，并改善饮食结构，进食富含铁的食物。重度贫血者口服铁剂或注射铁剂治疗，还可以少量多次输注浓缩红细胞。极重度贫血者首选输注浓缩红细胞，待血红蛋白达70g/L、症状改善后，可改为口服铁剂或注射铁剂治疗。该患者为轻度贫血，应以口服铁剂治疗为主，故给予琥珀酸亚铁缓释片口服即可。

(3) 药物剂量：根据指南，诊断明确的缺铁性贫血妊娠女性应补充元素铁100～200mg/d。治疗后2周复查血红蛋白评估疗效。该患者给予琥珀酸亚铁缓释片0.4g，每天1次，相当于亚铁（Fe²⁺）140mg/d，用药合理。

【药学监护】

1. 病情监护　用药期间密切观察患者临床症状的变化，注意患者宫缩、阴道流血及流液、腹痛等情况，监测患者血糖、血压、尿酮体等，注意观察有无药物不良反应发生。

2. 用药指导

(1) 胰岛素：使用胰岛素期间避免饮酒、吸烟。皮下注射用药时，不能揉搓注射部位，需注意注射部位的轮换。出院后储存胰岛素时需注意不同品种的差异，当前用药开封前应冷藏在 2～8℃，不可冷冻，已被冷冻的胰岛素不能再使用，开封后可在室温（不超过 30℃）环境存放 4 周，注意避光。

(2) 拉贝洛尔片：口服，1 次 2 片，每天 3 次，饭后服用。

(3) 硝苯地平控释片：提醒患者使用硝苯地平控释片的用法用量为每次 2 片，每天 1 次，最好在早晨 7 点左右服用，这样能更有效地保持血压平稳，服药时间不受用餐时间限制，用餐前、用餐后均可。服用时不可掰开，应整片药品用少量液体吞服。服用后硝苯地平控释片的活性成分被吸收后，空药片会完整地经肠道排出，属正常现象，不必担心。如漏服，可在当日补上相应的剂量，第 2 天照常服药。提醒患者使用硝苯地平期间避免食用葡萄柚及其制品。

(4) 阿司匹林肠溶片：告知患者在每天固定时间服药，用适量水送服，最好在饭前至少 30min 服用，不应压碎、掰开或咀嚼肠溶片，以确保活性物质在小肠碱性环境中释放。服药期间尽量避免服用其他非甾体药物。

(5) 琥珀酸亚铁缓释片：建议用餐后或用餐时整片吞服，减少胃部刺激。服用期间避免饮浓茶，因为浓茶中的高鞣酸可降低铁的吸收。牛奶及奶制品可抑制铁吸收，不建议和铁剂同时服用。铁离子在肠道细菌作用下生成硫化铁会形成黑便，属正常现象。治疗宜从小剂量开始，每 2～3 天逐渐加量，直至达到治疗剂量。

3. 不良反应监护

(1) 胰岛素常见的不良反应是低血糖，注意识别有无低血糖反应，如疲劳、心悸、头痛、出汗等发生，症状轻微者可适量口服糖制品缓解，症状无缓解者应即刻就诊。胰岛素治疗的初始阶段，可能会出现屈光不正、水肿和注射部位反应（注射部位疼痛、皮肤发红、皮疹、炎症、瘀青、肿胀和瘙痒），这些现象通常为一过性。对血糖控制的快速改善可能会引起急性神经痛，这种症状通常是可逆的。

(2) 服用拉贝洛尔偶有头昏、胃肠道不适、疲乏、感觉异常、哮喘加重等。个别患者有体位性低血压，提醒患者注意防止跌倒。

(3) 应用硝苯地平应注意有无头痛、水肿和便秘等，如出现上述表现且难以忍受，需及时汇报医务人员。

(4) 阿司匹林肠溶片最常见的不良反应是胃肠道溃疡和出血，如有黑便、皮肤瘀青、牙龈出血等症状，及时就医。其他可能的不良反应有荨麻疹、头晕头痛、嗜睡、瑞氏综合征等。

(5) 口服琥珀酸亚铁缓释片的患者可能会出现剂量相关的不良反应，主要表现为恶心、呕吐、便秘、腹痛、腹泻等胃肠道症状。较低铁含量制剂可减轻胃肠道症状。若有胃肠道反应，治疗宜从小剂量开始。

4. 生活管理　①应采取少食多餐、定时定量进餐的方式，饮食清淡，营养均衡；②适量运动；③注意日常监测血糖、血压；④改善饮食结构，进食富含铁的食物，食用含血红素铁高的食物有红色肉类、鱼类和禽类等，以及含维生素 C 高的食物，如水果、绿叶蔬菜、胡萝卜、土豆等，促进铁的吸收。

【案例亮点】

这是一个典型的妊娠期糖尿病合并慢性高血压药物治疗的案例。患者孕中期因妊娠期糖尿病，妊娠合并慢性高血压入院，因此在控血糖治疗的同时给予降压治疗，平稳控制了患者的血糖和血压水平。本案例需关注的关键点是需要根据患者血糖和血压波动进行药物剂量调整。

参考文献

[1] 中华医学会妇产科学分会产科学组、中华医学会围产医学分会，中国妇幼保健协会妊娠合并糖尿病专业委员会.妊娠期高血糖诊治指南(2022)[第一部分] [J]. 中华妇产科杂志，2022，57（1）：3–12.

[2] 中华医学会妇产科学分会产科学组、中华医学会围产医学分会，中国妇幼保健协会妊娠合并糖尿病专业委员会.妊娠期高血糖诊治指南(2022)[第二部分] [J]. 中华妇产科杂志，2022，57（2）：81–90.

[3] 中华医学会妇产科学分会妊娠高血压疾病学组 . 妊娠期血压管理中国专家共识（2021）[J]. 中华妇产科杂志，2021，56（11）：737–745.

[4] Diagnosis and Classification of Diabetes：Standards of Care in Diabetes-2024 [J]. Diabetes Care，2024，47（Suppl 1）：S20–S42.

[5] Management of Diabetes in Pregnancy：Standards of Care in Diabetes-2024 [J]. Diabetes

Care，2024，47（Suppl 1）：S282-S294.

[6] AMERICAN COLLEGE OF OBSTETRICIANS AND GYNECOLOGISTS. ACOG Practice Bulletin No. 190：Gestational Diabetes Mellitus [J]. Obstet Gynecol，2018，131（2）：e49-e64.

[7] MAGEE LA，BROWN MA，HALL DR，et al. The 2021 International Society for the Study of Hypertension in Pregnancy classification，diagnosis & management recommendations for international practice [J]. Pregnancy Hypertens，2022，27：148-169.

[8] 中华医学会医学分会. 妊娠期铁缺乏和缺铁性贫血诊治指南 [J]. 中华围产医学杂志，2014，14（7）：451-454.

第8章　妊娠合并甲状腺疾病

疾病临床表现

妊娠合并甲状腺疾病主要包括甲状腺功能亢进和减退。诊断除临床表现外主要依靠血清促甲状腺激素（thyroid stimulating hormone，TSH）和甲状腺激素水平。

甲状腺功能亢进，妊娠期甲状腺功能亢进症状与非妊娠期相同，表现为代谢亢进、易激动、怕热多汗、皮肤潮红、脉搏快、脉压>50mmHg 等。体格检查可见皮温升高、突眼、手震颤，严重者心律不齐、心界扩大，实验室检查血清 TSH 降低，游离 T_4（FT_4）或总 T_4（TT_4）增高。

甲状腺功能减退，是由于甲状腺激素合成和分泌减少或组织作用减弱导致的全身代谢减低的内分泌疾病，可分为临床甲状腺功能减退和亚临床甲状腺功能减退。

案例 18　妊娠合并甲状腺功能亢进的药物治疗

【案例资料】

1. 现病史　孕妇，25 岁，身高 160cm，体重 55kg，因"孕 14^{+6} 周，发热伴心悸 1 天"入院，末次月经 2022 年 8 月 20 日。孕妇停经 50 天余查尿及血 hCG 阳性，患者有甲状腺功能亢进病史，自诉不规律服用甲巯咪唑。2023 年 2 月 24 日行 NT 彩超检查未见异常。孕早期有阴道流血、流液，未服用地屈孕酮等药物，无毒物、射线接触史。1 天前患者无明显诱因出现发热，最高体温 39.5℃，伴心悸，伴烦躁，伴头昏、头痛，伴咽痛，伴全身乏力，伴恶心、欲吐，无胸闷、胸痛，无心累、气促、无呼吸困难，无腹痛、腹泻，无畏寒、寒战等表现。以"流行性感冒，甲状腺功能亢进"收入我院。患者患病以来精神一般，食欲差，大小便正常，孕期体重增加约 2kg。

2. 既往史　无特殊。

3. 婚育史　已婚，0-0-1-0，配偶体健。

4. 体格检查　体温 38.2℃，脉搏 146 次 / 分，呼吸 36 次 / 分，血压 129/68mmHg。急性面容，表情痛苦，双侧甲状腺Ⅱ度肿大，无压痛，未闻及震颤及血管杂音。心电监护提示心率波动在 140～150 次 / 分。

5. 实验室及辅助检查

(1) 尿液分析 + 沉渣定量：KET ± 0.5mmol/L。

肝功能：TP 60.7g/L（↓），ALB 35.1g/L（↓），PAB130.00mg/L（↓）。

肾功能：Crea 30μmol/L（↓）。

电解质全套：Na 30mmol/L（↓），Ca 2.06mmol/L（↓），TCO_2 17.0mmol/L（↓），LAC2.4mmol/L（↑），PCO_2 27mmHg（↓），BE- 7.6mmol/L（↓），Na^+130mmol/L（↓），HCO_3^- 16.9mmol/L，GLU 8.00mmol/L（↑），LAC 3.89mmol/L（↑），Ca^{2+}1.14mmol/L（↓），HCO_3^- std 19.4mmol/L（↓）。

甲状腺功能：T_3 5.31nmol/L（↑），T_4 292.00nmol/L（↑），FT_3 17.97pmol/L（↑），FT_4 56.79pmol/L（↑），TSH＜0.01μU/ml（↓）。

C 反应蛋白 23.4mg/L（↑）。

血常规：白细胞 $6.20 × 10^9$/L，Lym# $0.35 × 10^9$/L（↓），Neu% 87.4%（↑），Lym% 5.7%（↓）。

凝血功能检查：纤维蛋白原 4.26（↑）。

输血三项：未见异常。TRAb7.06U/L（+）。

甲状腺抗体：Tg（-），Tg 抗体（-），TPO 抗体（-）。

(2) 甲型流感病毒抗原（+）。

(3) 甲状腺彩超提示甲状腺弥漫性病变，桥本甲状腺炎待排，请结合临床。

(4) 胎儿超声：宫内单活胎。

6. 入院诊断　①甲状腺危象（？）；②流行性感冒；③妊娠合并甲状腺功能亢进；④G1P0，孕 14^{+6} 周，宫内孕。

7. 出院诊断　①甲状腺危象；②流行性感冒；③妊娠合并 Graves 病；④低钠血症；⑤孕 15 周，G1P0，孕 15^{+4} 周，宫内孕。

【治疗药物与治疗过程】

表 8-1　药物治疗经过及实验室检查

日期	治疗方案	甲状腺功能	血常规
D1	• 注射用辅酶 A100U+ 三磷酸腺苷二钠注射液 20mg+10% 氯化钾注射液 7ml+ 肌苷注射液 0.1g+5% GNS250ml，ivgtt，qd • 复方氨基酸（18AA-V-SF）250ml+ 注射用水溶性维生素 1 瓶，ivgtt，qd • 0.9% 氯化钠溶液 100ml+ 维生素 C 注射液 1g，ivgtt，qd • 磷酸奥司他韦胶囊 75mg，po，bid • 对乙酰氨基酚片 0.5g，po，st • 蓝芩口服液 10ml，po，tid • 氨咖黄敏口服溶液 10ml，po，tid • 盐酸普萘洛尔片 10mg，po，st • 丙硫氧嘧啶片 100mg，po，tid	T_3 5.31nmol/L（↑），T_4 292.00nmol/L（↑），FT_3 17.97pmol/L（↑），FT_4 56.79pmol/L（↑），TSH＜0.01μU/ml（↓）	WBC 6.20×10^9/L，Neu# 5.41×10^9/L，Neu% 87.4%（↓），Lym% 5.7%（↑）
D2	• 注射用辅酶 A100U+ 三磷酸腺苷二钠注射液 20mg+10% 氯化钾注射液 7ml+ 肌苷注射液 0.1g+5%GNS250ml，ivgtt，qd • 复方氨基酸（18AA-V-SF）250ml+ 注射用水溶性维生素 1 瓶，ivgtt，qd • 0.9% 氯化钠溶液 100ml+ 维生素 C 注射液 1g，ivgtt，qd • 磷酸奥司他韦胶囊 75mg，po，bid • 0.9% 氯化钠溶液 100ml+ 维生素 B_6 注射液 0.2g，ivgtt，st • 复方氨基酸注射液（18AA-V-SF）250ml，ivgtt，st • 蓝芩口服液 10ml，po，tid • 氨咖黄敏口服溶液 10ml，po，tid • 丙硫氧嘧啶片 100mg，po，tid	—	—
D3	• 地榆升白片 0.4g，po，tid • 磷酸腺嘌呤片 10mg，po，tid • 甲巯咪唑片 20mg，po，qd	T_3 4.10nmol/L（↑），T_4 290.80nmol/L（↑），FT_3 13.26pmol/L（↑），FT_4 49.49pmol/L（↑），TSH＜0.01μU/ml（↓）	WBC 3.79×10^9/L（↓），Neu# 1.54×10^9/L（↓），Neu% 40.5%（↓），Lym% 50.0%（↑）

（续表）

日期	治疗方案	甲状腺功能	血常规
D5	停药出院 出院带药： • 甲巯咪唑 20mg，po，qd • 地榆升白片 0.4g，po，bid • 磷酸腺嘌呤片 10mg，tid • 磷酸奥司他韦胶囊 75mg，bid	—	WBC 4.26×10^9/L（↓），Neu# 3.61×10^9/L，Neu% 61.7%，Lym% 47.0%（↑）

—. 无数据；po. 口服；ivgtt. 静脉滴注；st. 立即；qd. 每天 1 次；bid. 每天 2 次；tid. 每天 3 次

入院后予完善相关检查，患者自觉心悸明显，伴烦躁，测得体温 38.2℃，立即予以安置心电监护、吸氧，安抚患者情绪。考虑患者妊娠期，既往诊断为甲状腺功能亢进，需高度警惕甲状腺功能亢进危象的可能。D1 积极予以物理降温、对乙酰氨基酚退热；磷酸奥司他韦抗病毒治疗，蓝芩口服液缓解咽部不适、氨咖黄敏口服液对症处理、补钠补液、补充维生素和氨基酸等对症支持治疗。结合实验室结果，考虑甲状腺危象，故予以丙硫氧嘧啶、普萘洛尔控制病情。D3 患者粒细胞降低，考虑为药物不良反应，结合患者孕周，调整抗甲状腺药物为甲巯咪唑，同时配合地榆升白片、磷酸腺嘌呤片升白细胞治疗。D5 患者一般情况好，予出院。为其开具甲巯咪唑、地榆升白片、磷酸腺嘌呤片、磷酸奥司他韦胶囊，嘱出院后继续服用。出院 3 天后复查血常规，1 周后复查甲状腺功能；产科、内科随访，如有不适，立即就诊。

1. 减少甲状腺激素合成

(1) 用药指征：《妊娠期甲状腺功能亢进的治疗》[1] 中推荐对于妊娠期甲状腺功能亢进时，推荐使用硫脲类药物用于阻断新的甲状腺激素合成。

(2) 药物选择：甲巯咪唑和丙硫氧嘧啶可能会以同等转运动力学穿过胎盘，并对胎儿甲状腺产生相似的影响，丙硫氧嘧啶相关的畸形发病率与甲巯咪唑相当，但是程度较轻[2]。丙硫氧嘧啶可以抑制甲状腺过氧化物酶，从而抑制甲状腺激素的合成，还能阻断外周组织中 T_4 向具有生物活性的 T_3 转换，较快的降低血清 T_3 水平[1]。因此临床医生为该患者开具丙硫氧嘧啶治疗。

(3) 给药剂量：为了降低胎儿甲状腺功能减退的风险，硫脲类药物推荐以最低有效剂量来控制甲状腺功能。但考虑到患者甲状腺功能亢进危象的临床表现，因此使用丙硫氧嘧啶 100mg，口服，每天 3 次，符合推荐。丙硫氧嘧啶使用 3 天后发现白细胞降低，结合患者孕周换为甲巯咪唑。甲巯咪唑等效剂量约为丙硫氧嘧啶的 20～30 倍，因此用药调整为甲巯咪唑 20mg，口服，每天 1 次[1,3]。

2. 控制甲状腺功能亢进症状

患者入院时有发热、心悸等甲状腺危象的症状。积极退热治疗可使患者新陈代谢降至最低水平，降低耗氧量，机体细胞应激性变缓，尤其降低脑组织耗氧量和脑血流量，提高脑细胞对缺氧的耐受性。β 受体拮抗药通过抑制儿茶酚胺作用，减轻甲状腺毒症的症状，在抗甲状腺药物作用完全发挥以前控制甲状腺毒症的症状。还能抑制外周组织 T_4 转换为 T_3，阻断甲状腺激素对心肌的直接作用。指南推荐妊娠期选择使用普萘洛尔，普萘洛尔用于甲状腺危象时剂量可以用至 60～80mg，每 4 小时一次[1]。β 受体拮抗药的耐受量个体差异大，用量必须个体化，且考虑到患者为妊娠期，因此临床药师建议予以普萘洛尔 10mg，立即口服，降低心率，缓解症状。

3. 补液及营养支持治疗

甲状腺危象患者需保证足够的热量及液体补充。临床医生使用注射用辅酶 A100U、三磷酸腺苷二钠注射液、肌苷注射液、维生素 C 注射液、复方氨基酸注射液（18AA-V-SF）等补液，同时保证能量供给。

4. 新型冠状病毒感染治疗

患者入院时自测甲型流感病毒抗原阳性，临床医生予以磷酸奥司他韦胶囊 75mg，口服，每天 2 次，共计 5 天。针对患者咽痛等症状，予以蓝芩口服液 10ml，口服，每天 3 次；氨咖黄敏口服溶液 10ml，口服，每天 3 次，对症治疗。乙酰氨基酚是妊娠期女性解热镇痛的首选，既往已确立妊娠各个阶段使用标准治疗剂量的乙酰氨基酚表现出疗效和明显的安全性，故使用对乙酰氨基酚片 0.5g，立即口服。患者治疗指征明确、用法用量均符合国内外指南与临床诊疗常规推荐。

【药学监护】

1. 病情监护 注意患者发热、心悸、头昏、头疼、恶心、呕吐等情况，监测患者甲状腺功能、血常规、肝功能、甲状腺激素抗体、胎儿彩超等。

2. 用药指导

(1) 治疗前评估[1]：使用硫脲类药物之前，先行基线血液检测，包括全血细胞计数（白细胞计数和分类计数），以及肝功能全套检查（胆红素和转氨酶），若患者的基线中性粒细胞绝对计数<1000/μl 或肝脏转氨酶水平升高（超过正常上限的 5 倍），慎用硫脲类药物。

(2) 硫脲类药物换药需要格外小心，应在换药 2 周后检查甲状腺功能，根据检查结果调整抗甲状腺药物用药。治疗过程中需将血清游离 T_4 维持在处于或略高于妊娠期正常上限的水平，或者在没有游离 T_4 的妊娠期正常范围时，将总 T_4 和 T_3 维持在约 1.5 倍于非妊娠成人正常上限的水平[2]。血清 TSH 应维持在低于妊娠期参考范围的水平，避免母亲过度治疗和胎儿甲状腺功能减退[3]。

(3) 控制甲状腺功能亢进之后尽快减停 β 受体拮抗药，偶有新生儿在母亲用药后出现生长受限、低血糖、呼吸抑制和心动过缓等[1]。

3. 不良反应监护

(1) 患者在使用丙硫氧嘧啶 3 天出现外周血白细胞数降低，考虑为丙硫氧嘧啶的不良反应。如出现粒细胞缺乏，中性粒细胞计数 $< 1.5 \times 10^9/L$ 时，应立即停药。结合患者孕周，调整抗甲状腺药物为甲巯咪唑 10～20mg/d，两个药物之间存在交叉反应风险，因此需密切监测患者血常规。

(2) 丙硫氧嘧啶不良反应多发生在初始用药前 2 个月。头痛、眩晕、关节痛、唾液腺和淋巴结肿大、胃肠道反应比较常见。也会有皮疹、药热等过敏反应，警惕个别患者可发展为剥脱性皮炎，以及黄疸和中毒性肝炎。外周血白细胞数降低，如出现粒细胞缺乏，中性粒细胞计数 $< 1.5 \times 10^9/L$ 时，应立即停药，老年患者发生血液不良反应的危险性增加。

(3) 甲巯咪唑可能出现过敏性皮肤反应，表现为瘙痒、皮疹等，多数可自行缓解，如为轻微、散在的皮疹可考虑联用抗组胺药物治疗。如治疗效果不佳或进一步加重应考虑停药，改为 ^{131}I 或手术治疗。还可能出现关节痛（可能在治疗数月后出现）、味觉减退、恶心、呕吐、上腹部不适、头晕、头痛等。可引起肝功能异常和白细胞减少等全身不良反应，发生不能耐受的不良反应时应停药就医。如基线转氨酶超过 3～5 倍正常值上限，避免使用抗甲状腺药物治疗。

(4) 普萘洛尔多数不良反应轻而持续时间较短，不需要停药。可能出现眩晕、神志模糊（尤见于老年人）、精神抑郁、反应迟钝等中枢神经系统不良反应；头昏（低血压所致）；心动过缓（<50 次 / 分）；较少见的有支气管痉挛及呼吸困难、充血性心力衰竭；更少见的有发热和咽痛（粒细胞缺乏）、皮疹（过敏反应）、出血倾向（血小板减少）。不良反应持续存在时，需格外警惕雷诺征样四肢冰冷、腹泻、倦怠、眼口或皮肤干燥、恶心、指趾麻木、异常疲乏等。

4.生活管理 ①高蛋白饮食，避免紫菜海带等高碘饮食、肥腻食物、辛辣刺激性食物；②定期随访复查甲状腺功能和血常规。

【案例亮点】

这是一个典型的妊娠合并甲状腺功能亢进药物治疗的案例。患者因甲状腺亢进危象、流行性感冒发热入院，因此在给予物理降温、退热、抗流感治疗的同时，用丙硫氧嘧啶联合普萘洛尔控制甲状腺危象，有效稳定了甲状腺功能，缓解了流感症状。本案例需关注的关键点是硫脲类药物使用剂量及甲状腺功能和不良反应的监护。

参考文献

[1] DOUIGLAS S ROSS. Hyperthyroidism during pregnancy：Treatment. UpToDate. http://www. uptodate. com/contents/zh-Hans/Hyperthyroidism during pregnancy：Treatment（Accessed on Jun 05，2023）

[2] 中华医学会内分泌学分会，中华医学会围产医学分会 . 妊娠和产后甲状腺疾病诊治指南（第二版)[J]. 中华内分泌代谢杂志，2019，25（8）：636-665.

[3] AMERICAN COLLEGE OF OBSTETRICIANS AND GYNECOLOGISTS. Thyroid Disease in Pregnancy：ACOG Practice Bulletin，Number 223 [J]. Obstet Gynecol，2020，135（6）：e261-e274.

案例 19　妊娠合并甲状腺功能亢进伴肝功能损害的药物治疗

【案例资料】

1.现病史　孕妇，25 岁，因"孕 14^{+3} 周，心悸 1 周"入院。末次月经 2023 年 2 月 26 日。孕妇停经 30 天尿早孕试纸检测（＋），孕期无高血压、水肿和蛋白尿，无多饮多食多尿。患者有甲状腺功能亢进病史，长期服用丙硫氧嘧啶治疗，发现妊娠后即自行停用药物。自诉 1 个月前出现食欲差、消瘦、恶心、呕吐和腹泻等症状，心悸 1 周，无腹痛腹胀，无见红，胎动有。为进一步治疗，以"妊娠伴甲状腺功能亢进"收治入院。

2.既往史　无特殊。

3.婚育史　已婚，0-0-0-0，配偶体健。

4.体格检查　体温 37.2℃，心率 101 次 / 分，血压 110/70mmHg。

5.产科检查　子宫张力如常，阴道检查未见活动性出血。

6. 实验室及辅助检查

(1) 甲状腺超声：甲状腺Ⅱ度肿大，质韧，未及结节。

(2) 甲状腺功能：FT_3 9.94pmol/L（↑），FT_4 52.16pmol/L（↑），TSH 0.01mU/L（↓）。

7. 入院诊断　①G1P0，孕14^{+3}周；②甲状腺功能亢进。

8. 出院诊断　①G1P0，孕16^{+4}周；②甲状腺功能亢进；③妊娠合并肝损害。

【治疗药物与治疗过程】

表8-2　药物治疗经过及实验室检查

日期	治疗方案	甲状腺功能	ALT/AST (U/L)
D1	丙硫氧嘧啶片 100mg，po，tid	FT_3 9.94pmol/L（↑），FT_4 52.16pmol/L（↑），TSH 0.01mU/L（↓）	39/24
D6	• 丙硫氧嘧啶片 50mg，po，tid • 注射用还原性谷胱甘肽 1.8g+5% 葡萄糖溶液 250ml，ivgtt，qd	FT_3 8.24pmol/L（↑），FT_4 42.51pmol/L（↑），TSH 0.01mU/L（↓）	227（↑）/85（↑）
D8	• 丙硫氧嘧啶片 50mg，po，tid • 注射用还原性谷胱甘肽 1.8g+5% 葡萄糖溶液 250ml，ivgtt，qd • 复方甘草酸苷注射液 0.16g+5% 葡萄糖溶液 500ml，ivgtt，qd	FT_3 7.83pmol/L（↑），FT_4 39.72pmol/L（↑），TSH 0.01mU/L（↓）	206（↑）/74（↑）
D12	甲巯咪唑 20mg，po，qd	FT_3 7.26pmol/L（↑），FT_4 36.18pmol/L（↑），TSH 0.01mU/L（↓）	154（↑）/67（↑）
D15	停药出院 • 出院带药 　－ 甲巯咪唑 20mg，po，qd 　－ 多烯磷脂酰胆碱胶囊 0.456g，po，tid	FT_3 7.01pmol/L（↑），FT_4 33.25pmol/L（↑），TSH 0.01mU/L（↓）	99（↑）/56（↑）

po. 口服；ivgtt. 静脉滴注；qd. 每天1次；tid. 每天3次

　　患者入院后予完善相关检查，诊断为"妊娠合并甲状腺功能亢进"。D1予丙硫氧嘧啶片治疗甲状腺功能亢进，缓解症状。D5复查甲状腺功能及肝功能相关指标，发现出现肝功能损伤，考虑是丙硫氧嘧啶导致的肝脏不良反应，故减少丙硫氧嘧啶给药剂量，同时加用保肝药物还原性谷胱甘肽静脉滴注保肝治疗。D8 复查患者肝功能，改善不明显，故加用复方甘草酸苷注射液静脉滴注保肝。D12 患者满孕 16 周，考虑到丙硫氧嘧啶引起的肝功能损伤情况，为患者更换为甲巯咪唑继续治疗。D15 患者情况平稳，未再出现心悸症状，予出院继续服用甲巯咪唑治疗。但肝功能指标仍未完全正常，故为其开具多烯磷脂酰胆碱胶囊，嘱其出院后继续服用，并坚持门诊随访甲状腺功能和肝功能，评估是否能够调整药物剂量或停药，尽量使用最低有效剂量。

1. 甲状腺功能亢进治疗

(1) 用药指征：患者甲状腺 Ⅱ 度肿大，入院检查甲状腺功能，FT_3、FT_4 明显升高，TSH 明显降低。根据《孕产期甲状腺疾病防治管理指南》[1]，TSH 低于参考范围下限（或妊娠早期低于 0.1mU/L），FT_4 或 FT_3 高于参考范围上限，即可诊断为妊娠合并甲状腺功能亢进，推荐使用药物治疗。该患者入院检查 FT_3 9.94pmol/L（↑），FT_4 52.16pmol/L（↑），TSH 0.01mU/L（↓），符合"妊娠合并甲状腺功能亢进"，遂给予药物治疗。

(2) 药物选择：对于妊娠合并甲状腺功能亢进的处理原则，既要控制甲状腺功能亢进发展，又要确保胎儿的正常发育，安全度过妊娠及分娩期。原则上首选药物治疗，丙硫氧嘧啶与甲巯咪唑是孕期甲状腺功能亢进的首选药。研究表明，两者控制妊娠期甲状腺功能亢进的疗效接近，但丙硫氧嘧啶透过胎盘的药物相对较少，导致胎儿畸形的风险小于甲巯咪唑，因此《妊娠和产后甲状腺疾病诊治指南（第 2 版）》推荐妊娠早期选择丙硫氧嘧啶，并持续至妊娠 16 周。对于孕 16 周后是否换药无明确推荐，若患者使用丙硫氧嘧啶后出现肝功能损害等不良反应，可考虑换用甲巯咪唑[2]。患者入院时孕 14^{+3} 周，因此选用丙硫氧嘧啶治疗。服用丙硫氧嘧啶后出现肝功能损害，并且保肝药物治疗后改善不明显，因此孕 16 周开始改为甲巯咪唑治疗。

(3) 药物剂量：丙硫氧嘧啶的推荐剂量是每次 100～150mg，每天 3 次。考虑到药物对胎儿的影响，给予患者最低推荐剂量每次 100mg，每天 3 次治疗。患者用药 5 天后，肝功能指标出现异常，谷草转氨酶、谷丙转氨酶水平超过正常值的 2 倍。临床药师查阅相关资料，甲状腺功能亢进病情控制后丙硫氧嘧啶可以适当减量，视病情和不良反应每天 50～150mg，故与医生讨论后将丙硫氧嘧啶剂量改为每次 50mg，每天 3 次。配合使用保肝药物后，肝功能指标仍不理想，于孕 16 周开始更换为甲巯咪唑治疗。甲巯咪唑和丙硫氧嘧啶的替换比例为 1∶10～20，因此给予甲巯咪唑剂量为每次 20mg，每天 1 次。

2. 保肝治疗

(1) 用药指征：患者入院时肝功能正常，无其他基础肝脏疾病，在丙硫氧嘧啶治疗过程中，谷丙转氨酶227U/L（↑），谷草转氨酶85U/L（↑），均超过正常值的2倍，考虑药物性肝损伤，具有使用保肝药物的指征。

(2) 药物选择：首先为患者开具还原性谷胱甘肽改善肝脏损伤情况，目前研究数据表明还原性谷胱甘肽孕期使用未对胎儿产生不良影响。用药2天后，患者的肝酶水平未见明显改善，加用复方甘草酸苷注射液联合保肝治疗。复方甘草酸苷是以甘草酸苷为主要成分，辅以甘氨酸、L-半胱氨酸制成的强力肝细胞膜保护药，其可通过阻断花生四烯酸在起始阶段的代谢水平，保护肝细胞膜，且未有证据表明该药在妊娠期使用具有胎儿危害性，故适用于该患者的治疗。两者联用后，患者肝酶指标有所改善。但出院时，患者肝酶仍未完全正常，故临床医生为其开具多烯磷脂酰胆碱胶囊，嘱其出院后继续服用，并定期复查，直至肝功能恢复正常。

【药学监护】

1. 病情监护 注意患者宫缩、阴道流血及流液、腹痛等情况，监测患者FT_3、FT_4、TSH等甲状腺指标及肝功能相关指标。

2. 用药指导

(1) 丙硫氧嘧啶片：嘱患者用药期间避免服用含碘量高的食物（如海带、紫菜、鲜海鱼、贝类），以免加重病情或延长用药时间。

(2) 甲巯咪唑片：餐后用半杯水整片送服。切勿漏服，并定期监测甲状腺功能。

(3) 多烯磷脂酰胆碱胶囊：遵医嘱服用，每天服用量不能超过6粒（1368mg）；需随餐服用，以足够量液体整粒吞服，不要咀嚼。

3. 不良反应监护

(1) 丙硫氧嘧啶常见的不良反应包括头痛、眩晕、关节痛、胃肠道反应及皮疹、药物热等过敏反应。此外需特别关注丙硫氧嘧啶相关肝功能损伤和粒细胞缺乏症，当白细胞数低于4×10^9/L或中性粒细胞低于1.5×10^9/L时，应停用或调整用药，并及时使用升白细胞药物或粒细胞集落刺激因子等治疗粒细胞缺乏。肝功能损伤时，要及时调整药物剂量并给予保肝治疗，该患者用药后出现肝功能损伤的不良反应，给予减少药物剂量处理，并给予保肝药物积极治疗，不良反应好转不明显，后续将丙硫氧嘧啶更换为甲巯咪唑。

(2) 注射用还原性谷胱甘肽可能出现注射部位的轻度疼痛，偶见过敏。用药期间若出现皮疹、面色苍白、血压下降、脉搏异常、口腔不良反应（如黏膜白斑）、眼部刺激感、一过性视物模糊等症状，应立即停药。

(3) 复方甘草酸苷注射液可能出现过敏，甚至过敏性休克，如果患者出现血压下降、意识不清、呼吸困难等表现，需及时停药，并给出相应的适当处置；监测血钾水平。

(4) 甲巯咪唑可致皮疹、皮肤瘙痒及白细胞减少，还可能使患者出现味觉减退、恶心呕吐、上腹部不适、头晕头痛等，需监测患者情况，并告知患者药物可能出现的不良反应。

4. 生活管理　①饮食清淡营养，不宜刺激，多吃蔬菜、水果，避免高碘饮食；②定期随访复查甲状腺功能、肝功能和血常规；③嘱出院后内分泌科随访，评估是否能够调整药物剂量或停药，尽量使用最低有效剂量。

【案例亮点】

这是一个典型的妊娠合并甲状腺功能亢进伴肝功能损害药物治疗的案例。患者因妊娠合并甲亢入院，口服丙硫氧嘧啶100mg（每天3次）治疗后肝酶上升，因此减量至50mg（每天3次）并给予谷胱甘肽和甘草酸苷保肝，孕16周时更换甲巯咪唑治疗甲亢，一方面有效缓解了患者心悸症状，另一方面使肝酶逐渐降低。本案例需关注的关键点是妊娠期甲亢药物的选择和剂量调整及不良反应的监护。

参考文献

[1] 单忠艳，王临虹. 孕产期甲状腺疾病防治管理指南 [J]. 中国妇幼卫生杂志，2022，13（04）：1-15.

[2] 中华医学会内分泌学分会. 妊娠和产后甲状腺疾病诊治指南（第2版）[J]. 中华内分泌代谢杂志，2019，35（8）：636-665.

案例 20　妊娠合并 Graves 病的药物治疗

【案例资料】

1. 现病史　患者，32岁，身高156cm，孕前体重52kg，BMI 21.37kg/m²，现体重53.6kg，BMI 22.02kg/m²。平时月经规则，7/28天，末次月经2023年

7月18日，预产期2024年4月29日。本次系自然受孕，孕12^{+1}周于我院建卡，双侧子宫动脉频谱舒张早期未见切迹。建卡时空腹血糖5.8mmol/L，2023年10月25日口服葡萄糖耐量试验显示4.9-12.7-7.7mmol/L。诊断妊娠期糖尿病，嘱饮食控制，监测血糖。建卡时查FT$_3$ 34.70pmol/L（↑），FT$_4$＞100.00pmol/L（↑），TSH＜0.01μU/ml（↓），TT$_3$ 9.62nmol/L（↑），TT$_4$＞320.00nmol/L（↑），考虑妊娠合并甲状腺功能亢进，嘱综合医院内分泌科就诊。建卡时测血压178/72mmHg，考虑妊娠合并慢性高血压可能，嘱心内科就诊控血压。2023年11月14日孕16^{+1}周，产检进行无创产前基因检测，测血压172/73mmHg，复测156/70mmHg。追问病史患者甲状腺功能亢进和慢性高血压未至外院就诊和用药。妊娠以来患者无明显心悸、怕热、多汗，无头晕头痛，无胸闷、呼吸困难，无腹痛腹胀，无阴道见红流液等不适。否认既往高血压、糖尿病史，否认肝炎、结核等传染病史，否认手术外伤史，否认药物、食物过敏史。2023年11月14日以"G2P0，孕16^{+1}周，妊娠合并慢性高血压可能，妊娠合并甲状腺功能亢进，妊娠期糖尿病"收住院。

2. 既往史 患者2017年前后确诊甲状腺功能亢进，中药治疗1年后甲状腺功能恢复正常，后停药。2019年甲状腺功能亢进复发，再次中药调理治疗2年，效果不佳，调整为口服甲巯咪唑片10mg，每天2次，治疗1个月后甲状腺功能正常，甲巯咪唑逐渐减量为5mg，每天1次，甲状腺功能控制良好。后因拟备孕，随访甲状腺功能控制不佳，患者于2022年11月在外院行^{131}I治疗，未再进行抗甲状腺药物治疗。2022年11月22日^{131}I治疗前查甲状腺功能显示，FT$_3$＞30.72pmol/L（↑），FT$_4$ 44.65pmol/L（↑），TT$_3$＞9.22pmol/L（↑），TT$_4$＞308.88pmol/L（↑）。2023年5月29日备孕前复查甲状腺功能显示，FT$_3$ 5.9pmol/L，FT$_4$ 15.53pmo/L，TSH 0.053μU/ml（↓），TRAb 35.1U/L（↑）。

3. 婚育史 0-0-1-0，2020年5月人工流产1次，配偶体健。

4. 体格检查 体温36.7℃，脉搏120次/分，呼吸20次/分，入院测血压143/83mmHg，发育正常，营养良好，双眼球轻度突出，甲状腺Ⅱ度肿大。

5. 产科检查 无宫缩，胎心左下腹，胎心次数130次/分，胎动正常。

6. 实验室及辅助检查 暂无。

7. 入院诊断 ①妊娠合并Graves病；②妊娠合并慢性高血压可能；③妊娠期糖尿病（A$_1$）；④G2P0，孕16^{+1}周，单胎。

8. 出院诊断 ①妊娠合并Graves病；②妊娠合并慢性高血压可能；③妊娠期糖尿病（A$_1$）；④G2P0，孕16^{+5}周，单胎。

【治疗药物与治疗过程】

表 8-3 药物治疗经过与相关检查

日期	治疗方案	相关检查
D1	• 丙硫氧嘧啶 100mg，po，bid • 美托洛尔 12.5mg，po，tid • 糖尿病饮食控制血糖 • 丙硫氧嘧啶 100mg，po，bid • 美托洛尔 12.5mg，po，tid • 糖尿病饮食控制血糖	• 心电图：窦性心动过速，心率 132 次 / 分 • pro-BNP：NT-proBNP115.9pg/ml（↑） • 产科 B 超：头位，胎心胎动，单胎 • TgAb：17.40U/ml • TPOAb：＞600.00U/ml（↑） • TSH：＜0.01μU/ml（↓） • FT_3：31.20pmol/L（↑） • FT_4：73.00pmol/L（↑） • TRAb：6.70U/L ↑ • TT_3：9.2nmol/L（↑） • TT_4：＞320.00nmol/L（↑） • 降钙素原：＜0.50pg/ml • 血糖：空腹 – 早餐后 2 小时 – 午餐前 – 午餐后 2 小时 – 晚餐前 – 晚餐后 2 小时 – 睡前分别为 /–/–5.6（↑）–10.2（↑）–10.4（↑）–7.5（↑）–/ mmol/L
D2	• 丙硫氧嘧啶 50mg，po，bid • 美托洛尔 12.5mg，po，bid • 糖尿病饮食控制血糖	• 24h 尿蛋白定量：0.07g/24h，24h 尿量 2100ml • 血糖：5.0–7.4（↑）–8.2（↑）–/–/–8.2（↑）–7.3（↑）mmol/L
D3	• 丙硫氧嘧啶 50mg，po，bid • 美托洛尔 12.5mg，po，bid • 糖尿病饮食控制血糖	• TgAb：15.20U/ml • TPOAb：＞600.00U/ml（↑） • TSH：＜0.0μU/ml（↓） • FT_3：18.30pmol/L（↑） • FT_4：57.50pmol/L（↑） • TRAb：6.09U/L（↑） • TT_3：6.38nmol/L（↑） • TT_4：304.00nmol/L（↑） • PCT：＜0.50pg/ml • 血糖：5.5（↑）–/–/–/–7.9（↑）–/–6.8（↑）mmol/L
D4	• 丙硫氧嘧啶 50mg，po，bid • 美托洛尔 12.5mg，po，bid • 糖尿病饮食控制血糖	动态血压全天平均压：收缩压，舒张压正常 常规心电图报告：窦性心动过速 动态心电图：观察全程基础心律为窦性心律，总心动 108 965 次；最快心率 145 次 / 分，为窦性心动过速见于 7:49；最慢心率 63 次 / 分，为窦性心动，见于 3:58；平均心率 81 次 / 分

（续表）

日期	治疗方案	相关检查
D4	• 丙硫氧嘧啶 50mg，po，bid • 美托洛尔 12.5mg，po，bid • 糖尿病饮食控制血糖	单个房性期前收缩 13 次；单个室性期前收缩 2 次 未见典型动态缺血型 ST-T 改变；心率变异值减低 血糖：5.9（↑）–7.4（↑）–4.8–7.2（↑）–5.9 （↑）–6.4–4.9mmol/L
D5	出院 出院带药： 丙硫氧嘧啶 50mg，po，bid • 美托洛尔 12.5mg，po，bid • 自测血糖	血糖：晨空腹 4.8mmol/L

一. 无数据；po. 口服；bid. 每天 2 次；tid. 每天 3 次

　　入院后积极完善相关检查，评估病情，加强母胎监护。患者既往甲状腺功能亢进病史，孕早期甲状腺功能异常未就诊治疗。D1 检查结果显示窦性心动过速，甲状腺功能异常，病情控制不稳定，存在发展为甲状腺功能亢进危象的风险，予告病重，持续心电监护。完善甲状腺功能检查，同时请本院心内科及外院内分泌科会诊，患者双眼球轻度突出，甲状腺Ⅱ度肿大，暂以丙硫氧嘧啶（propylthiouracil，PTU）100mg，口服，每天 2 次，治疗甲状腺功能亢进；美托洛尔 12.5mg，口服，每天 3 次，控制心率。患者午餐前后及晚餐前后血糖较高，予糖尿病饮食控制血糖。D2 再次请外院内分泌科会诊，根据甲状腺功能相关指标将 PTU 调整至 50mg，口服，每天 2 次，控制甲状腺功能亢进；美托洛尔调整至 12.5mg，口服，每天 2 次，控制心率。患者血糖较 D1 有所改善，继续糖尿病饮食控制血糖。D3 复查甲状腺功能指标，结果较前有所改善。患者心率、血压平稳，停病重，未配合血糖监测。D4 予动态血压监测，结果显示正常。心电图显示窦性心动过速。血糖较 D1 明显改善。D5 患者甲状腺功能亢进危象风险解除，予出院。但甲状腺功能及血糖指标尚未完全正常，指导血糖管理，并嘱出院后继续口服丙硫氧嘧啶 50mg，每天 2 次；美托洛尔 12.5mg，每天 2 次；每周随访一次血常规、肝肾功能、电解质及甲状腺功能等，并定期至外院内分泌科就诊随访。

1. 抗甲状腺药物治疗

　　(1) 适应证：《甲状腺功能亢进症基层诊疗指南（2019）》等指出，抗甲状腺药物治疗适用于以下情况，包括轻中度病情；甲状腺轻、中度肿大；孕妇、高龄或由于其他严重疾病不适宜手术者；手术前和 [131]I 治疗前的准备；手术后复发且不适宜 [131]I 治疗者；中至重度活动的甲状腺功能亢进眼凸患者[1, 2]。该患者因拟备孕随访甲状腺功能控制不佳，行 [131]I 治疗后未继续使用抗甲状腺药物治疗，后备孕前随访 FT_3、FT_4 在正常范围内，现复发，妊娠期甲状腺功能亢进原则上不采用手术治疗且禁用 [131]I 治疗，临床症状表现为双眼球轻度突出，甲状腺Ⅱ度肿大，Graves 病诊断明确，适用于抗甲状腺药物治疗。

（2）药物选择：抗甲状腺药物治疗常用的药物为硫脲类药物，主要为咪唑类和硫氧嘧啶类，前者的代表药物是甲巯咪唑（methimazole，MMI），后者的代表药物是丙硫氧嘧啶。硫脲类药物抑制甲状腺过氧化物酶所中介的酪氨酸的碘化及偶联，而其本身则作为过氧化物酶的底物而被碘化，使氧化碘不能结合到甲状腺球蛋白上，从而抑制甲状腺激素的生物合成，发挥抗甲状腺作用。与 MMI 相比，PTU 除可抑制甲状腺激素合成以外，还可在外周组织抑制 TT_4 转化为生物活性更高的 TT_3，故起效较快，可以迅速地控制甲状腺功能亢进症状。已有研究报道，MMI 致胎儿发育畸形，主要表现为皮肤发育不全和 MMI 相关的胚胎病，包括鼻后孔闭锁、食管闭锁、颜面畸形等[3, 4]。孕 6～10 周是抗甲状腺药物导致出生缺陷的危险窗口期，MMI 和 PTU 均有影响。与 MMI 相比，虽两者致畸率相当，PTU 的致畸程度较轻[5]。

《孕产期甲状腺疾病防治管理指南（2022）》因此建议[6]：①为减少甲状腺功能亢进控制不佳导致的不良妊娠结局，已患 Graves 病的女性计划妊娠，最好在甲状腺功能控制至正常并平稳后备孕，备孕期优选 PTU；②接受抗甲状腺药物治疗的甲状腺功能亢进女性，一旦确认妊娠，可暂停抗甲状腺药物治疗，综合评估后决定是否继续应用抗甲状腺药物，妊娠早期优选 PTU；③妊娠中晚期若需治疗抗甲状腺药物者，可用 PTU 或 MMI。与 MMI 相比，PTU 除可抑制甲状腺激素合成以外，还可在外周组织抑制 TT_4 转化为生物活性更高的 TT_3[1]，故起效较快，可以迅速地控制甲状腺功能亢进症状。该患者处于妊娠中期且有发展为甲状腺功能亢进危象的风险，需要迅速降低血中有活性的甲状腺激素；该患者入院时孕 16^{+1} 周，已进入妊娠中期阶段，胎儿的重要器官已基本形成，受 PTU 影响的致畸风险相对较小，优选 PTU 治疗。

（3）药物剂量：《中国甲状腺功能亢进症和其他原因所致甲状腺毒症诊治指南》[7] 推荐，PTU 进行初始治疗时，一般起始剂量为 100～300mg/d，分次服用。部分患者症状较轻，甲状腺激素增高幅度不很大，可酌情减少抗甲状腺药物的剂量。本例患者初始给药方案为 100mg，口服，每天 2 次，后续根据甲状腺功能相关指标调整方案为 50mg，口服，每天 2 次，以较低有效剂量进行治疗符合推荐。患者口服 PTU 第 3 天，甲状腺功能指标较前改善，停病重。抗甲状腺药物治疗疗程一般为 18～24 个月，甲状腺的控制目标为将 FT_3、FT_4 控制在正常范围上限或轻度高于正常范围上限，当 TSH、FT_3、FT_4 正常时进入抗甲状腺药物维持量期。疗程足够、TRAb 阴性、小剂量抗甲状腺药物维持 TSH 正常，预示缓解可能性大，常为停药的指征。而患者出院时，甲状腺功能仍未达标，PTU 疗程不足，故临床医生为其开具 PTU，嘱其出院后继续服用，并每周随访甲状腺功能，及时至医生门诊根据甲状腺指标调整 PTU 剂量。

2. 窦性心动过速治疗

(1) 用药指征：根据《中国甲状腺功能亢进症和其他原因所致甲状腺毒症诊治指南（2022）》中推荐[7]，有症状的甲状腺功能亢进患者，尤其老年患者、静息心率超过 90 次 / 分或合并心血管疾病的甲状腺功能亢进患者，均可使用 β 受体拮抗药。该患心率 130 次 / 分，心电图结果提示窦性心动过速，具有用药指征。

(2) 药物选择：β 受体拮抗药通过阻断靶器官的交感神经肾上腺素能受体，达到抑制儿茶酚胺升高的作用，改善烦躁、怕热、多汗、心动过速、肌肉震颤等症状。患者入院后予美托洛尔降心率治疗，美托洛尔是选择性 $β_1$ 受体拮抗药，能够选择性抑制心脏 $β_1$ 受体，使心肌收缩力减弱，心率减慢，传导减慢，心排出量减少，心肌耗氧量降低。与非选择性 β 受体拮抗药相比，选择性 $β_1$ 受体拮抗药（美托洛尔、阿替洛尔、比索洛尔、艾司洛尔等）具有更好的心脏保护和心房颤动预防效果[7]。该患者 Graves 病心血管系统主要表现为窦性心动过速，使用选择性 $β_1$ 受体拮抗药美托洛尔控制窦性心动过速较非选择性 β 受体拮抗药针对性更强。需要注意的是，妊娠期使用 β 受体拮抗药可能引起胎儿宫内生长迟缓、血压降低、心动过缓、呼吸抑制、低血糖等，而且 β 受体拮抗药是否增加胎儿畸形风险尚存争议，临床应严密监测胎儿的状况。

(3) 治疗剂量：多数情况下，小至中剂量的 β 受体拮抗药足以缓解甲状腺功能亢进症状。因妊娠期使用 β 受体拮抗药对胎儿可能产生不良的影响，给予本例患者小剂量 25mg/d 的剂量控制心动过速，将对胎儿的影响尽量降低，且小剂量 $β_1$ 受体拮抗药较大剂量选择性更强。用药第 4 天，患者平均心率为 81 次 / 分，较入院时有明显改善，心电图仍提示存在窦性心动过速。临床医生为其开具美托洛尔片，嘱其出院后继续服用，严密监测心率及血压水平，定期随访甲状腺功能及产科 B 超等，遵医嘱在甲状腺功能亢进症状控制后逐渐停药。

【药学监护】

1. 病情监护

注意患者心率、血压、体温、SpO_2 等生命体征波动，以及腹痛腹胀、阴道出血及流液等情况，监测患者的甲状腺功能、肝功能、血糖、电解质等相关指标。

2. 用药指导

(1) PTU：本药为普通片剂，口服易吸收，餐前或餐后服用均可。应告知患者严格遵医嘱，按时按量服药，不可擅自停药或减量。服用本药期间，不宜食用高碘食物或含碘药物，以免病情加重，导致抗甲状腺药效果降低、用药量增加和（或）用药时间延长。本药可增强抗凝血药的抗凝作用，与抗凝血液合用时须谨慎。

(2) 美托洛尔：进食可使本药的生物利用度增加 40%，提醒患者空腹（饭前 1h 或饭后 2h）服药。本药可能导致眩晕或疲劳，因此提醒患者在使用本药治疗期间应避免驾驶或机械操作等需要集中注意力的工作。本药还可影响糖尿病患者的血糖、胰岛素或胰高血糖素水平。该患者为妊娠期糖尿病（A_1），提醒患者用药期间需更加注意血糖水平的控制与监测，防止出现低血糖症状。

3. 不良反应监护

(1) PTU 存在致畸风险，孕 6~10 周是 PTU 致畸的危险窗口期，该患者入院时孕 16^{+1} 周，已进入妊娠中期阶段，胎儿的重要器官已基本形成，受 PTU 影响的致畸风险相对较小，用药期间应定期进行产检，若胎儿发育状况出现异常，及时进行产科综合评估。PTU 较常见的不良反应表现为皮疹或荨麻疹、轻度肝损伤、胃肠道反应及关节痛等，PTU 还可能导致低凝血酶原血症、严重肝损害、粒细胞缺乏症等较严重的不良反应，应密切监测肝功能指标、血常规、凝血指标。用药期间若出现上述不良反应症状或监测指标异常，应立即停药或调整用量，并给予相应适当处理。

(2) 美托洛尔较常见的不良反应为头痛、头晕、疲劳、肢端发冷、心动过缓、心悸、恶心、呕吐等，如出现上述表现，请及时汇报医生、护士或药师。

4. 生活管理

(1) 低碘饮食，注意补充足够的热量与营养，包括蛋白质、维生素 B 族等。避免浓茶、咖啡等刺激性饮料。

（2）严格按照糖尿病饮食结构，少量多餐，每天分 5～6 餐，三餐前半小时、三餐后 2 小时及晚 22 时监测血糖并做好记录。

（3）适当运动与休息，避免情绪激动、感染、过度劳累等。

（4）定期随访甲状腺功能、肝功能、血常规、凝血功能，定期产检做好产前筛查等。

【案例亮点】

这是一个典型的妊娠合并 Graves 病的药物治疗案例。患者孕中期因妊娠合并 Graves 病入院，给予丙硫氧嘧啶治疗甲亢的同时使用美托洛尔控制心率，有效缓解了患者甲状腺亢进危象和窦性心动过速的症状。本案例需关注的关键点是妊娠期甲状腺功能控制目标是应用最小有效剂量的丙硫氧嘧啶和美托洛尔，根据药效指标和不良反应调整剂量。

参考文献

[1] 中华医学会，中华医学会杂志社，中华医学会全科医学分会，等 . 甲状腺功能亢进症基层诊疗指南（2019 年）[J]. 中华全科医师杂志，2019，18（12）：1118-1128.

[2]《妊娠和产后甲状腺疾病诊治指南》（第 2 版）编撰委员会，中华医学会内分泌学分会，中华医学会围产医学分会 . 妊娠和产后甲状腺疾病诊治指南（第 2 版）[J]. 中华内分泌代谢杂志，2019，35（8）：636-665.

[3] CLEMENTI M, DI GIANANTONIO E, CASSINA M, et al. Treatmentof hyperthyroidism in pregnancy and birth defects [J]. J Clin Endocrinol Metab, 2010, 95（11）：337-341.

[4] SEO C H, KIM T H, Chung J H. Antithyroid drugs and congenital malformations：a nationwide Korean cohort study [J]. Ann Intern Med, 2018, 168（6）：405-413.

[5] ANDERSEN S L, OLSEN J, WU C S, et al. Birth defects after early pregnancy use of antithyroid drugs：a Danish nationwide study [J]. J Clin Endocrinol Metab, 2013, 98（11）：4373-4381.

[6]《孕产期甲状腺疾病防治管理指南》编撰委员会，中华医学会内分泌学分会，中华预防医学会妇女保健分会 . 孕产期甲状腺疾病防治管理指南 [J]. 中华内分泌代谢杂志，2022，38（7）：539-551.

[7] 中华医学会内分泌学分会，中国医师协会内分泌代谢科医师分会，中华医学会核医学分会，等 . 中国甲状腺功能亢进症和其他原因所致甲状腺毒症诊治指南 [J]. 中华内分泌代谢杂志，2022，38（8）：700-748.

第9章 妊娠合并病毒性肝炎

疾病临床表现

病毒性肝炎是由肝炎病毒引起的以肝脏病变为主的传染性疾病，致病病毒包括甲型肝炎病毒（hepatitis A virus，HAV）、乙型肝炎病毒（hepatits B virus，HBV）、丙型肝炎病毒（hepatis C virus，HCV）、丁型肝炎病毒（hepatis D virus，HDV）及戊型肝炎病毒（hepatitis E virus，HEV）5 种。变现为出现不能用其他原因解释的消化系统症状，如食欲减退、恶心、呕吐、腹胀、肝区疼痛。继而出现乏力、畏寒、发热，部分患者有皮肤巩膜黄染、尿色深黄。可触及肝大，肝区有叩击痛。

案例 21　妊娠合并乙型肝炎的药物治疗

【案例资料】

1.现病史　孕妇，33 岁，因"孕 39^{+2} 周，阴道流血 2 天，不规则下腹痛 5 小时余"入院。末次月经 2022 年 6 月 3 日。孕妇停经 40 天余感恶心厌食等早孕反应。孕 12 周于我院建档，孕检发现乙型肝炎表面抗原阳性，肝功能正常范围，未予治疗。孕 26 周查乙肝表面抗原 5.8×10^8 U/ml，口服替诺福韦 300mg，每天 1 次，至今。孕期进展顺利，无阴道流血，血糖、血压均正常。门诊拟"妊娠合并乙肝病毒携带，孕 39^{+2} 周"收治入院。

2.既往史　乙肝"大三阳"10 余年，未规律治疗。

3.婚育史　已婚，1-0-1-1，配偶体健。

4.体格检查　正常。

5.产科检查　不规律宫缩，子宫无张力，胎心监护有反应，胎心 140 次/分。

6.实验室及辅助检查

(1)实验室检查：乙肝系列定量为 HBsAg＞250U/ml，HBeAg＞250PEI U/ml，HBcAb 2.15U/ml；乙肝病毒 DNA 5.09×10^4 U/ml。

(2) 产科超声：宫内单胎，头位脐血流正常。

7. 入院诊断　①乙肝病毒携带；②孕 39^{+2} 周。

8. 出院诊断　①产后出血；②乙肝病毒携带；③头位顺产；④单胎活产；⑤孕 39^{+3} 周；⑥ G3P2。

【治疗药物与治疗过程】

表 9-1　药物治疗经过及实验室检查

日期	治疗方案	ALT/AST（U/L）	血红蛋白（g/L）
D1	替诺福韦 300mg，po，qd	50.03（↑）/46.65（↑）	113（↓）
D2	• 替诺福韦 300mg，po，qd • 缩宫素注射液 10U，im，once • 缩宫素注射液 10U+0.9% 氯化钠溶液 500ml，ivgtt，once • 马来酸麦角新碱注射液 0.2mg，im，once • 氨甲环酸氯化钠注射液 2g，ivgtt，once • 卡前列氨丁三醇注射液 250μg，im，once	37.45/44.55（↑）	—
D4	• 替诺福韦 300mg，po，qd • 蛋白琥珀酸铁口服液 15ml，po，qd • 出院带药：益母草胶囊 1.44g，po，tid	—	111（↓）

—. 无数据；po. 口服；im. 肌内注射；ivgtt. 静脉滴注；qd. 每天 1 次；tid. 每天 3 次；once. 1 次

患者入院后予完善相关检查，因病毒性乙型肝炎，D1 继续口服替诺福韦。D2 经阴分娩一女婴，胎盘娩出完整，产后 2h 出血 590ml，予止血治疗，复查肝功能相关指标，谷丙转氨酶和谷草转氨酶正常，继续抗病毒药物治疗。D4 产后第 2 天，患者生命体征平稳，阴道少量出血，予出院。乙肝患者停药后可能出现肝炎突然加重，嘱其出院后继续服用，并坚持门诊随访，每周监测肝功能恢复情况。

1. 抗病毒治疗

(1) 用药指征：《乙型肝炎病毒母婴传播预防临床指南（2020）》[1] 中建议对于孕妇高病毒水平，即 HBV-DNA 水平＞2×10^{5}U/ml 或 HBeAg 阳性进行治疗，防止停药后急性肝炎加重，出现肝功能异常，发展成重症肝炎、肝性脑病、凝血功能障碍等；降低母婴传播的风险。该患者系乙肝病毒携带，既往乙肝病史，孕 26 周查乙肝病毒 DNA 为 5.8×10^8 U/ml，肝功能正常范围，给予口服替诺福韦 300mg，口服，每天 1 次，抗病毒治疗。该例患者具有用药指征。

(2) 药物选择：HBV-DNA 水平高母亲在妊娠中后期应用抗病毒药物，可使孕妇产前血清中 HBV-DNA 水平降低，提高新生儿的母婴阻断成功率。建议在与患者充分沟通、知情同意基础上，可于妊娠第 24～28 周开始给予替诺福韦、替比夫定或拉米夫定，但拉米夫定和替比夫定容易产生耐药，因此抗病毒药物预防 HBV 母婴传播首选替诺福韦二吡呋酯。富马酸替诺福韦二吡呋酯口服后很快水解为替诺福韦，在细胞内被磷酸化为具有活性产物替诺福韦二磷酸，与 5'-三磷酸脱氧腺苷酸竞争掺入病毒 DNA 链中，由于其缺乏 3'-OH 导致 DNA 链延长受阻而抑制病毒复制。

(3) 药物剂量和疗程：替诺福韦的推荐剂量为 300mg/d，24～28 周开始治疗。该患者 26 周起每天每次 300mg 符合推荐。对于不常规开展 HBV-DNA 定量监测的地区，建议用 HBeAg 阳性作为口服抗病毒药物的指征，以预防母婴传播。《感染乙型肝炎病毒的育龄女性临床管理共识（2018）》[2] 指出，产后未达到停药标准者，产后需要继续抗病毒治疗（HBV-DNA 低于检测下限，谷丙转氨酶复常，HBsAg 转阴，HBeAg 转换）；对于产后停药的 HBV 携带者，产后 1 个月应复查肝功能和 HBV-DNA，如肝功能正常，每 3 个月复查 1 次，至产后 6 个月；对于停药有风险的 HBV 携带者产妇，可在产后 1～3 个月停药，然后随访。对于病毒学持续应答且 HBsAg 低水平（<1500U/ml）患者，可换用干扰素继续治疗。

2. 产后出血治疗 产后出血是指在分娩 24h 之内，阴道分娩者出血量超过 500ml，或剖宫产分娩者出血量超过 1000ml，患者产后出血 590ml。《产后出血预防与处理指南（2023）》[3] 中推荐预防性使用宫缩剂，是预防产后出血最重要的常规推荐措施，缩宫素是预防和治疗产后出血的一线药物。常用 10U 加入 0.9% 生理盐水 500ml 静脉滴注，必要时遵医嘱给予缩宫素 10U 宫体注射。缩宫素无效时，应尽早使用前列腺素类药物。高危者可考虑联合使用麦角新碱，200μg 肌内注射。

【药学监护】

1. 病情监护 注意患者子宫收缩、阴道流血及流液、腹痛等情况，监测患者体温、脉搏、血压、谷丙转氨酶、谷草转氨酶及血常规。

2. 用药指导

(1) 替诺福韦：美国安全用药规范研究院将本药定为高警讯药物，使用不当会给患者带来严重危害。食物对药物的疗效影响不大，可与或不与食物同服，请固定在一天中相同的时间服用。用药可能会降低骨矿物质密度，建议适当补充钙和维生素 D。无论孕妇 HBeAg 阳性还是阴性，均应鼓励新生儿母乳喂养。对于无法停药的产妇，使用替诺福韦抗病毒的产妇母乳喂养不是禁忌。

(2) 蛋白琥珀酸铁口服液：蛋白琥珀酸铁对胃肠道刺激性小，为促进铁的吸收建议餐前服用。提醒患者服药期间避免饮浓茶，不宜与制酸药合用。用药后大便可能变成绿色或黑色，停药后恢复正常。

(3) 益母草胶囊：每次 2 粒，每天 3 次，整粒吞服，不要掰开或咀嚼。

3. 不良反应监护

(1) 患者在妊娠晚期出现多次腿抽筋。在长期使用替诺福韦，可能引起肾功能损害。如果出现持续骨痛或加重、四肢痛或肌肉疼痛、无力等症状，可能是肾小管病变的表现，临床药师与患者充分沟通该不良反应发生的可能原因，并进行了相应的不良反应监护宣教。

(2) 缩宫素注射液可刺激子宫收缩，主要不良反应为恶心、呕吐、头痛、皮疹、呼吸困难、心率失常等不良反应，用药期间监测患者生命体征。

(3) 马来酸麦角新碱注射液主要不良反应为头痛、头晕、腹痛等，如出现麦角中毒表现（手脚下肢皮肤苍白发冷、心跳弱、持续呕吐、惊厥），需及时汇报医生、护士或药师。

(4) 氨甲环酸具有止血、抗过敏的作用，用药后可能出现过敏、暂时性色觉异常，如果患者出现血压下降、头晕、瘙痒、皮疹等表现，需及时停药，并给出相应的适当处置。

(5) 卡前列氨丁三醇注射液用药后如出现药物引起的发热是暂时的，建议多喝水。如出现子宫出血、头痛、寒战等不适，及时汇报医护人员，并给予相应处置。

4. 生活管理　①饮食清淡营养，暂不服用红糖、阿胶等活血食物；②出院后继续母乳喂养，按需哺乳；③定期随访复查肝功能和肾功能。

【案例亮点】

这是一个典型的妊娠合并乙型肝炎药物治疗的案例。患者因乙肝病毒携带，孕足月入院待产，顺产并发产后出血，因此在使用替诺福韦抗病毒治疗的同时给予促宫缩和止血药物治疗，有效降低了乙肝病毒母婴传播的风险，并且控制了产后出血，同时保护了母婴健康。本案例需关注的关键点是抗病毒治疗药物启动时机的选择。

参考文献

[1] 中华医学会妇产科学分会产科学组，中华医学会围产医学分会．乙型肝炎病毒母婴传播预防临床指南 [J]．中华妇产科杂志，2020，55（5）：291-299.

[2] 中华医学会肝病学分会．感染乙型肝炎病毒的育龄女性临床管理共识 2018 版 [J]．中国病毒病杂志，2018，8（3）：164-169.

[3] 中华医学会妇产科学分会产科学组，中华医学会围产医学分会．产后出血预防与处理指南（2023）[J]．中华妇产科杂志，2023，58（6）：401-409.

案例 22　妊娠合并病毒性肝炎的药物治疗

【案例资料】

1. 现病史　孕妇，30 岁，身高 152cm，体重 51kg，因"慢性乙型病毒性肝炎，孕 32 周"入院。患者 7 年前查体发现 HBsAg 阳性，当时肝功能正常，HBV-DNA 不详，未行治疗，未定期复查，3 天前体检发现肝功能异常，HBV-DNA 7.69×10^7U/ml，患者偶感乏力，尿黄，时感腹胀，无发热、畏寒，无恶心、呕吐，无腹痛、腹泻，无尿频、尿急、尿痛，无皮肤瘙痒，今为求进一步治疗，收治入院。

2. 既往史　既往身体健康。否认药物、食物过敏史。预防接种史不详。

3. 婚育史　适龄结婚，未育。

4. 体格检查　神志清，精神可，全身皮肤黏膜无黄染及出血点，未见肝掌及蜘蛛痣，浅表淋巴结未触及肿大。腹膨隆，腹肌软，全腹无压痛及反跳痛，肝肋下、剑突下未触及，脾肋下未触及，肝上界于右锁骨中线第 5 肋间叩浊，肝区叩痛阳性，墨菲征阴性，腹水征阴性，双下肢无水肿。

5. 实验室及辅助检查

(1) 总胆红素：8.27μmol/L，直接胆红素 1.55μmol/L，间接胆红素 6.72μmol/L，直接胆红素 / 间接胆红素 0.23，谷丙转氨酶 23U/L，谷草转氨酶 22U/L，谷草转氨酶 / 谷丙转氨酶 1.0，碱性磷酸酶 112U/L，γ- 谷氨酰转肽酶 10U/L，总蛋白 61g/L（↓），白蛋白 31g/L（↓），球蛋白 30g/L，白 / 球比例 1.03（↓），前白蛋白 0.26mg/L，总胆汁酸 7.5μmol/L，总胆固醇 5.96mmol/L（↑），甘油三

酯 2.62mmol/L（↑），高密度脂蛋白 1.77mmol/L，低密度脂蛋白 3.91mmol/L
（↑），胆碱酯酶 7619U/L，脂蛋白（a）77.4mg/L，乳酸脱氢酶 197.5U/L，肌
酸激酶 28.0U/L（↓），肌酸激酶同工酶 6.0U/L，羟丁酸脱氢酶 171.0U/L，载
脂蛋白 A_1 2.07g/L（↑），载脂蛋白 B 1.40g/L，岩藻糖苷酶 25U/L，人血白蛋白
50.30（↓），α_1 球蛋白 3.60%（↑），α_2 球蛋白 10.20%，β 球蛋白 14.20%（↑），
γ 球蛋白 21.70（↑），A/G 1.01 ↓。

电解质葡萄糖测定肾功能：葡萄糖：4.7mmol/L，尿素氮 3.8mmol/L，肌酐
37μmol/L（↓）。

乙型肝炎病毒脱氧核糖核酸扩增定量检测：乙肝病毒 DNA 定量 4.98×10^7U/ml。

AFP 异质体组合测定：AFP-L 3%8.30%，AFP 360.80ng/ml（↑）。

血氨测定：血氨 57.2μmol/L。

乙肝表面抗原（化学发光）79401.14U/ml（↑），乙肝核心抗体 I 7.05s/co
（↑），乙肝 e 抗原 1226.10s/co（↑），肿瘤相关物质测定 46.6mAU/ml（↑）。

TPPA 试验：梅毒抗体 TPPA 阴性。

糖化血红蛋白测定：糖化血红蛋白 4.8%。

(2) 肝胆胰脾肾 B 超：无异常。

6. 入院诊断　①慢性乙型病毒性肝炎；②孕 32 周。

7. 出院诊断　①慢性乙型病毒性肝炎；②孕 33 周。

【治疗药物与治疗过程】

表 9-2　药物治疗经过及实验室检查

日期	治疗方案	HBsAg （U/ml）	HBV-DNA （U/ml）
D1	• 注射用丁二磺酸腺苷蛋氨酸 1g+5% 葡萄糖溶液 250ml，ivgtt，qd • 富马酸替诺福韦二吡呋酯片，300mg，po，qd	79401.14（↑）	4.98×10^7
D6	• 注射用丁二磺酸腺苷蛋氨酸 1g+5% 葡萄糖溶液 250ml，ivgtt，qd • 富马酸替诺福韦二吡呋酯片，300mg，po，qd	—	—
D7	停药出院 • 出院带药：富马酸替诺福韦二吡呋酯片，300mg，po，qd	—	—

—. 无数据；po. 口服；ivgtt. 静脉滴注；qd. 每天 1 次

患者入院后予完善相关检查，D1 给予注射用丁二磺酸腺苷蛋氨酸，口服富马酸替诺福韦二吡呋酯片保肝、抗病毒等综合治疗。入院治疗 7 天，症状改善，病情好转，嘱患者出院后注意休息，清淡饮食，按时服用抗病毒药物，定期复查肝肾功能和 HBV-DNA 定量。

抗病毒、保肝治疗

(1) 用药指征：研究认为，孕妇体内高水平的 HBV-DNA 是发生母婴传播的主要高危因素，降低母体病毒载量可减少 HBV 的母婴传播[1, 2]。如果不进行抗病毒治疗就有可能由于病毒复制的活跃进一步导致肝功能的继续恶化，甚至导致肝衰竭，从而影响孕妇，以及胎儿的生命安全。本例病毒载量较高，具有抗病毒治疗指征。

(2) 药物选择：该患者入院后临床医生给予注射用丁二磺酸腺苷蛋氨酸保肝治疗，给予富马酸替诺福韦二吡呋酯片口服抗病毒治疗。用药后，该患者病情有所改善。考虑患者 HBV-DNA 定量值高，出院时，临床医生为其开具富马酸替诺福韦二吡呋酯片，嘱其出院后继续服用，并定期复查肝肾功能和 HBV-DNA 定量。

【药学监护】

1. 病情监护　患者病情较为稳定，给予注射用丁二磺酸腺苷蛋氨酸静脉滴注、富马酸替诺福韦二吡呋酯片口服，药学关注点为静脉用药的配制使用、用药后的不良反应等。患者入院 7 天后好转出院，未发生不良反应。

2. 用药指导

(1) 告知患者及家属，富马酸替诺福韦二吡呋酯片是核苷类反转录酶抑制药，主要通过抑制乙肝病毒的反转录过程，而起到抗病毒的作用。该药被列入 B 级用药，已经妊娠或备孕的慢性乙肝患者都是可以使用的。孕期使用替诺福韦二吡呋酯片，可降低乙肝病毒载量，减少传播的风险。

(2) 告知患者及家属，注射用丁二磺酸腺苷蛋氨酸是一种肝脏治疗药物，可以增强肝细胞的再生能力，改善肝脏的代谢功能，促进胆汁的分泌，减轻肝脏的负担。在使用过程中，要缓慢静脉滴注，不能随意调节滴速。

(3) 告知医护人员，注射用丁二磺酸腺苷蛋氨酸不能与含有钙元素的溶液或者碱性溶液混合使用，如需要序贯输液，要充分冲管。

3. 不良反应监护

(1) 服用富马酸替诺福韦二吡呋酯曾有引起肾功能损害的报道，因此长期服用富马酸替诺福韦二吡呋酯的患者，应定期检查肾功能。

(2) 有少数敏感个体患者使用注射用丁二磺酸腺苷蛋氨酸，出现昼夜节律紊乱的现象，在催眠药的帮助下改善睡眠。

4. 生活管理　建议治疗期间注意休息，避免劳累，注意饮食均衡，有助于疾病的恢复。

【**案例亮点**】

这是一个典型的妊娠合并病毒性肝炎药物治疗的案例。患者因孕晚期慢性乙型病毒性肝炎入院，给予替诺福韦抗病毒治疗的同时使用腺苷蛋氨酸保肝治疗，控制病毒载量的同时减轻了肝脏负担。本案例需关注的关键点是妊娠合并病毒性肝炎在抗病毒治疗的同时需兼顾保肝治疗。

参考文献

[1] 乙型肝炎病毒感染女性生育管理专家委员会 . 乙型肝炎病毒感染女性生育管理专家共识 [J]. 中华实验和临床感染病杂志（电子版），2014，2（1）：104-107.

[2] 中华医学会妇产科学分会产科学组 . 乙型肝炎病毒母婴传播预防临床指南（第 1 版）[J]. 中华妇产科杂志 . 2013，2（48）：108-116.

第10章 妊娠合并性传播疾病

疾病临床表现

（一）梅毒

梅毒是由梅毒螺旋体引起的慢性、系统性性传播疾病，主要通过性途径传播，偶可经接触间接感染或少数经输血感染。可分为一期梅毒、二期梅毒、三期梅毒、潜伏梅毒和胎传梅毒（先天梅毒）等。梅毒分期及临床表现见表10-1。妊娠期梅毒患者体内梅毒螺旋体可经胎盘进入胎儿血液循环，导致流产、早产、死胎、低出生体重儿或胎传梅毒，因此建议孕妇首次产检时（最好在妊娠前3个月）筛查梅毒，一旦确诊后，及时、足量、规范治疗（图10-1）。

表 10-1 梅毒分期与临床表现

分期	临床分类	
	获得性梅毒	胎传梅毒
早期	<ul><li>一期梅毒：硬下疳</li><li>二期梅毒：皮肤黏膜损害，全身淋巴结可肿大，可能出现骨关节、眼、内脏及神经系统损害等</li><li>早期潜伏期梅毒</li><li>特点：病期≤2年，传染性强</li></ul>	<ul><li>无一期梅毒，直接发生相当于二期</li><li>发育不良，皮损，伴梅毒性鼻炎及喉炎、骨髓炎、淋巴结肿大、贫血等</li><li>早期潜伏期梅毒</li><li>特点：2岁以内，传染性强</li></ul>
晚期	<ul><li>三期梅毒 – ①晚期皮肤、黏膜、骨、眼梅毒等 – ②心血管梅毒 – ③神经梅毒 – ④晚期潜伏期梅毒</li><li>特点：病期＞2年，传染性弱或无传染性</li></ul>	<ul><li>晚期胎传梅毒类似于获得性梅毒三期</li><li>出现炎症性损害（基质性角膜炎、神经性耳聋、鼻或腭树胶肿）或标记性损害</li><li>胎传晚期潜伏期梅毒</li><li>特点：2年之后发病，传染性弱或无传染性</li></ul>

神经梅毒中，脑脊液的检查中，常规检查异常为白细胞计数＞5×10^6/L（如果合并HIV，白细胞计数＞20×10^6/L）且无其他原因

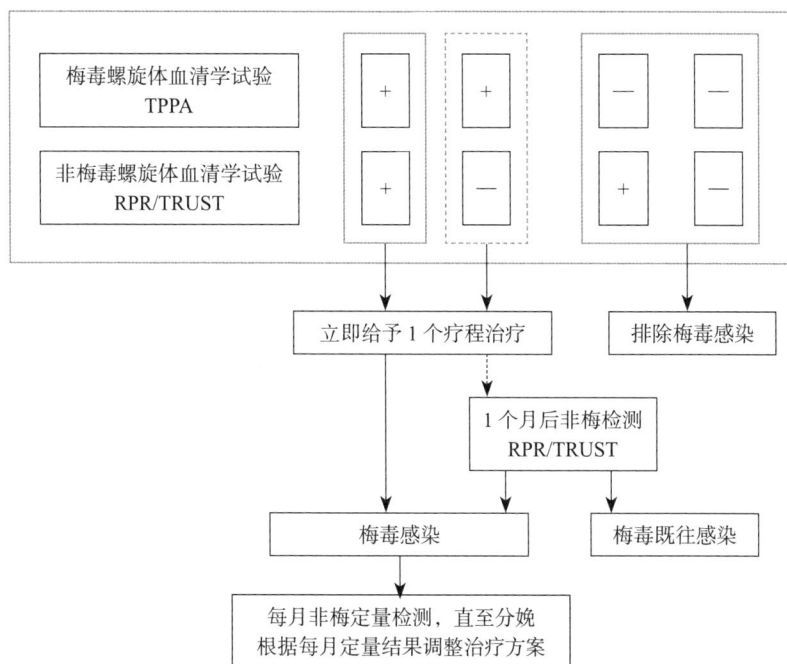

图 10-1　孕产妇梅毒监测结果与治疗

（二）生殖泌尿道非典型病原体感染

女性生殖泌尿道非典型病原体主要有支原体和衣原体，常见的支原体有解脲支原体（ureaplasma urealyticum，UU）、人型支原体（mycoplasma hominis，MH）和生殖道支原体（mycoplasma genitalium，MG）等；衣原体可分为沙眼衣原体、鹦鹉热衣原体、肺炎衣原体等。支原体和衣原体可定植于尿道、生殖道黏膜上皮细胞表面，主要经性交直接传播，其中支原体也可经接触患者分泌物污染的物品等间接传播。胎儿或新生儿可通过宫内、产道及产后感染，经产道感染是最主要的途径。当人体免疫力下降时容易感染支原体及衣原体，临床特点是无症状或症状轻微，患者不易察觉，病程迁延，常并发生殖道感染。女性生殖泌尿道支原体感染临床表现因感染部位不同而异。

1. 尿道炎　支原体是泌尿系统感染的常见致病微生物，由支原体导致的泌尿系统感染以尿道炎最为多见，其他还包括肾盂肾炎等。临床表现包括排尿困难、尿频、尿急、尿痛、尿道烧灼感、尿道出现稀薄的浆液性或脓性分泌物、尿中有大量红/白细胞。

2. 宫颈黏膜炎　宫颈管是支原体、衣原体最常见的感染部位，70%～90%支原体、衣原体宫颈黏膜炎无临床症状，若有症状表现为阴道分泌物增多，呈黏液脓性，性交后出血，检查可见宫颈管脓性分泌物，宫颈红肿，黏膜脆性增加。

3. 盆腔炎 由于支原体与盆腔炎的发病具有相关性，在 2008 年发表的《中国盆腔炎性疾病诊治规范草案》的治疗原则包含针对衣原体及支原体的治疗。盆腔炎的临床表现为下腹紧张、压痛明显，恶寒、发热，血白细胞计数增加。

4. 子宫内膜炎 30%～40% 宫颈管炎上行引起子宫内膜炎，表现为下腹痛、阴道分泌物增多、阴道不规则少量出血。

5. 输卵管炎 8%～10% 宫颈管炎可发展为输卵管炎，表现为轻微下腹痛、低热，久治不愈，若治疗不当可致异位妊娠及不孕。

6. 羊膜腔感染和不良妊娠结局 妊娠期间支原体、衣原体感染是否与不良妊娠结局有关尚存争议。有报道称，围产期感染支原体、衣原体与早产、胎膜早破、低出生体重儿、胎儿窘迫等有关；孕妇感染后可发生宫内感染、产褥感染或产后出血。

（三）淋病

淋病是由淋病奈瑟菌感染所引起的常见细菌性性传播疾病，淋病奈瑟菌为革兰阴性双球菌。感染的主要部位有尿道、宫颈、直肠，也可发生在其他部位，如咽和结膜，严重时可引起播散性感染。女性淋病患者多数无临床症状，不易被及时诊断和治疗。临床症状表现为外阴刺痒和烧灼感、阴道分泌物增多呈脓性；尿痛、尿急、尿频或血尿，尿道口充血，有触痛及少量脓性分泌物；前庭大腺炎（阴唇周围疼痛）、肛周潮红、水肿等。女性淋病若未治疗或治疗不彻底，可引起输卵管炎症、子宫内膜炎等盆腔炎症、慢性盆腔疼痛、异位妊娠或不孕等。少数患者会出现淋病奈瑟菌从最初感染部位发生细菌血行播散，播散感染常导致以下临床综合征：化脓性关节炎、腱鞘炎、皮炎和多关节痛三联征。

此外，妊娠早期感染淋病奈瑟菌可致感染性流产和流产后感染；妊娠晚期易发生绒毛膜羊膜炎、胎儿窘迫、胎儿生长受限、死胎、胎膜早破和早产等；分娩后产妇抵抗力低，可引起淋病奈瑟菌性子宫内膜炎和输卵管炎等产褥感染，严重者可致播散性淋病。约 1/3 胎儿通过未经治疗产妇软产道时感染淋病奈瑟菌，引起新生儿淋病奈瑟菌性结膜炎、肺炎，甚至败血症，使围产儿死亡率增加。

（四）获得性免疫缺陷综合征

获得性免疫缺陷综合征（acquired immunodeficiency syndrome，AIDS），

即"艾滋病"，其病原体为人类免疫缺陷病毒（human immunodeficiency virus，HIV）。AIDS是影响公众健康的重要公共卫生问题之一。从初始感染HIV到终末期是一个较为漫长、复杂的过程。在病程的不同阶段，与HIV相关的临床表现也是多种多样的。根据感染后的临床表现，HIV感染全过程可分3期，即急性期、无症状期和AIDS期。急性期临床表现以发热最为常见，可伴有咽痛、盗汗、恶心、呕吐、腹泻、皮疹、关节疼痛、淋巴结肿大和神经系统症状。大多数患者临床症状轻微，持续1～3周后自行缓解。无症状期，因HIV在感染者体内不断复制，免疫系统受损，$CD4^+T$淋巴细胞计数逐渐下降，可出现淋巴结肿大等症状或体征。AIDS期是感染HIV后的终末阶段。此期主要临床表现为HIV相关症状、体征及各种机会性感染和肿瘤。妊娠合并HIV感染，可通过胎盘传染给胎儿，或分娩时经产道感染，出生后经母乳喂养感染新生儿，所以妊娠合并HIV感染的孕产妇全程管理包括孕前咨询和保健、妊娠期管理及产后管理，以阻断HIV母婴传播，提高母亲和婴儿的健康水平。

参考文献

[1] 中国疾病预防控制中心性病控制中心，中华医学会皮肤性病学分会性病学组，中国医师协会皮肤科医师分会性病亚专业委员会. 梅毒、淋病和生殖道沙眼衣原体感染诊疗指南（2020年）[J]. 中华皮肤科杂志，2020（03）：168-179.

案例23　妊娠合并梅毒的药物治疗

【案例资料】

1. 现病史　孕妇，28岁，因"孕10^{+5}周，头疼2个月，加重1周"入院。末次月经2023年4月12日。孕妇停经40天尿早孕试纸检测（＋），孕早期间无阴道流血、流液，无毒物、射线接触史。患者入院前2个月开始出现头疼，以右颞部为重，呈胀痛，伴右半部头部不适，可忍受，当时未就诊治疗。此次入院前1周开始再次出现头疼，疼痛部位仍以右颞侧为重，伴右侧顶枕部疼痛，呈胀痛，难以忍受。无恶心呕吐，无肢体活动障碍，无语言障碍。患者自诉由于3个月前意外有一次不洁性交，门诊拟"妊娠合并头痛"收治入院。

2. 既往史　2021年因"异位妊娠"在腹腔镜下行右侧输卵管切除术。

3. 婚育史　已婚，0-0-1-0，配偶体健。

4. 体格检查　体温36.5℃，脉搏80次/分，呼吸20次/分，血压110/82mmHg。

身高 166cm，体重 62kg。入院后神经外科查体未有阳性体征，但腹部皮肤及手心脚心间暗红色斑疹，不突出于皮肤。产科查体未见异常。

5. 实验室及辅助检查

(1) 血常规：白细胞 9.94×10^9/L，中性粒细胞百分比 78.6%；梅毒抗体（TPPA）指标阳性（＋）；梅毒 TRUST 试验（RPR）1：4（＋）。

(2) 脑脊液检查：白细胞计数 12×10^9/L，总蛋白量 587mg/L，葡萄糖 2.08mmol/L，氯化物 109mmol/L。

(3) 头颅 MRI：双侧颞叶白质区可见大片水肿带。

(4) 产科超声：宫内妊娠，妊娠囊内可见胎芽回声，可见胎心搏动。

6. 入院诊断 ①妊娠合并头痛；② G2P0，孕 10^{+5} 周。

7. 出院诊断 ①妊娠合并神经梅毒；② G2P0，孕 12^{+5} 周。

【治疗药物与治疗过程】

表 10-2　药物治疗经过

日　期	治疗方案
D1	青霉素 400 万 U，ivgtt，q4h，连用 10～14 天

ivgtt. 静脉滴注；q4h. 每 4 小时 1 次

孕妇，因头疼入院，入院后完善相关检查，D1 血常规提示白细胞 9.94×10^9/L，中性粒细胞百分比 78.6%；梅毒抗体指标阳性（＋）；梅毒 TRUST 试验 1：4（＋）；脑脊液检查显示，白细胞计数 12×10^9/L，蛋白量 587mg/L。结合临床症状和实验室检查，该患者诊断为妊娠合并神经梅毒，予以青霉素 400 万 U，静脉滴注，每 4 小时 1 次，连用 10～14 天治疗。D15 患者无诉不适，皮疹消退，复查头 MRI 显示原双侧颞叶病灶显示不清，增强扫描后病灶与旧片对比范围较前显著缩小，水肿吸收。复查梅毒抗体与梅毒 TRUST 试验，梅毒血清检测转阴。

妊娠合并神经梅毒治疗

(1) 用药指征：患者因"孕 10^{+5} 周，头痛 2 个月，加重 1 周"入院，患者自诉 3 个月前意外有一次不洁性交，入院前 1 周开始再次出现头疼，难以忍受。入院后完善 TPPA 和 RPR 检测，TPPA 结果阳性（＋），RPR 结果阳性（＋），脑脊液检查显示，白细胞计数 12×10^9/L，蛋白量 587mg/L，腹部皮肤及手心脚心间暗红色斑疹，结合检验结果和患者临床症状，提示妊娠合并神经梅毒诊断明确。《梅毒、淋病、生殖器疱疹、生殖道沙眼衣原体感染诊疗指南（2020）》[1]指出，梅毒一经确诊，需立刻进行正规治疗，现患者为神经梅毒，具有用药指征。

(2) 药物选择：梅毒抗感染治疗方案的选择需结合患者疾病严重程度、就诊前的治疗情况、药物过敏情况及有无药物禁忌证等。《梅毒、淋病、生殖器疱疹、生殖道沙眼衣原体感染诊疗指南（2020）》推荐神经梅毒治疗方案：青霉素300万～400万U，静脉滴注，每4小时1次，连用10～14天；或普鲁卡因青霉素240万U两侧肌内注射，每天1次，加丙磺舒0.5g，口服，每天4次，连用10～14天。也可考虑使用头孢曲松2g，静脉滴注，每天1次，连续10～14天。综合患者情况，临床选择用药方案为：静脉注射青霉素400万U，每4小时1次，连用10～14天，用药方案合理。患者在我院治疗疗程仅14天，TPPA转阴性，但考虑患者为妊娠合并神经梅毒，根据临床指南推荐，建议治疗后每个月做一次定量非梅毒螺旋体血清学试验，观察有无复发及再感染。

【药学监护】

1. 病情监护 注意患者头疼、皮疹改善情况，建议治疗后每月做一次定量非梅毒螺旋体血清学试验，观察有无复发及再感染。

2. 用药指导

(1) 用药前应仔细询问患者是否有过敏史，若对青霉素过敏，应评估能否接受青霉素脱敏或再激发；如果无法进行青霉素脱敏或再激发，对头孢菌素类不过敏的患者可使用头孢曲松。用药时应做好抢救准备，并使患者处于安静状态，密切观察。常见表现为皮疹、荨麻疹、红斑、瘙痒、发热、耳鸣、头晕。

(2) 补液过程中，滴速适度，交代患者及家属不能随意调节滴速。

3. 不良反应监护

(1) 注意监测青霉素不良反应，常见不良反应包括皮疹、恶心、呕吐、腹泻、腹痛等。

(2) 梅毒治疗可能会促进一种急性发热反应，多发生于首剂抗梅毒药物治疗后数小时，全身反应似流感样，并在24h内消退，妊娠期可能诱发子宫收缩、胎动减少等反应，严重可能导致孕妇早产或胎儿宫内窒息。孕妇若出现上述症状，请及时联系医务人员，并进行对症处理。

4. 生活管理 ①治疗期间避免无保护性性行为；②建议性伴侣进行检查和治疗；③日常生活中注意个人卫生，不适随诊。

【案例亮点】

这是一个典型的妊娠合并梅毒药物治疗的案例。患者因孕早期妊娠合并头痛入院检查，诊断出妊娠合并神经梅毒，给予青霉素抗梅毒治疗，有效缓解了梅毒症状。本案例需关注的关键点是妊娠合并梅毒的药物选择及治疗疗程，后续孕期定期复查及治疗，防止复发及再感染。

参考文献

[1] 中国疾病预防控制中心性病控制中心，中华医学会皮肤性病学分会性病学组，中国医师协会皮肤科医师分会性病亚专业委员会. 梅毒、淋病和生殖道沙眼衣原体感染诊疗指南（2020年）[J]. 中华皮肤科杂志，2020（03）：168-179.

案例 24　妊娠合并非典型病原菌的药物治疗

【案例资料】

1. 现病史　孕妇，37岁，身高160cm，体重60kg，因"孕26^{+2}周，阴道流液5小时余"入院。末次月经2021年6月12日。孕25^{+6}周于我院超声提示宫内妊娠双胎之一死胎，双胎之二活胎。孕26^{+2}周无明显诱因出现阴道流液、羊水色清，偶有下腹紧缩感，间隔30min，每次持续5~10s，拟"难免流产"收治入院。

2. 既往史　2013年人流清宫一次。

3. 婚育史　已婚，0-0-1-0，配偶体健。

4. 体格检查　体温36.5℃，脉搏97次/分，呼吸20次/分，血压158/115mmHg。偶及宫缩，阴道内可扪及胎儿双足，宫口开2cm，胎膜已破，余无特殊。

5. 实验室及辅助检查

(1) 血常规：白细胞20.25×10^9/L，NEU% 82.2%，超敏C反应蛋白1.73mg/L，SAA 6.47mg/L；阴道分泌物支原体培养显示，解脲支原体阳性（＋），人型支原体阳性（＋）。药敏试验结果显示，红霉素耐药，阿奇霉素、左氧氟沙星中介、罗红霉素、交沙霉素、四环素敏感；阴道分泌物检测显示，念珠菌、滴虫、线索细胞、双球菌未见异常，细菌性阴道唾液酸酶阴性（－）。

(2) 产科超声：宫内双胎妊娠，双胎之一死胎，双胎之二活胎。闭合宫颈管长约25mm，宫颈内口扩张，最宽处15mm。

6. 入院诊断 ①孕 26^{+2} 周，难免流产；②胎膜早破；③妊娠合并生殖道支原体感染；④试管婴儿妊娠状态，双胎之一胎死宫内；⑤高龄初产妇。

7. 出院诊断 ①胎膜早破；②双胎之二延迟分娩；③早产；④妊娠合并生殖道支原体感染（已治疗）；⑤妊娠合并生殖道多重耐药大肠埃希菌感染（已治疗）；⑥ G2P1 宫内孕 27^{+5} 周顺产 LOA 单胎。

【治疗药物与治疗过程】

表 10–3 药物治疗经过及实验室检查

日期	治疗方案	支原体	分泌物培养	感染指标
D1	• 阿奇霉素片 1.0g, po, 顿服 • 头孢呋辛 1.5g+0.9% 氯化钠溶液 100ml, ivgtt, bid • 硫酸镁注射液 60ml+0.9% 氯化钠溶液 500ml, ivgtt, qd • 地塞米松 6mg, im, q12h	UU(＋), MH（＋）	—	白细胞 20.25×10^9/L，NEU% 82.2%，超敏 C 反应蛋白 1.73mg/L，SAA 6.47mg/L
D2（娩出死胎）	停用阿奇霉素片，其余用药方案同前	—	—	
D3	头孢呋辛 1.5g+0.9% 氯化钠溶液 100ml, ivgtt, bid	—	—	白细胞 16.18×10^9/L，NEU% 85.9%，超敏 C 反应蛋白 14.17mg/L，降钙素原 0.172ng/ml
D7	• 罗红霉素 150mg, po, bid, 10 天 • 哌拉西林他唑巴坦 4.5g, ivgtt, q8h	UU(＋), MH（＋）	大肠埃希菌（ESBL＋）	白细胞 16.19×10^9/L，NEU% 83.2%，超敏 C 反应蛋白 24.29mg/L，降钙素原 0.343ng/ml
D11（分娩）	• 罗红霉素 150mg, po, bid, 10 天 • 哌拉西林他唑巴坦 4.5g, ivgtt, q8h • 那曲肝素 0.5mg, ih, qd, 3 天	—C	—	白细胞 16.7×10^9/L，NEU% 82.2%，降钙素原 0.428ng/ml
D16（出院）	停用罗红霉素和哌拉西林他唑巴坦	UU(－), MH（－）	大肠埃希菌（－）	白细胞 12.28×10^9/L，NEU% 76.8%，降钙素原 0.151ng/ml

—. 无数据；–. 阴性；po. 口服；im. 肌内注射；ivgtt. 静脉滴注；qd. 每天 1 次；bid. 每天 2 次；q8h. 每 8 小时 1 次；q12h. 每 12 小时 1 次

患者入院后积极完善相关检查，加强母胎监护，D1 宫颈分泌物培养提示解脲支原体阳性（＋），人型支原体阳性（＋），予以阿奇霉素 1g，口服，顿服。由于未足月胎膜早破、难免流产，予以头孢呋辛预防感染、硫酸镁保护胎儿脑神经、地塞米松促胎肺成熟。D2 患者自然娩出死胎，胎盘未排，患者强烈要求保留双胎之二。D7 复查患者分泌物提示解脲支原体阳性（＋），人型支原体阳性（＋），大肠埃希菌（ESBL+），结合患者病情和药敏报告，临床药师建议抗感染方案更改为罗红霉素 150mg，口服，每天 2 次，10 天；哌拉西林他唑巴坦 4.5g，静脉滴注，每 8 小时 1 次。D11 患者在分娩镇痛下顺娩单活胎，体重 1.05kg，Apagar 评分为 8-9-9，分娩后继续抗感染治疗、那曲肝素抗凝治疗。D16 患者体温 36.8℃，复查阴道分泌物未有异常，一般情况可，予以出院。

1. 妊娠合并支原体治疗

(1) 用药指征：《生殖道支原体感染诊治专家共识》[1] 中指出孕期下生殖道检出解脲支原体的患者不需要进行干预和治疗。但目前越来越多的循证证据表明，妊娠合并支原体感染可引起自发性流产、胎儿死亡、早产、低体重儿、产后出血及产褥期感染等。患者的宫颈分泌物培养提示解脲支原体、人型支原体感染，支原体可作为定植菌存在于生殖道，因此患者初期无临床表现；而当免疫力下降时，定植菌转变为致病菌，变现为胎膜早破、难免流产、胎死宫内，此时具有抗支原体的指征，改善不良妊娠结局。

(2) 药物选择：支原体无细胞壁及前体，对影响细胞壁合成的抗菌药物，如青霉素、β 内酰胺类等不敏感，干扰蛋白质合成（如四环素类、大环内酯类）和 DNA 复制（如喹诺酮类）的药物常用于治疗支原体感染。妊娠合并支原体感染，首选阿奇霉素，但全球范围内耐药情况越来越多。在 2 次抗支原体过程中，结合药敏试验结果显示，红霉素耐药，阿奇霉素、左氧氟沙星中介，罗红霉素、交沙霉素、四环素敏感。第一次选用阿奇霉素 1g，口服，每天 1 次，顿服，遴选药物不合理；第二次方案中，考虑四环素孕早期使用可致胎儿四肢发育不良和短肢畸形，妊娠中期致牙齿发育不良、先天性白内障，妊娠晚期使用引起母亲肝衰竭，属于妊娠期禁用的抗菌药物（D 类）。交沙霉素是新型大环内酯类抗生素，但我院无这种药物，并且在妊娠期女性中的研究较少，因此，最终方案选择罗红霉素 0.15g，口服，每天 2 次，共 10 天，方案选择合理，用法用量正确。

2. 妊娠合并需氧性阴道炎治疗

(1) 用药指征：妊娠状态与 AV 存在相互影响，一方面，妊娠期雌、孕激素水平升高，阴道局部免疫调节失衡，以及子宫颈黏液和阴道分泌物增多，增加了妊娠女性生殖道感染的风险；另一方面，AV 的常见致病菌多为阴道定殖菌，当阴道菌群紊乱，这些定殖菌可转变为 AV 致病菌上行感染而引起不良妊娠结局。《需氧菌性阴道炎诊治专家共识（2021）》[2] 指出，无症状但既往有感染相关流产或早产病史的高风险妊娠女性需进行 AV 筛查，妊娠期 AV 应在权衡治疗获益与潜在风险的情况下进行治疗。患者胎膜早破、难免流产、胎死宫内，宫颈分泌物培养出大肠埃希菌（ESBL+），并且感染指标升高，具有抗感染治疗的指征[3, 4]。

(2) 药物选择：根据中国专家共识，推荐应用针对需氧菌的妊娠期安全的药物治疗，可采用的治疗方案：头孢呋辛 250mg，口服，每天 2 次，共 7 天。考虑培养出的是多重耐药的大肠埃希菌，结合药敏试验结果显示，哌拉西林他唑巴坦、美罗培南、头孢他啶敏感，头孢曲松、阿莫西林、左氧氟沙星耐药。方案选择哌拉西林他唑巴坦 4.5g，静脉滴注，每 8 小时 1 次，共 7 天。方案选择合理，用法用量正确。

【**药学监护**】

1. 病情监护　注意观察患者腹痛、羊水及体温变化情况，监测血常规、C 反应蛋白、降钙素原、实验室细菌培养结果等。妊娠期生殖系统支原体感染治疗后，应常规进行治愈检测；治疗失败或持续性症状未改善，应考虑是否是耐药问题或合并其他感染，及时调整治疗方案。

2. 用药指导

(1) 用药前应仔细询问患者是否有过敏史，用药时应做好抢救准备，并使患者处于安静状态，密切观察。常见表现为皮疹、荨麻疹、红斑、瘙痒、发热、耳鸣、头晕。

(2) 食物会减少罗红霉素的吸收，需空腹服药（餐前 1h 或餐后 3~4h）。

(3) 补液过程中，滴速适度，交代患者及家属不能随意调节滴速。

3. 不良反应监护　注意监测药物不良反应，常见不良反应包括腹泻、腹痛、恶心、呕吐皮疹等，如出现上述症状，应及时告知异物人员。

4. 生活管理　①避免同房、盆浴及过度劳累；②禁酒，不吃辛辣食物，饮食清淡，多喝水；③家庭中做好必要的隔离，浴巾、脸盆、浴缸、便器等分开使用，或用后消毒；④配偶或性伴侣应到医院做检查和治疗；⑤高危性行为时要正确使用安全套。

【案例亮点】

这是一个典型的妊娠合并非典型病原菌药物治疗的案例。患者因胎膜早破，妊娠合并生殖道支原体感染，双胎之一胎死宫内入院，查出多重耐药大肠埃希菌感染，因此在促胎肺成熟的同时给予红霉素类和哌拉西林他唑巴坦抗感染治疗，一方面有效延长了妊娠时间，另一方面可以减少孕产妇绒毛膜羊膜炎的发生率，降低新生儿感染率。本案例需关注的关键点是根据病原菌选择敏感的抗菌药物，以及抗菌药物的治疗时机和疗程，同时兼顾抗菌药物在妊娠期的安全性。

参考文献

[1] 张岱，刘朝辉. 生殖道支原体感染诊治专家共识 [J]. 中国性科学，2016，25（3）：80–82.

[2] 中华医学会妇产科学分会感染性疾病协作组. 需氧菌性阴道炎诊治专家共识（2021版）[J]. 中华妇产科杂志，2021，56（1）：11–14.

[3] 谢幸，孔北华，段涛. 妇产科学 [M]. 9 版. 北京：人民卫生出版社，2018.

[4] ROSS J，COLE M，EVANS C，et al. United Kingdom National Guidelinefor the management of pelvic inflammatory disease（2019 InterimUpdate）[EB/OL]. https://www.bashhguidelines.org/current-guidelines/systemic-presentation-and-complications/pid-2019/.

案例 25　妊娠合并 HIV 感染的药物治疗

【案例资料】

1. 现病史　孕妇，26 岁，因"孕 40^{+2} 周，彩超提示羊水少 1 天"入院。末次月经 2022 年 1 月 3 日。停经 2 个月余出现恶心、呕吐等早孕反应，孕早期 B 超核对孕周无误，孕 4 个月余感胎动至今。不定期产检，唐氏筛查低风险，四维彩超、OGTT 大致正常。因妊娠合并获得性免疫缺陷综合征，孕期予抗病毒治疗。彩超示羊水指数 76mm，胎儿心脏声像，考虑心包积液；胎儿腹部声像，考虑部分肠管扩张。门诊拟"羊水过少（？），胎儿畸形（？），妊娠合并获得性免疫缺陷综合征，乙肝病毒携带者，G2P0，孕 40^{+2} 周，头位，先兆临产"

收住入院。

2. 既往史　2020 年 5 月确诊获得性免疫缺陷综合征，予替诺福韦＋拉米夫定＋依非韦伦口服至 2021 年 11 月，监测病毒载量高改口服拉米夫定＋齐多夫定＋替诺福韦＋洛匹那韦利托那韦；监测 HIV-RNA＜20copies/ml；2018 年发现乙肝大三阳，予恩替卡韦抗病毒治疗至 2020 年 6 月，孕期监测乙肝病毒DNA 低于下限。其余无特殊。

3. 婚育史　未婚，男友体健，0-0-2-0，生化妊娠 1 次。

4. 体格检查　正常。

5. 产科检查　宫高 34cm，腹围 96cm，头位，胎心 142 次 / 分，未扪及宫缩，骨盆内测量无明显异常。消毒内诊显示，颈管未消，宫口未开，未及水囊，未见羊水，头先露，棘上 3.0cm。头（位）盆分娩评分 10 分，宫颈 Bishop评分 3 分。

6. 实验室及辅助检查

(1)2022 年 6 月 22 日：HIV-RNA＜20copies/ml，参考区间 20copies/ml。

(2) 产科超声：羊水指数 76mm，胎儿心脏声像，考虑心包积液；胎儿腹部声像，考虑部分肠管扩张。

7. 入院诊断　①羊水过少（？）；②胎儿畸形（？）；③妊娠合并获得性免疫缺陷综合征；④乙肝病毒携带者；⑤ G2P0，孕 40^{+2} 周，头位，先兆临产。

8. 出院诊断　①羊水过少；②妊娠合并获得性免疫缺陷综合征；③胎儿畸形（？）；④子宫浆膜炎；⑤乙肝病毒携带者；⑥ G2P1，孕 40^{+2} 周，头位，剖宫产。

【**治疗药物与治疗过程**】

表 10-4　药物治疗经过及实验室检查

日期	治疗方案	HIV-RNA（copies/ml）
2020 年 5 月 —2021 年 11 月	● 富马酸替诺福韦二吡呋酯片 300mg，po，qd ● 拉米夫定片 300mg，po，qd ● 依非韦伦片 600mg，po，qd	2.13×10^4（↑）
2021 年 11 月至今	● 齐多夫定片 300mg，po，bid ● 拉米夫定片 300mg，po，qd ● 富马酸替诺福韦二吡呋酯片 300mg，po，qd ● 洛匹那韦利托那韦片，每次 2 片，bid	＜20

（续表）

日期	治疗方案	HIV-RNA（copies/ml）
2022 年 10 月 12 日入院 D1	注射用头孢唑林钠 1g+0.9% 氯化钠溶液 100ml，ivgtt，bid，术前 30min 使用 1 剂	—
D3	甲磺胺酸溴隐亭片 2.5mg，po，bid	—
D5	停药出院	—

—. 无数据；po. 口服；ivgtt. 静脉滴注；qd. 每天 1 次；bid. 每天 2 次

患者入院后予完善相关检查，监测胎心胎动，复查羊水指数为 36mm。D1 因"羊水过少"行剖宫产术。术中于 18:45 以左枕前娩出一女婴，脐带长约 60cm，体重 2500g，Apgar 评分 10 分 /10 分，羊水清，量约 30ml，胎盘胎膜娩出完整，子宫后壁见片状炎性渗出，腹部切口行皮内包埋缝合。予头孢唑林钠静脉滴注预防感染、溴隐亭退乳等治疗。新生儿因高危转入新生儿科监护，已在出生 1h 后启动母婴阻断，予齐多夫定糖浆每次 15mg，口服，每天 2 次。D5 产妇一般情况好，无发热，腹软，无压痛及反跳痛，子宫收缩好，宫高脐下三横指，腹部切口甲级，血性恶露量少。予出院。嘱禁性生活 2 个月，2 年内避孕。产后 42 天复查，盆底肌复查。坚持 HIV 专科门诊随访，定期复查病毒载量情况。新生儿腹部超声考虑部分肠管扩张，经新生儿外科会诊可不予特殊处理；新生儿心脏彩超显示少量心包积液，房间隔缺损约 2.2mm，建议定期复查心脏彩超。

1. 抗病毒治疗

(1) 用药指征：《中国艾滋病诊疗指南（2021）》[1] 中建议最大限度地抑制病毒复制，使病毒载量降低至检测下限并减少病毒变异；重建免疫功能；降低异常的免疫激活；减少病毒传播，预防母婴传播；降低 HIV 感染的发病率和病死率，减少非 AIDS 相关疾病的发病率和病死率，使患者获得正常的预期寿命，提高生命质量。

(2) 药物选择：患者合并有乙肝疾病，2021 年 10 月之前服药方案为拉米夫定 + 依非韦伦 + 富马酸替诺福韦二吡呋酯片，测定病毒载量 2.13×10^4。因病毒载量高做药敏试验，结果拉米夫定及依非韦伦为高度耐药，富马酸替诺福韦二吡呋酯片为中度耐药。2021 年 11 月 25 日更改方案为拉米夫定片 0.3g（1 片），口服，每天 1 次；齐多夫定片 0.3g（1 片），口服，每天 2 次；富马酸替诺福韦二吡呋酯片 0.3g（1 片），口服，每天 1 次；洛匹那韦利托那韦片 2 片，口服，每天 2 次。服用该方案至发现妊娠时尚未复查病毒载量。男方 HIV 阴性（-），患者目前肝功能正常。

(3) 药物剂量：患者体重 52kg，身高 154cm，BMI 18.13kg/m²，所用药物剂量均按照指南推荐。

2. 退乳治疗

(1) 用药指征：《中国艾滋病诊疗指南（2021）》[1] 中建议应当对 HIV 孕产妇所生儿童提倡人工喂养，避免母乳喂养，杜绝混合喂养。患者经沟通后选择人工喂养，具有退乳治疗指征。

(2) 药物选择：该患者分娩后临床医生给予溴隐亭进行退乳治疗，溴隐亭为下丘脑和垂体中多巴胺受体激动药，可以降低泌乳激素的分泌，阻止和减少乳汁的分泌。

【药学监护】

1. 病情监护　患者自孕 7 周开始到我院妊娠期用药咨询门诊咨询以来至此次入院，临床药师持续随访患者病毒载量控制情况、药品不良反应及 NT 检查、四维彩超等产检情况。多次回访交代患者必须遵医嘱坚持服用药物，不能漏服、少服，提高患者用药依从性。因为母亲血浆 HIV 病毒载量越高，传播至婴儿的风险越高。有研究显示[2]，随着母亲 HIV-RNA 水平降低（如<1000copies/ml），垂直传播风险通常会下降，一项法国研究纳入了 14 630 例在 2000—2017 年接受产前 ART 的 HIV 感染女性，发现妊娠期首次启用 ART 者的 HIV 垂直传播率高于受孕时即在接受 ART 者（73/7448 vs. 9/6316，即 0.99% vs. 0.14%）。对于受孕时即在接受 ART 的女性，HIV 垂直传播率在分娩时病毒载量>400copies/ml 的女性中为 2.42%（8/330），在病毒载量为 50~399copies/ml 的女性中为 0.20%（1/504），在病毒载量<50copies/ml 的女性中为 0（0/5482）。告知患者当前病毒载量<50copies/ml，母婴阻断成功率会非常高，也给了患者极大的信心。患者入院后监护宫缩、阴道流血及流液、腹痛、羊水指数等情况，新生儿出来后立即给予正确的药物及剂量实行 HIV 母婴阻断。

2. 用药指导

患者为特殊人群，孕前 1 年已接受 ART 药物干预，且因耐药原因已更改目前治疗方案 3 个月，初次到咨询门诊就诊时未对现治疗方案进行评估。故临床药师首先对患者当前治疗方案就妊娠期安全方面进行评估，也建议她立即抽血查 HIV-RNA，如果病毒载量控制满意，可一直沿用当前治疗方案。HIV 用药的安全性也给患者做了交代。

(1) 齐多夫定片：在 HIV 妊娠患者的指南中为备选治疗方案，但患者药敏结果显示拉米夫定高度耐药，替诺福韦中度耐药，所以齐多夫定有必要继续服用。美国 HHS 围产期 HIV 指南[3]认为，未接受过 ART、曾接受过 ART 且需要重新治疗或需要一种新的 ART 方案的 HIV 感染的妊娠期女性及计划妊娠的女性需使用核苷类似物反转录酶抑制药时可选择齐多夫定作为替代药物，并将病毒载量维持在检测限以下。接受齐多夫定治疗的女性如病毒得到有效抑制且耐受良好，可在妊娠期继续使用本药。

(2) 拉米夫定片：是指南 HIV 妊娠患者的首选治疗方案组成之一。美国 HHS 围产期 HIV 指南认为，未接受过 ART、曾接受过 ART 且需要重新治疗或需要一种新的 ART 方案的 HIV 感染的妊娠期女性及计划妊娠的 HIV 感染女性需使用核苷类似物反转录酶抑制药时可选择本药。接受本药治疗的女性如病毒得到有效抑制且耐受良好，可在妊娠期继续使用本药。

(3) 富马酸替诺福韦二吡呋酯片：替诺福韦 FDA 妊娠分级为 B，患者 HIV 合并 HBV，是指南推荐的首选治疗药物，如患者病毒得到有效抑制且耐受良好，可在妊娠期继续使用。

(4) 洛匹那韦利托那韦片：不是治疗首选药物，美国 HHS 不建议未接受过 ART、曾接受过 ART 且需要重新治疗或需要一种新的 ART 方案的 HIV 感染的妊娠期女性及计划妊娠的女性使用本药。但接受本药治疗的女性如病毒得到有效抑制且耐受良好，可在妊娠期继续使用本药[4]。因患者初始方案耐药，告知患者如果病毒载量控制满意，可继续使用洛匹那韦利托那韦。

(5) 齐多夫定糖浆：为 HIV 母婴阻断药，依据国家卫生健康委办公厅发布的《预防艾滋病、梅毒和乙肝母婴传播工作规范（2020）》推荐剂量，新生儿出生体重 2.5kg，评估为普通暴露风险，出生后 6h 内开始服用 1.5mg，每天 2 次，至出生后 4 周即可，临床药师指导产妇给予新生儿正确剂量以保证 HIV 母婴阻断成功。

3. 不良反应监护

(1) 齐多夫定片主要不良反应为骨髓抑制、严重的贫血或中性粒细胞减少症；胃肠道不适、恶心、呕吐、腹泻等；磷酸肌酸激酶和丙氨酸转氨酶升高，乳酸性酸中毒和（或）肝脂肪变性。

(2) 拉米夫定片不良反应较少，且较轻微，偶有头痛、恶心、腹泻等不适。

(3) 富马酸替诺福韦二吡呋酯片主要不良反应为骨质疏松；肾脏毒性；轻至中度消化道不适，如恶心、呕吐、腹泻等；代谢异常，如低磷酸盐血症，脂肪分布异常，可能引起酸中毒和（或）肝脂肪变性。

(4) 洛匹那韦利托那韦片主要不良反应为腹泻、恶心、血脂异常，也可出现头痛和转氨酶升高。

临床药师对患者进行了不良反应监护宣教，嘱其定期复查相关血常规、肝肾功能等生化指标情况。

4. 生活管理　①做好严格避孕，避免计划外妊娠；②交代家属关注产妇产后心理健康问题，如有抑郁表现及时到医院就诊；③给予科学的喂养指导，保障婴儿健康饮食和营养充足，指导其正确冲配奶粉和清洁消毒器具。

5. 回访　①新生儿出生后 48h 内、6 周、3 个月、6 个月、12 个月的 HIV核酸检测结果均为阴性；②患儿出生后第 2 天心脏彩超示房间隔缺损约 2.2mm，出生后 3 个月心脏彩超示房间隔缺损约 1.8mm，出生后 12 个月复查结论为心内结构未见明显异常，左心收缩功能正常范围。多次回访，最后一次回访时间为 2023 年 11 月 16 日。

【案例亮点】

这是一个典型的妊娠合并 HIV 感染药物治疗的案例。患者因妊娠合并 HIV感染，孕期一直给予抗病毒治疗，有效降低了 HIV 病毒母婴传播风险。本案例需关注的关键点是要根据病毒载量和药敏实验结果调整抗病毒药物，以及持续监测孕期用药情况提高母体用药依从性。

参考文献

[1] 中华医学会感染病学分会艾滋病丙型肝炎学组. 中国疾病预防控制中心中国艾滋病诊疗指南（2021 版）[J]. 中华传染病杂志，2021，39（12）：715-735.

[2] SIBIUDE J, LE CJ, MANDELBROT L, et al. Update of Perinatal Human Immunodeficiency Virus Type 1 Transmission in France：Zero Transmission for 5482 Mothers on Continuous Antiretroviral Therapy From Conception and With Undrtectable Viral Load at Delivery [J]. Clin Infect Dis, 2023, 76: e590.

[3] UUS Department of Health and Human Services（HHS）Panel on Treatment of HIV During Pregnancy and Prevention of Perinatal Transmission. Recommendations for the use of antiretroviral drugs during pregnancy and interventions to reduce perinatal HIV transmission

in the United States. https://clinicalinfo. hiv. gov/en/guidelines/perinatal/whats-new. Updated December 30，2021. Accessed January 3，2022.

[4] US Department of Health and Human Services（HHS）Panel on Treatment of Pregnant Women with HIV Infection and Prevention of Perinatal Transmission. Recommendations for the use of antiretroviral drugs in pregnant women with HIV infection and interventions to reduce perinatal HIV transmission in the United States. https://clinicalinfo. hiv. gov/sites/default/ files/guidelines/documents/Perinatal_GL_2020. pdf. Updated December 29，2020. Accessed January 2，2021.

第11章　妊娠合并血液系统疾病

疾病临床表现

妊娠合并血液系统疾病可影响孕产妇的健康和胎儿及婴儿发育，是妊娠期高危因素之一。贫血是妊娠期常见并发症，轻者无明显症状，可有皮肤、口唇、睑结膜苍白，重者可有乏力、头晕、心悸、气短、食欲缺乏、腹胀腹泻，血常规示血红蛋白低于110g/L。妊娠合并再生障碍性贫血是多种原因引起的以骨髓造血组织显著减少为特点的造血功能衰竭，临床表现为进行性贫血、出血，出血多局限于皮肤和黏膜，严重者可引起中枢神经系统出血。妊娠合并血小板减少症可由各种生理或病理条件引起，其中一些是妊娠所特有的，其临床表现大多数为无症状血小板减少，出血时多表现为瘀点、瘀斑、鼻出血、牙龈出血。严重者可出现消化道、生殖道、泌尿道的出血，甚至出现内脏和颅内出血。本章主要介绍妊娠期血小板减少和妊娠合并再生障碍性贫血案例。

案例 26　妊娠合并原发性免疫性血小板减少的药物治疗

【案例资料】

1. 现病史　孕妇，35 岁，身高 161.5cm，体重 75.7kg，因"停经 7 个月余，发现血小板低 3 个月余"入院。末次月经 2022 年 11 月 19 日。孕妇停经 35 天自测尿 hCG 阳性，孕早期无宠物、X 线、毒物接触史。孕 4 个月余自觉胎动至今。定期围产保健。NT 正常，因高龄行 NPT-PLUS，结果无异常。孕中晚期无头晕眼花及胸闷病史，无阴道流血流液病史。3 个月余前于我院检查血小板 61.00×10^9/L；2 个月余前于郑州大学第一附属医院血液科就诊，完善结缔组织病全套结果阴性，叶酸及维生素 B_{12} 结果正常，铁蛋白偏高，给予复合维生素口服。1 个月余前因血小板减少于我院保胎治疗，住院期间给予悬浮红细胞 4U 输注。今日在我院门诊行血常规显示，血红蛋白 76g/L。2023 年 6 月 20 日血常规显示，血小板 18.00×10⁹/L，血小板压积 0.017%。现患者无头晕眼花等症状，要求入院治疗，门诊以"妊娠合并中度贫血，血小板降低"收治入院。患病以来，神志清，精神可，饮食可，睡眠可，大便可，小便可，体重增重7.5kg。

2. 既往史 1 个月前因血小板减少、重度贫血于我院保胎治疗，住院期间给予悬浮红细胞 4U 输注，给予泼尼松片 10mg，口服，每天 3 次。

3. 婚育史 已婚，0-0-1-0，配偶体健。

4. 体格检查 正常。

5. 实验室及辅助检查

(1) 血凝分析七项：PT 9.8s，TT 15.4s，APTT 23.9s（↓），纤维蛋白原 4.80g/L（↑），INR 0.88，PT% 127%，AT Ⅲ 79%（↓），FDP 2.01mg/L，D-二聚体 0.29mg/L。

(2) 产科超声：宫内单胎活产。

6. 入院诊断 ①原发性免疫性血小板减少症；②妊娠合并中度贫血；③ G1P0，孕 30⁺³ 周。

7. 出院诊断 ①原发性免疫性血小板减少症；②阵发性睡眠性血红蛋白尿（？）；③骨髓增生异常综合征（？）；④重度贫血；⑤ G1P0，孕 31 周；⑥胎儿宫内窘迫（？）；⑦妊娠高血压（？）。

【治疗药物与治疗过程】

表 11-1 药物治疗经过及实验室检查

日期	治疗方案	PLT（10⁹/L）	HGB（g/L）
D1	• 地塞米松磷酸钠注射液 6mg，im，q12h • 静脉注射人免疫球蛋白 30g，ivgtt，qd（前 15 分钟 1ml/min，之后 3ml/min）	14（↓）	69（↓）
D2	• 地塞米松磷酸钠注射液 6mg，im，q12h • 静脉注射人免疫球蛋白 30g，ivgtt，qd（前 15 分钟 1ml/min，之后 3ml/min） • 重组人血小板生成素注射液 22000U，ih，qd • 环孢素胶囊 100mg，po，bid	8（↓）	63（↓）
D3	• 静脉注射人免疫球蛋白 30g，ivgtt，qd（前 15 分钟 1ml/min，之后 3ml/min） • 重组人血小板生成素注射液 22000U，ih，qd • 环孢素胶囊 100mg，po，bid	18（↓）	71（↓）

（续表）

日期	治疗方案	PLT（10⁹/L）	HGB（g/L）
D4	停药出院 出院带药：无	—	—

im. 肌内注射；ih. 皮下注射；ivgtt. 静脉滴注；po. 口服；qd. 每天 1 次；q12h. 每 12 小时 1 次；bid. 每天 2 次

　　患者入院后予以完善相关检查，院外因磕碰后左膝盖处可见两处直径 1cm 及大小 1cm×3cm 的出血点，其余皮肤黏膜未见出血点及紫癜，查血小板降低，因患者上次入院给予泼尼松，目前升血小板效果欠佳。D1 予以静脉注射人免疫球蛋白治疗，输注过程中无不良反应发生。患者现孕 30⁺⁴ 周，给予地塞米松磷酸钠注射液促胎肺成熟。D2 复查血小板和血红蛋白继续降低，会诊提示诊断"阵发性睡眠性血红蛋白尿（？）""骨髓异常综合征（？）"。加用重组人血小板生成素、环孢素纠正血小板降低，给予输注红细胞悬液纠正贫血，予以输注血小板悬液预防出血。D3 继续给予静脉注射人免疫球蛋白、重组人血小板生成素、环孢素胶囊治疗，今日多学科会诊建议行骨髓穿刺明确诊断，家属拒绝。D4 因患者目前病情危重，沟通后建议转至上级医院进行治疗。

1. 促胎肺成熟

（1）用药指征：《世界卫生组织关于产前皮质类固醇改善早产结局的建议（2022）》[1]，以及《RCOG 指南：产前应用皮质类固醇降低新生儿发病率和死亡率》（No.74）[2] 中，建议对于孕 24～34 周，7 天内早产风险高的患者，建议进行产前皮质类固醇治疗。现患者孕 30⁺⁴ 周，血小板降低、病情危重，孕周和使用指征明确。

（2）药物选择：皮质类固醇（antenatal corticosteroid，ACS）可促进 I 型和 II 型肺泡上皮细胞发育，引起结构和生化改变，从而改善肺力学和气体交换。20 多项随机试验证明，有早产风险者应用一个疗程产前 ACS 治疗后，后代的呼吸窘迫综合征（respiratory distress syndrome，RDS）发生率和严重程度及死亡率降低[3]。《世界卫生组织关于产前皮质类固醇改善早产结局的建议（2022）》[1] 中推荐的产前糖皮质激素有地塞米松和倍他米松。关于两者差异，与地塞米松相比，倍他米松与绒毛膜羊膜炎和 RDS 的风险较低有关。另外，地塞米松组早产儿颅内出血发生风险较低，新生儿重症监护病房住院时间较短。根据现有的体外和体内观察，有理由认为倍他米松和地塞米松表现出相似的生物活性和暴露，在胎儿肺成熟度方面没有显著差异，因此使用偏好与可及性或成本有关[4]。常用方案为倍他米松 12mg，肌内注射，24h 重复一次，共 2 次；地塞米松 6mg，肌内注射，12h 重复一次，共 4 次。该患者给予地塞米松 6mg，肌内注射，12h 一次，共 4 次，促胎肺成熟治疗，方案选择合理，用法用量正确。

2. 妊娠期原发免疫性血小板减少一线治疗

(1) 用药指征：《原发免疫性血小板减少症妊娠期诊治专家共识（2023）》[5] 中建议 ITP 患者妊娠早期以血小板计数 $<20 \times 10^9/L$、妊娠中晚期以血小板计数 $<30 \times 10^9/L$ 或有出血症状作为治疗指征，对于近期需要接受有创性操作或分娩的患者，血小板计数 $<50 \times 10^9/L$ 者也可考虑接受短期治疗。该患者孕 30^{+4} 周，血小板 $18.00 \times 10^9/L$，药物治疗指征明确。

(2) 药物选择：患者入院时，血小板 $18.00 \times 10^9/L$，上次入院后给予泼尼松治疗，目前升血小板欠佳，血小板计数仍较低，根据《原发免疫性血小板减少症妊娠期诊治专家共识（2023）》[5] 给予静脉注射人免疫球蛋白 30g 静脉滴注治疗。《原发免疫性血小板减少症妊娠期诊治专家共识（2023）》[5] 中的治疗分为一线治疗、二线治疗等，其中一线治疗方案的药物为糖皮质激素及静脉注射人免疫球蛋白。泼尼松为糖皮质激素，作用机制可能与产自身抗体的淋巴细胞凋亡增加和巨噬细胞吞噬血小板的活性下调相关[6]，使用较静脉注射人免疫球蛋白更方便和便宜，通常是优先选择。静脉注射人免疫球蛋白可抑制自身抗体产生，阻断巨噬细胞表面 Fc 受体而降低血小板清除率，减少血小板破坏[5]。其特点为安全性好、起效快、不良反应较少，但药物价格较高，适用于激素治疗效果不佳、有严重不良反应或血小板计数严重减少并伴出血症状需要紧急提高血小板水平的患者，或者分娩前使用以期快速在短期内提高血小板计数后实施计划分娩[5]。针对该患者，使用泼尼松后治疗效果不佳，因血小板计数较低，给予静脉注射人免疫球蛋白合理。静脉注射人免疫球蛋白常用剂量为 $400mg/(kg \cdot d)$，给药方式为开始滴注时 1ml/min，持续 15min 后若无不良反应，可逐渐加快速度，最快滴注速度不得超过 3ml/min。该患者体重为 75.7kg，给予静脉注射人免疫球蛋白 30g，用法用量正确。

3. 妊娠期原发免疫性血小板减少二线治疗

(1) 用药指征：ITP 治疗的目标是维持安全水平的血小板计数以防止发生有临床意义的出血，而不是为了使血小板计数恢复正常[7]。若一线治疗未使血小板计数升高至安全水平，或逐渐降低，或一线治疗剂量时血小板计数降低至安全水平以下，应使用二线治疗。该患者使用一线方案静脉注射人免疫球蛋白治疗的第2天，血小板继续降低至8×10^9/L，故考虑使用二线治疗。

(2) 药物选择：《原发免疫性血小板减少症妊娠期诊治专家共识（2023）》[5]中的二线治疗方案的药物为糖皮质激素联合静脉注射人免疫球蛋白、重组人血小板生成素及其他治疗，如抗D免疫球蛋白、脾切除、TPO受体激动药及利妥昔单抗等。基于其他治疗中药物及治疗方式在妊娠期应用的报道有限，安全性及有效性尚未充分证实，不推荐作为难治性ITP患者的常规应用[5]。对于重组人血小板生成素，难治性ITP孕妇（n=31）的单臂研究显示，重组人血小板生成素的治疗有效率可达70%。但目前仍缺乏妊娠期使用重组人血小板生成素的安全性证据，建议仅在糖皮质激素联合静脉注射人免疫球蛋白治疗无效时，血液科与产科医生充分评估病情后于妊娠晚期使用[5]。针对该患者孕30^{+4}周，请血液科会诊，患者及家属知情同意后，选择重组人血小板生成素合理。重组人血小板生成素使用剂量为300U/（kg·d），该患者体重为75.7kg，给予22 000U，用法用量正确。

4.骨髓增生异常综合征和阵发性睡眠性血红蛋白尿及难治性免疫性血小板减少症治疗

(1) 用药指征：《骨髓增生异常综合征中国诊断与治疗指南（2019）》[8]的最低诊断标准中，血细胞减少的标准为中性粒细胞绝对值<1.8×10^9/L，血红蛋白<100g/L，血小板计数<100×10^9/L。阵发性睡眠性血红蛋白尿典型临床表现为贫血。该患者血小板8×10^9/L，血红蛋白63g/L，使用糖皮质激素和静脉注射人免疫球蛋白后血小板和血红蛋白仍下降，有治疗指征。

(2) 药物选择：对于骨髓异常增生、阵发性睡眠性血红蛋白尿/再生障碍性贫血和骨髓缺乏及妊娠期一线药物难治性血小板减少症，应考虑免疫抑制治疗[9-10]。《骨髓增生异常综合征中国诊断与治疗指南（2019）》[8]建议免疫抑制药可以选择抗胸腺细胞球蛋白和环孢素。目前研究表明，妊娠期使用环孢素不增加先天畸形的风险，但可能增加早产和新生儿低出生体重的风险[11]，可用于妊娠期一线药物难治的免疫性血小板减少症[10]。该患者孕30^{+4}周，应用糖皮质激素、IVIG治疗后效果不佳，可以选择环孢素进行免疫治疗。环孢素剂量为2.5～3mg/（kg·d），按患者体重计算，给药剂量为100mg，每天4次。

【药学监护】

1.病情监护 注意患者有无淤血、瘀斑、牙龈出血等不适，监测凝血功能、血常规，住院期间出现对标准治疗无效，血小板计数进行性下降或存在出血症状时，可遵循以下原则计划分娩：妊娠不足 34 周者，尽可能保守治疗，延长孕周；34 周及以后，则考虑终止妊娠。

2. 用药指导

(1) 补液过程中，滴速适度，交代患者及家属不能随意调节滴速。

(2) 静脉注射人免疫球蛋白应使用 5% 葡萄糖水溶液作为稀释剂，给药方式为开始滴注时 1ml/min，持续 15min 后若无不良反应，可逐渐加快速度，最快滴注速度不得超过 3ml/min。输注过程中和输注结束后关注有无发热、头痛等不良反应的发生，若出现不适及时告知医务人员。

(3) 环孢素胶囊口服，应整粒吞服。环孢素使用打开吸塑包装时，可闻到一种特殊的气味，但属正常现象，并不意味着胶囊有任何问题。有条件的患者建议监测血药浓度，建议成人环孢与的浓度在 100~200ng/ml。

(4) 地塞米松磷酸钠注射液可影响血糖代谢，引起血糖升高，应密切观察有无血糖异常变化，根据血糖变化及时处理。

3. 不良反应监护

(1) 静脉注射人免疫球蛋白常见不良反应为皮疹、瘙痒、肌肉痛、头痛等。滴注期间定期监测患者的一般情况和生命体征，必要时减速或暂停滴注。

(2) 重组人血小板生成素用药后可能出现发热、肌痛等不良反应，出现不适及时告知医务人员。重组人血小板生成素用药过程中定期检查血常规，停药后定期监测至少 2 周。

(3) 环孢素常见不良反应为恶心、呕吐等胃肠道反应，肝肾毒性。用药期间应注意监测电解质、血脂、肝肾功能、血常规。

(4) 地塞米松可能会导致血糖升高，有必要时进行血糖监测。

4. 生活管理　①尽量注意休息，保持心情愉悦，避免过度紧张；②避免剧烈运动摔跤及磕碰，注意使用软毛牙刷，轻轻刷牙，避免牙龈出血。

【案例亮点】

这是一个典型的妊娠合并原发性免疫性血小板减少药物治疗的案例。患者因孕晚期原发性免疫性血小板减少症入院，在使用地塞米松促胎肺成熟的同时，使用人免疫球蛋白治疗免疫性血小板减少，后因血小板持续降低加用重组人血小板生成素，有效缓解了血小板继续减少。本案例需关注的关键点是血小板生成素的疗程为 7~14 天，需要足疗程使用药物后再评估药效。

参考文献

[1] WORLD HEALTH ORGANIZATION（2022）. WHO recommendations on Antenatal corticosteroids for improving preterm birth outcomes.

[2] ROYAL COLLEGE OF OBSTETRICIANS AND GYNAECOLOGISTS. Antenatal corticosteroids to reduce neonatal morbidity and mortality：Green-top Guideline No. 74 [J]. BJOG, 2022, 129（8）：35–60.

[3] MCGOLDRICK E, STEWART F, PARKER R, et al. Antenatal corticosteroids for accelerating fetal lung maturation for women at risk of preterm birth [J]. Cochrane Database Syst Rev, 2020, 12：CD004454.

[4] THEMISTOKLIS DAGKLIS, CIHAT SEN, IOANNIS TSAKIRIDIS, et al. The use of antenatal corticosteroids for fetal maturation：clinical practice guideline by the WAPM-World Association of Perinatal Medicine and the PMF-Perinatal Medicine foundation [J]. J Perinat Med, 2022, 50（4）：375–385.

[5] 中华医学会妇产科学会产科学组. 原发免疫性血小板减少症妊娠期诊治专家共识（2023）[J]. 中华妇产科杂志, 2023, 58（3）：170–177.

[6] COMMITTEE ON PRACTICE BULLETINS-OBSTETRICS. ACOG Practice Bulletin No. 189：Nausea And Vomiting of Pregnancy [J]. Obstet Gynecol, 2018, 131（1）：15–30.

[7] NEUNERT C, TERRELL DR, ARNOLD DM, et al. American Society of Hematology 2019 guidelines for immune thrombocytopenia [J]. Blood Adv, 2019, 3：3829.

[8] 中华医学会血液学分会. 骨髓增生异常综合征中国诊断与治疗指南（2019）[J]. 中华血液学杂志, 2019, 40（2）：89–97.

[9] RODOLFO D CANÇADO, ADERSON DA SILVA ARAÚJO, ALEX FREIRE SANDES, et al. Consensus statement for diagnosis and treatment of paroxysmal nocturnal haemoglobinuria [J]. Hematol Transfus Cell Ther, 2021, 43（3）：341–348.

[10] DREW PROVAN, DONALD M ARNOLD, JAMES B BUSSEL. Updated international consensus report on the investigation and management of primary immune thrombocytopenia [J]. Blood Adv, 2019, 3（22）：3780–3817.

[11] BAR OZ B, HACKMAN R, EINARSON T, et al. Pregnancy outcome after cyclosporine therapy during pregnancy：a meta-analysis [J]. Transplantation, 2001, 71（8）：1051–1055.

案例 27　妊娠合并血小板减少的药物治疗

【案例资料】

1. 现病史　孕妇，25 岁，身高 162cm，体 65kg，因"孕 6 个月余，发现胎儿脐血流消失 1 天"入院。末次月经 2023 年 2 月 12 日。孕妇停经 30 天，尿早孕试纸检测（＋），停经 1 个月余，行 B 超检查诊断为宫内早孕。停经 60 天出现恶心、呕吐等早孕反应。孕早期无宠物、X 线、毒物接触史。孕 4 个月余自觉胎动至今。定期围产期保健。NT 正常，唐氏筛查低风险，OGTT 未做。四维超声正常。自诉孕 3 个月余于当地医院围保时查血常规提示血小板为 24×10⁹/L，给予输注血小板、重组人血小板生成素对症治疗，好转后出院。3h 前门诊复查彩超提示，胎儿大脑中动脉 PI 值偏低，胎儿脐动脉舒张期血流消失，孕妇双侧子宫动脉舒张早期呈切迹样改变，胎儿 FL 测值小于自诉孕周 −2SD，门诊以"胎儿宫内窘迫（？）"收治入院。患病以来，神志清，精神可，饮食可，睡眠可，大便可，小便可，体重增重 10kg。

2. 既往史　自诉幼时体检血常规提示血小板减少，病因不明，既往孕 3 个月余于当地医院质量查尿常规提示尿蛋白阳性（＋），入院后测血压 152/97mmHg，患者否认既往孕期高血压史。

3. 婚育史　已婚，0−0−1−0，配偶体健。

4. 体格检查　双足有水肿，无皮疹，腹部及双足散在出血性瘀点。

5. 实验室及辅助检查

(1) 血常规：血小板 5.00×10⁹/L（↓），血红蛋白 105.00g/L（↓），平均血红蛋白量 39.4pg（↑），红细胞分布宽度 17.2%（↑），红细胞分布宽度 SD74.8fl（↑），白细胞 8.27×10⁹/L，C 反应蛋白 3.44mg/L。

(2) 血凝分析：凝血酶时间 15.5s，活化部分凝血活酶时间 27.8s，纤维蛋白降解产物 2.95mg/L，D− 二聚体测定 0.56mg/L（↑）。

易栓症三项：蛋白 S 活性 53.9%，蛋白 C 活性 102.1%。

狼疮抗凝物筛选实验 1.19，狼疮抗凝物确认实验 0.91，狼疮抗凝物归一化比率 1.31（↑）。

血栓弹力图试验：纤维蛋白原功能（K）5.8min（↑），血小板功能（MA）28.9mm（↓）。

(3) 肝功能：谷丙转氨酶 15.0U/L，谷草转氨酶 28.0U/L，碱性磷酸酶 196.0U/L，总胆红素 16.40μmol/L，直接胆红素 0.70μmol/L。

肾功能：肌酐 53.10μmol/L。

心功能：乳酸脱氢酶 563.0U/L（↑）。

抗心磷脂抗体测定阴性，血小板抗体检测阴性。

(4) 尿液常规自动分析：尿潜血阳性（+++），尿蛋白阳性（+++），管型计数 4/μl（↑），非透明管型 4 个。

(5) 血脂代谢：三酰甘油 1.29mmol/L，总胆固醇 3.76mmol/L，高密度脂蛋白 1.39mmol/L，低密度脂蛋白 2.35mmol/L。

糖化血红蛋白 4.6%。

TSH1.660mU/L，FT_4 16.70pmol/L，抗甲状腺过氧化物酶抗体 9.830U/ml。

(6) 血同型半胱氨酸测定（血脂 / 心肌损伤）：10.57μmol/L。

(7) 维生素 B_{12} 223.00pmol/L，铁蛋白测定 128.00μg/L。

(8) 产科超声：宫内单活胎，超声孕周 24^{+5} 周，脐绕颈一周，胎儿 FL 测值小于自诉孕周 −2SD，胎儿大脑中动脉 PI 值偏低，胎儿脐动脉舒张期血流消失，孕妇双侧子宫动脉舒张早期呈切迹样改变。

6. 入院诊断　①胎儿宫内窘迫（？）；②妊娠高血压（？）；③妊娠合并血小板减少；④宫内孕 26^{+4} 周；⑤ G1P0。

7. 出院诊断　①重度先兆子痫；②胎儿宫内窘迫；③妊娠合并血小板减少；④宫内孕 27^{+1} 周；⑤经急症剖宫产术的分娩；⑥单胎活产女婴；⑦早产；⑧ G1P1。

【治疗药物与治疗过程】

表 11–2　药物治疗经过及实验室检查

日期	治疗方案	血小板（10^9/L）
D1	<ul><li>硫酸镁注射液 10g+5% 葡萄糖溶液 500ml，ivgtt，qd</li><li>酚磺乙胺注射液 0.5g+0.9% 氯化钠溶液 50ml，ivgtt，q8h</li><li>静脉注射人免疫球蛋白 2.5g+5% 葡萄糖溶液 50ml，ivgtt，qd×10 组</li><li>拉贝洛尔片 100mg，po，q8h</li><li>地塞米松注射液 10mg，iv，bid</li><li>重组人血小板生成素注射液 1.5 万 U，ih，qd</li></ul>	5
D2	<ul><li>硫酸镁注射液 10g+5% 葡萄糖溶液 500ml，ivgtt，qd</li><li>静脉注射人免疫球蛋白 2.5g+5% 葡萄糖溶液 50ml，ivgtt，qd×10 组</li><li>拉贝洛尔片 100mg，po，q8h</li><li>地塞米松注射液 10mg，iv，bid</li><li>重组人血小板生成素注射液 1.5 万 U，ih，qd</li><li>酚磺乙胺注射液 0.5g+0.9% 氯化钠溶液 50ml，ivgtt，q8h</li></ul>	5

（续表）

日期	治疗方案	血小板（10^9/L）
D3	• 尼卡地平注射液 10mg+0.9% 氯化钠溶液 50ml，ivgtt，st • 静脉注射人免疫球蛋白 2.5g+5% 葡萄糖溶液 50ml，ivgtt，qd×10 组 • 硫酸镁注射液 10g+5% 葡萄糖溶液 500ml，ivgtt，qd • 拉贝洛尔片 100mg，po，q8h • 地塞米松注射液 10mg，iv，bid • 重组人血小板生成素注射液 1.5 万 U，ih，qd • 酚磺乙胺注射液 0.5g+0.9% 氯化钠溶液 50ml，ivgtt，q8h	27
D4	• 静脉注射人免疫球蛋白 2.5g+5% 葡萄糖溶液 50ml，ivgtt，qd×10 组 • 硫酸镁注射液 10g+5% 葡萄糖溶液 500ml，ivgtt，qd • 尼卡地平注射液 10mg+0.9% 氯化钠溶液 50ml，ivgtt，st • 拉贝洛尔片 100mg，po，q8h • 地塞米松注射液 10mg，iv，bid • 重组人血小板生成素注射液 1.5 万 U，ih，qd • 酚磺乙胺注射液 0.5g+0.9% 氯化钠溶液 50ml，ivgtt，q8h	21
D5	• 尼卡地平注射液 10mg+0.9% 氯化钠溶液 50ml，ivgtt，st • 拉贝洛尔片 100mg，po，q8h • 地塞米松注射液 10mg，iv，bid • 重组人血小板生成素注射液 1.5 万 U，ih，qd • 酚磺乙胺注射液 0.5g+0.9% 氯化钠溶液 50ml，ivgtt，q8h	8
D5	行子宫下段剖宫产术 + 宫腔填塞术	—

iv. 静脉注射；ih. 皮下注射；ivgtt. 静脉滴注；po. 口服；st. 立即；qd. 每天 1 次；q8h. 每 8 小时 1 次；q12h. 每 12 小时 1 次；bid. 每天 2 次

患者入院后积极完善相关检查，血小板低至 $5×10^9$/L，无自发性出血。患者自幼血小板减少，皮肤偶有瘀点、紫癜及瘀斑，曾接受治疗，未明确病因，治疗效果欠佳，病情反复，近 20 年未做规范查因治疗，结合相关检查结果，暂考虑为原发免疫性血小板减少症（primary immune thrombocytopenia，ITP）。采用地塞米松注射液联合静脉注射人免疫球蛋白方案予以治疗；给予重组人血小板生成素注射液促进血小板生成，给予酚磺乙胺注射液预防出血，并输注血小板对症治疗，但效果欠佳，综合多方面因素评估后选择终止妊娠。术前充分备血，手术顺利，术中出血 300ml，尿量 100ml，因术前贫血、血小板减少给予输注悬浮红细胞 4U，血小板 1 个治疗量，冰冻血浆 400ml，补液量 1950ml。

术后血小板仍较低，给予重组人血小板生成素注射液皮下注射、口服升血小板胶囊，必要时输注血小板，建议转至综合医院血液科进一步明确血小板降低原因并继续治疗。

1. 升血小板治疗

(1) 用药指征：结合患者病史及实验室检查，考虑患者为妊娠合并 ITP，依据《原发免疫性血小板减少症妊娠期诊治专家共识》[1]，对于妊娠早期以血小板计数$<20 \times 10^9$/L、妊娠中晚期以血小板计数$<30 \times 10^9$/L 或伴有出血症状作为治疗指征。对于近期需要接受有创性操作或分娩的患者，血小板计数$<50 \times 10^9$/L 者也可考虑接受短期治疗。《ACOG 实践简报：妊娠期血小板减少症》（No.207）[2] 指出，药物治疗指征包括出现出血症状和血小板计数$<30 \times 10^9$/L。现患者血小板低至 5×10^9/L，有用药指征。

(2) 药物选择：依据《ACOG 实践简报：妊娠期血小板减少症》（No.207）[2]，单用糖皮质激素和（或）静脉注射免疫球蛋白是目前推荐的一线治疗方案。其中静脉注射人免疫球蛋白可抑制自身抗体产生，阻断巨噬细胞表面 Fc 受体而降低血小板清除率，减少血小板破坏。其优点为安全性好、起效快、不良反应较少，常用剂量为 400mg/(kg·d)[1]。本品为人正常血浆成分，临床用药经验中未发现本药对妊娠过程、胎儿和新生儿有不良影响。

糖皮质激素的作用机制可能与产自身抗体的淋巴细胞凋亡增加和巨噬细胞吞噬血小板的活性下调相关[3]。《成人原发免疫性血小板减少症诊断与治疗中国指南》[4] 推荐使用大剂量地塞米松（HD-DXM）40mg/d×4 天，口服或静脉给药或泼尼松 1mg/(kg·d)（最大剂量 80mg/d，分次或顿服）。综合考虑到地塞米松改善早产相关的新生儿结局[5]，以及剂量相关的不良反应，经多学科会诊，采用地塞米松注射液的剂量为 20mg/d，但患者对糖皮质激素及静脉注射人免疫球蛋白治疗反应欠佳。

血小板生成素是刺激巨核细胞生长及分化的内源性细胞因子，常用剂量为 300U/(kg·d)[1]。一项难治性 ITP 孕妇（$n=31$）的单臂研究显示[6]，重组人血小板生成素的治疗有效率可达 70%，但目前仍缺乏妊娠期使用重组人血小板生成素的安全性证据。在本案例中与重症监护室充分沟通评估病情并经患者及家属知情同意后使用。

《原发免疫性血小板减少症妊娠期诊治专家共识》[1] 推荐在以下情况下可考虑输注血小板：血小板计数$<10 \times 10^9$/L 或存在自发出血表现、需要控制危及生命的器官出血、剖宫产术前或临产后。建议在输注血小板的同时可静脉给予

糖皮质激素或静脉注射人免疫球蛋白，以利于提高血小板水平及维持时间。该案例在血小板计数小于 $10 \times 10^9/L$ 及剖宫产术中给予血小板输注的对症治疗，血小板计数有短暂回升。

2. 止血治疗

酚磺乙胺注射液可用于血小板功能不良、血管脆性增加而引起的出血。此案例中患者表现为血小板降低伴腹部及双足散在出血性瘀点，故可选择酚磺乙胺注射液对症止血治疗。常用剂量为每次 0.25~0.5g，每天 2~3 次，稀释后滴注。

3. 降压治疗

患者入院时血压为 152/97mmHg，随机尿蛋白（+++），有用药指征。依据《妊娠高血压疾病诊治指南（2020）》[7]，妊娠高血压患者可以选择使用拉贝洛尔、尼卡地平控制血压，对于重度先兆子痫预防子痫发作可选择硫酸镁注射液。结合患者情况，给予尼卡地平注射液联合拉贝洛尔片控制血压可。经药物治疗后，血压稳定在 130~140/85~95mmHg，病情稳定。

【药学监护】

1. 病情监护 患者的妊娠期管理需要产科与血液科医生共同参与，病情的评估需综合血小板计数、血小板下降速度、出血评分及对治疗的反应等方面，同时关注凝血功能及是否伴有妊娠合并症或并发症。分娩时机应结合多方面因素评估决定，对静脉注射人免疫球蛋白或糖皮质激素治疗均无效者，需在充分配备血制品后计划分娩。

2. 用药指导

(1) 静脉注射人免疫球蛋白开始滴注速度为 1ml/min，持续 15min 后若无不良反应，可加快速度，最快滴注速度不超过 3ml/min。输注期间不得随意调整滴速。开启后，应一次输注完毕，不得分次或给第二人输注。

(2) 拉贝洛尔片口服，可在餐后服药，以避免胃肠道不适和直立性低血压，用药期间避免饮酒。拉贝洛尔服药期间谨防跌倒。

(3) 酚磺乙胺注射液不可与氨基己酸注射液混合使用。

3. 不良反应监护

(1) 静脉注射人免疫球蛋白输注时可能出现一过性头痛、心慌、恶心等不良反应，可能与输注速度过快或个体差异有关，上述反应大多发生在输注开始的 1h 内，因此建议在输注的全过程定期观察患者的一般情况和生命体征，必要时减慢或者暂停输注。

(2) 重组人血小板生成素较少发生不良反应，偶有发热、肌肉酸痛、头晕等，使用过程中密切关注外周血小板计数变化。

(3) 血小板输注过程中应注意监测患者是否有寒战、高热、皮疹等不良反应。

(4) 拉贝洛尔片在使用中应注意监测血压。

(5) 酚磺乙胺注射液可有恶心、头痛、皮疹、暂时性低血压等。

(6) 使用糖皮质激素类药物的过程中应注意监测患者血压、血糖、血脂、精神状态等。

4. 生活管理　①摄入充足的蛋白质和热量，尽量避免生硬、刺激性食物摄入，适度限制食盐摄入；②保持大便通畅，密切观察是否出现脑出血、消化道出血情况；③注意休息，保证充足睡眠。

【案例亮点】

这是一个典型的妊娠合并血小板减少药物治疗的案例。患者因妊娠高血压，妊娠合并血小板减少症入院，入院后诊断出重度先兆子痫，进行剖宫产手术，因此给予解痉、促胎肺成熟的同时给予人免疫球蛋白、重组人血小板生成素和酚磺乙胺，有效降低了产后出血的风险。本案例需关注的关键点是预防和治疗孕期及产后出血药物的选择。

参考文献

[1] 中华医学会妇产科学分会产科学组. 原发免疫性血小板减少症妊娠期诊治专家共识 [J]. 中华妇产科杂志，2023，58（03）：170–177.

[2] ACOG Practice Bulletin No. 207: Thrombocytopenia in Pregnancy [J]. Obstet Gynecol，2019，133（3）：181–193.

[3] MIZUTANI H, FURUBAYASHI T, IMAI Y, et al. Mechanisms of corticosteroid action in immune thrombocytopenic purpura（ITP）: experimental studies using ITP-prone mice,（NZW x BXSB）F1 [J]. Blood，1992，79：942.

[4] 中华医学会血液学分会血栓与止血学组. 成人原发免疫性血小板减少症诊断与治疗中国指南（2020 年版）[J]. 中华血液学杂志，2020，41（08）：617–623.

[5] WORLD HEALTH ORGANIZATION（2022）. WHO recommendations on Antenatal corticosteroids for improving preterm birth outcomes.

[6] KONG Z, QIN P, XIAO S, et al. A novel recombinant human thrombopoietin therapy for the management of immune thrombocytopenia in pregnancy [J]. Blood，2017，130（9）：1097–1103.

[7] 中华医学会妇产科学分会妊娠高血压疾病学组. 妊娠高血压疾病诊治指南（2020）[J]. 中华妇产科杂志，2020，55（04）：227–238.

案例 28　妊娠合并再生障碍性贫血的药物治疗

【案例资料】

1. 现病史　孕妇，35 岁，身高 163cm，体重 70.2kg，因"孕 9 个月余，发现 S/D 值高半天"入院。末次月经 2022 年 10 月 18 日。孕妇停经 30 天尿早孕试纸检测（＋），停经 1 个月余行 B 超检查诊断为宫内早孕。停经 40 天出现恶心、呕吐等早孕反应。孕早期无宠物、X 线、毒物接触史。孕 3 个月余因"不良孕产史，易栓症"皮下注射肝素、口服阿司匹林至今，现已停药。口服羟氯喹至今。孕 4 个月余自觉胎动至今。定期围产期保健。NT 正常，无创 DNA 示 5q14.3q22.1 区段存在 26Mb 的缺失。OGTT 显示，空腹葡萄糖 5.70mmol/L，餐后 1 小时葡萄糖 6.83mmol/L，餐后 2 小时葡萄糖 9.62mmol/L。饮食运动控制血糖，监测血糖控制可。四维超声未见明显异常。1 个月余前因胎儿脐动脉 S/D 值偏高住院治疗，好转后出院。孕中晚期无头晕眼花及胸闷病史。1 个月前因阴道流血于我院住院治疗，好转后出院。现无腹紧、腹痛、阴道流液等不适，半天前围保发现 S/D 值高，考虑存在胎儿宫内窘迫可能。门诊以"胎儿宫内窘迫（？）"收治入院。患病以来，神志清，精神可，饮食可，睡眠可，大小便可，体重增重 8kg。

2. 既往史　2018 年于当地医院确诊再生障碍性贫血。2022 年 3 月于我院行易栓症检测，狼疮抗凝物归一化比率 1.30，诊断为易栓症，现使用达肝素、羟氯喹、阿司匹林治疗。余无特殊。

3. 婚育史　已婚，0-0-1-0，2021 年孕 5 个月余因"胎儿早发型生长受限，胎儿宫内窘迫"于我院引产 1 次。配偶体健。

4. 体格检查　正常。

5. 实验室及辅助检查

(1) 血常规（6 月 28 日）：白细胞 1.95×10^9/L（↓），NEUT% 79.6%（↑），NEUT# 1.55×10^9/L（↓），LYMPH# 0.37×10^9/L（↓），红细胞 3.3×10^{12}/L（↓），HGB 130g/L，PLT30 $\times 10^9$/L（↓）。

C 反应蛋白 20.22mg/L（↑）。

血栓弹力图：R 6.9min，K 2.0min，ANGLE 60.6°，MA 56.6mm，CI-1.5。

维生素 B_{12} 557pmol，叶酸＞45.5nmol（↑）。

血凝分析：APTT 24.4s（↓），纤维蛋白原 4.17g/L（↑），INR 0.89，

AT Ⅲ 72%（↓），D– 二聚体 0.57mg/L（↑）。

肝功能：CHE 3.6kU/L（↓），TP 54.9g/L，ALB 24.5g/L。

肾功能：CREA 45.7μmol（↓）。

电解质：Na 131.6mmol（↓），Cl 107.1mmol（↑），Ca 1.94mmol（↓）。

(2) 产科超声：宫内单活胎，超声孕周 33^{+6} 周。

6. 入院诊断 ①胎儿宫内窘迫（？）；②妊娠期糖尿病；③ G2P0，宫内孕 36 周；④易栓症；⑤不良孕产史；⑥再生障碍性贫血；⑦胎儿染色体异常。

7. 出院诊断 ①再生障碍性贫血；②妊娠期糖尿病胎儿宫内窘迫；③易栓症；④不良孕产史；⑤ G2P1，宫内孕 36 周；⑥胎儿宫内窘迫；⑦胎儿染色体异常；⑧单胎活产。

【治疗药物与治疗过程】

表 11–3 药物治疗经过及实验室检查

日期	治疗方案	PLT（10^9/L）	电解质 / 肝功能
D1	羟氯喹片 0.2g，po，bid	26	——
D2	• 羟氯喹片 0.2g，po，bid • 倍他米松磷酸钠注射液 12mg，im，qd	30	——
D3	• 羟氯喹片 0.2g，po，bid • 倍他米松磷酸钠注射液 12mg，im，qd • 维生素 C 注射液 3g+ 胰岛素注射液 6U+5% 葡萄糖溶液 500ml，ivgtt，st • 输机采血小板 1 个治疗量 • 头孢西丁 2g+0.9% 氯化钠溶液 100ml，ivgtt，术前 0.5h，q8h • 子宫下段剖宫产术 • 缩宫素 10U，宫体肌内注射，术中用	51	——
D4	• 头孢西丁 2g+0.9% 氯化钠溶液 100ml，ivgtt，q8h • 浓氯化钠 50ml+5% 葡萄糖溶液 200ml，ivgtt，st • 葡萄糖酸钙注射液 10ml+5% 葡萄糖溶液 50ml，ivgtt，st • 低分子肝素 5000U，ih，qd	42	NA131.6mmol（↓），CA1.94mmol（↓）
D5	低分子肝素 5000U，ih，qd	——	ALB25.3g/L TP50.5g/L

（续表）

日期	治疗方案	PLT（10⁹/L）	电解质 / 肝功能
D6	低分子肝素 5000U，ih，qd	—	—
D7	• 人血白蛋白注射液 10g+0.9% 氯化钠溶液 100ml，ivgtt，qd • 呋塞米注射液 10mg，静脉推注，qd • 多糖铁复合物胶囊 0.3g，po，qd • 低分子肝素 5000U，ih，qd	41	ALB22.4g/L TP48.6g/L
D8	• 低分子肝素 5000U，ih，qd • 人血白蛋白注射液 10g+0.9% 氯化钠溶液 100ml，ivgtt，qd • 呋塞米注射液 10mg，静脉推注，qd • 多糖铁复合物胶囊 0.3g，po，bid	—	—
D9	• 低分子肝素 5000U，ih，qd • 多糖铁复合物胶囊 0.3g，po，bid • 停药出院	53	ALB29.4g/L TP52g/L

—. 无数据；po. 口服；im. 肌内注射；ivgtt. 静脉滴注；ih. 皮下注射；st. 立即；qd. 每天 1 次；bid. 每天 2 次；q8h. 每 8 小时 1 次

患者入院后完善相关检查，因易栓症 D1 予以羟氯喹片治疗免疫异常。D2 给予倍他米松促胎肺发育成熟治疗。D3 行子宫下段剖宫产术，患者术前空腹时间长，给予 5% 葡萄糖注射液、维生素 C 注射液补充能量和维生素；术前查血小板 30×10^9/L，输机采血小板 1 个治疗量预防大出血；剖宫产为 Ⅱ 类切口手术，术前半小时给予头孢西丁预防感染，术后每 8 小时给药 1 次，预防使用至术后 48h；术中给予缩宫素宫体肌内注射促进子宫收缩，预防产后出血。D4 查电解质，钠、钙低，给予浓氯化钠注射液、葡萄糖酸钙注射液补充电解质；患者易栓症，术后给予低分子肝素预防血栓形成。D7 给予人血白蛋白注射液和呋塞米注射液治疗低蛋白血症，给予多糖铁复合物胶囊治疗贫血。D9 患者一般情况好，予停药出院。嘱其院外继续口服药物纠正贫血，合理配餐，监测血糖，不适随诊。

1. 升血小板治疗

(1) 治疗指征：《再生障碍性贫血诊断与治疗中国指南（2022）》[1] 中推荐对于妊娠合并再生障碍性贫血（aplastic anemia，AA）患者主要是给予支持治疗，输注血小板维持患者 PLT≥20×10^9/L。不推荐妊娠期使用抗胸腺 / 淋巴细胞球蛋白、造血干细胞移植或雄激素，可予环孢素治疗。该患者入院时 PLT 30×10^9/L，可不予治疗。《非心脏外科围手术期患者血液管理专家共识（2022）》[2] 推荐手术或侵入性操作时，PLT < 50×10^9/L 是输注血小板的指征，该患者术前 PLT 30×10^9/L，HGB 130g/L，有治疗指征。

(2) 治疗选择：患者血小板减少，是产后出血的高危因素，给予输注血小板治疗。《产科输血治疗专家共识（2023）》[3] 指出，1 个治疗量血小板预计可提升血小板计数（20～30）$\times 10^9$/L，建议输注 1 个治疗量后，根据后续的出血情况及试验结果再评估。该患者术前 PLT 30×10^9/L，输注 1 个治疗量血小板后，PLT 51×10^9/L，遂进行剖宫产手术。

2. 产后出血的预防

(1) 用药指征：《产后出血预防与处理指南（2023）》[4] 中提出积极处理第三产程能够有效减少产后出血量和降低发生产后出血的风险，预防性使用宫缩剂可以加强宫缩，是预防产后出血最重要的常规推荐措施，患者有用药指征。

(2) 药物选择：患者行剖宫产分娩，指南[4] 推荐预防产后出血首选缩宫素，高危者可考虑联合使用麦角新碱。缩宫素能够选择性兴奋子宫平滑肌，增加子宫平滑肌的收缩频率及收缩力，迅速有效止血。应用方法为头位胎儿前肩娩出后、胎位异常胎儿全身娩出后、多胎妊娠最后一个胎儿娩出后予缩宫素 10U 稀释后静脉滴注或肌内注射。临床医生为其开具缩宫素 10U 宫体肌内注射，促进子宫收缩，术中出血 300ml，未发生产后大出血。

3. 产后抗凝治疗

(1) 用药指征：根据《妊娠期和产褥期静脉血栓栓塞的预防：2020 年昆士兰临床指南解读》[5]，易栓症是静脉血栓栓塞症的独立高风险因素，此类患者在妊娠期进行预防，直至产后 6 周，该患者合并易栓症，有用药指征。

(2) 药物选择：预防静脉血栓栓塞症的药物有普通肝素、低分子肝素、华法林、直接 Xa 因子抑制药等。华法林是一种维生素 K 拮抗药，一般仅限于心脏机械瓣膜置换术后孕产妇的抗凝治疗。直接 Xa 因子抑制药可以通过胎盘，孕期禁止使用。普通肝素和低分子肝素均不透过胎盘屏障，普通肝素因半衰期较短，出血风险较高，故一般不用于静脉血栓栓塞症的预防。低分子肝素主要通过抗凝血活性因子 Xa 的作用来抑制血栓形成，在达到有效抗凝作用的同时可以减少普通肝素所致的出血等不良反应，安全性更高，因此，推荐低分子肝素作为预防妊娠期及产褥期静脉血栓栓塞症的首选抗凝药物[6]。对于体重 50～90kg 的患者，低分子肝素的标准预防剂量为 5000U，每天 1 次，临床医生为患者开具低分子肝素剂量、疗程合适。

4. 低蛋白血症治疗

(1) 用药指征：患者术后查白蛋白 22.4g/L，为低蛋白血症。《中国围手术期感染预防与管理指南》解读[7] 指出低蛋白血症是术后手术部位感染的独立危险因素，《人血清白蛋白在危重患者中的应用专家共识（2021）》[8] 推荐腹部手术危重患者围术期人血白蛋白水平＜30g/L 时，建议补充人血白蛋白，围术期白蛋白水平应维持在 30g/L 以上，因此有用药指征。

(2) 药物选择：人血白蛋白是人体的正常组分，用于治疗显著的低白蛋白血症（≤30g/L）。其主要的生理功能是维持血液渗透压、输送物质、作为氮源提供营养，静脉给药后在血循环中可被迅速而完全地利用。患者连续输注 2 天人血白蛋白后，复查 ALB 29.4g/L，基本达标，停止输注。

【药学监护】

1. 病情监护 注意患者有无全身及局部出血表现，监测血小板、电解质、白蛋白情况，术中严格无菌操作，使用抗菌药物预防感染，术后观察出血情况，监测体温、感染指标等及时识别感染征象。

2. 用药指导

(1) 滴注人血白蛋白时，开始给药 15min 内，应缓慢滴注，随后逐渐加速，最大滴速为 2ml/min，交代患者及家属不能随意调节滴速。

(2) 低分子肝素皮下注射，不能肌内注射，肌内注射会引起局部血肿。注射时注意轮换注射部位。

(3) 羟氯喹请与食物同服，或用牛奶送服，用药期间尽量避免驾驶或操作机器。该药对视力有影响，长期用药每年至少进行1次眼科检查，包括视敏度、中心视野、色觉和眼底检查等；长期用药还需要定期监测骨骼肌功能和腱反射，发现这些功能降低时需停药。

(4) 多糖铁复合物胶囊：食物不影响该药物的吸收。用药后可能出现胃肠道刺激和便秘等不良反应。若出现黑粪属正常现象，无须格外担心。

3. 不良反应监护

(1) 输注人血白蛋白期间监测生命体征、尿量、电解质，必要时监测血流动力学指标，如出现超敏反应，立即停药。大剂量快速输注可能出现高血容量，如出现头痛、呼吸困难、血压升高、颈静脉充盈等表现，立即停药。用药后可能出现寒战、发热、脸潮红、皮疹、恶心、呕吐等症状。

(2) 低分子肝素用药后可能出现血小板减少，用药期间建议定期监测血小板计数，必要时监测血浆抗Xa因子活性。应监测血清肌酐水平，以防发生肾损伤（肌酐清除率＜30ml/min）。当出现肾损伤时，应减少低分子肝素剂量，或考虑使用普通肝素。用药后可能出现皮肤黏膜出血、牙龈出血、血肿、过敏反应等不良反应。

(3) 血小板输注过程中应注意监测患者是否有寒战、高热、皮疹等不良反应。

4. 生活管理　①饮食、营养均衡，注意饮食卫生；②避免感染；③避免剧烈运动，昏厥摔倒，避免出现碰撞损伤。

【案例亮点】

这是一个典型的妊娠合并再生障碍性贫血药物治疗的案例。患者因未足月妊娠期糖尿病、易栓症、再生障碍性贫血入院，最终进行剖宫产手术，在治疗易栓症、促胎肺成熟、控血糖的同时，术前输注血小板、头孢西丁，有效降低了产后大出血和围术期感染风险。本案例需关注的关键点是低血小板的易栓症患者孕期及剖宫产术前术后使用抗凝药物的出血相关监护。

参考文献

[1] 中华医学会血液学分会红细胞疾病（贫血）学组. 再生障碍性贫血诊断与治疗中国指南（2022）[J]. 中华血液学杂志，2022，43（11）：881–888.

[2] 中国输血协会临床输血学专业委员会. 非心脏外科围手术期患者血液管理专家共识（2022版）[J]. 临床输血与检验，2022，24（5）：545–553.

[3] 中华医学会围产医学分会，中国输血协会临床输血管理学专业委员会. 产科输血治疗专家共识[J]. 中华围产医学杂志，2023，26（1）：4–10.

[4] 中华医学会妇产科学分会产科学组，中华医学会围产医学分会. 产后出血预防与处理指南（2023）[J]. 中华妇产科杂志，2023，58（6）：401–409.

[5] 沈丽霞，王子莲. 妊娠期和产褥期静脉血栓栓塞的预防：2020年昆士兰临床指南解读[J]. 中国实用妇科与产科杂志，2021，37（2）：208–210.

[6] 中华医学会妇产科学分会产科学组. 妊娠期及产褥期静脉血栓栓塞症预防和诊治专家共识[J]. 中华妇产科杂志，2021，56（4）：236–243.

[7] 曹明楠，王乔宇，陶骅，等.《中国围手术期感染预防与管理指南》解读[J]. 临床药物治疗杂志，2023，21（6）：19–25.

[8] YU Y T, LIU J, HU B, et al. Expert consensus on the use of human serum albumin in critically ill patients [J]. Chin Med J（Engl），2021，134（14）：1639–1654.

第12章 妊娠合并肿瘤

疾病临床表现

妊娠合并肿瘤，是指妊娠期、产褥期、产后6个月内发现并诊断的肿瘤疾病。

案例29 妊娠合并宫颈癌的药物治疗

【案例资料】

1. 现病史 患者，40岁，孕29^{+3}周，因"（宫颈）鳞状细胞癌"入院。末次月经2021年11月13日。患者自孕3个月余开始出现不规则阴道流血加重伴流液，有异味，无腹痛发热，无恶心呕吐，无便秘腹泻。外院就诊，宫颈活检，病理提示（宫颈）鳞状细胞癌。患者近期饮食、睡眠好，两便如常，体重无明显减轻，患者平素无腹痛腹胀，无阴道异常流液，无尿频尿急尿痛，自发现疾病以来，精神、饮食可，睡眠尚可，大小便无殊，体重较前无明显变化。门诊拟"（宫颈）鳞状细胞癌，G3P1，孕29^{+3}周"收治入院。

2. 既往史 无特殊。

3. 婚育史 已婚，1-0-1-1，2007年因前置胎盘行剖宫产术，2008年人工流产1次。

4. 体格检查 正常。

5. 本科检查 外阴已婚式，阴道畅，宫颈见菜花样赘生物（直径约6cm），接触性出血（+），宫体脐上两指。子宫张力如常，10min未及宫缩，胎膜未破，阴道检查未见活动性出血，胎心率为140次/分，胎动正常。

6. 实验室及辅助检查

(1) MRI盆腔增强：①宫内妊娠；②宫颈肿块（分叶状改变，大小约70mm×33mm×79mm），考虑恶性肿瘤，宫颈前壁部分浆膜层模糊，两侧腹股沟多发淋巴结。

(2) 宫颈活检病理：（宫颈）鳞状细胞癌。

7. 入院诊断 ①宫颈鳞状细胞癌 I B$_2$ 期；②G3P1，孕 29^{+3} 周，头位；③瘢痕子宫。

8. 出院诊断 ①宫颈恶性肿瘤（宫颈鳞状细胞癌 I B$_2$ 期，大小 10cm×6cm×5cm，浸润宫颈近全层，见脉管内癌栓）；②为肿瘤化学治疗疗程（一次新辅助化疗后）；③ G3P2，选择性剖宫分娩；④早产；⑤瘢痕子宫；⑥高龄经产妇。

【治疗药物与治疗过程】

表 12-1 药物治疗经过

日期	治疗方案
D2	地塞米松片 20mg，po，st（化疗前 12h）
D3	• 紫杉醇注射液 210mg+0.9% 氯化钠溶液 500ml，ivgtt，qd（D1） • 注射用顺铂 60mg+0.9% 氯化钠溶液 500ml，ivgtt，qd（D1） • 地塞米松片 20mg，po，st（化疗前 6h） • 西咪替丁注射液 300mg+0.9% 氯化钠溶液 250ml，ivgtt，qd（化疗前 60min） • 盐酸昂丹司琼注射液 8mg，iv，qd（化疗前 30min） • 地塞米松磷酸钠注射液 6mg，iv，qd（化疗前 15min） • 阿瑞匹坦胶囊 125mg，po，qd
D4	• 注射用顺铂 60mg+0.9% 氯化钠溶液 500ml，ivgtt，qd（D2） • 西咪替丁注射液 300mg+0.9% 氯化钠溶液 250ml，ivgtt，qd • 盐酸昂丹司琼注射液 8mg，iv，qd • 地塞米松磷酸钠注射液 6mg，iv，qd • 阿瑞匹坦胶囊 80mg，po，qd
D5	• 西咪替丁注射液 300mg+0.9% 氯化钠溶液 250ml，ivgtt，qd • 盐酸昂丹司琼注射液 8mg，iv，qd • 地塞米松磷酸钠注射液 6mg，iv，q12h • 阿瑞匹坦胶囊 80mg，po，qd
D26	地塞米松磷酸钠注射液 6mg，im，q12h
D27	地塞米松磷酸钠注射液 6mg，im，q12h
D35	停药出院

po. 口服；im. 肌内注射；iv. 静脉注射；ivgtt. 静脉滴注；st. 立即；qd. 每天 1 次；q12h. 每 12 小时 1 次

患者入院后予完善相关检查，宫颈活检及盆腔 MRI 提示诊断为"宫颈鳞状细胞癌 I B$_2$ 期"，考虑患者综合情况，继续妊娠并抑制肿瘤进展，予以新辅助化疗。通过查阅相关临床指南及文献，建议采用紫杉醇＋顺铂作为新辅助化疗方案。患者入院后，D2～3 予地塞米松、西咪替丁预防过敏，D3 行新辅助化疗，化疗方案为紫杉醇 210mg（D1），顺铂 60mg（D1～2），化疗前予地塞米松磷酸钠、昂丹司琼、阿瑞匹坦防治化疗相关呕吐，化疗期间监测化疗不良反应及过敏反应，化疗后定期复查血常规、肝肾功能、电解质，监测胎儿情况。化疗 3 周后复查盆腔 MRI，宫颈包块明显缩小。D26 患者孕 33^{+1} 周时，给予地塞米松促进胎肺成熟。D29 患者孕 33^{+4} 周时，行子宫下段剖宫产术，娩出一早产活婴，女，体重 2120g，评分 10/10 分。剖宫产术后，妇科医生为患者实施全子宫切除术＋广泛宫旁组织切除术＋盆腔淋巴结清扫术，手术顺利。

1. 新辅助化疗

(1) 用药指征：患者及家属强烈要求保留妊娠，IGCS 和 ESGO 指出，在宫颈癌 I B$_2$ 期及以上的孕妇中，唯一能够保留胎儿的方法就是行新辅助化疗维持妊娠，待胎肺成熟后立即剖宫产终止妊娠并行肿瘤规范化治疗。但患者考虑化疗药物对胎儿的影响拒绝进行新辅助化疗，临床药师协助临床医师结合国内外文献及患者情况对患者进行解释沟通，最终患者知情同意后接受新辅助化疗方案。

(2) 药物选择：根据《妊娠合并子宫颈癌诊治中国专家共识（2023）》[1]，推荐妊娠合并宫颈癌的化疗方案为顺铂（70～75mg/m^2）＋紫杉醇（135～175mg/m^2），每 3 周 1 次。关于妊娠期进行化疗的安全性研究资料有限，化疗对胎儿的影响取决于胎龄、所用化疗药物特点及药物剂量，目前临床研究表明[2]，在妊娠中晚期，使用紫杉醇、顺铂联合化疗，未见胎儿畸形报道。

(3) 药物剂量和疗程：患者 40 岁，身高 160cm，体重 68kg，体表面积 1.7483m^2，肌酐 51μmol/L。根据患者体表面积计算紫杉醇和顺铂的给药剂量为顺铂 120mg＋紫杉醇 210mg。具体化疗方案为紫杉醇 210mg（D1），顺铂 60mg（D1～2）。因为化疗可能对母儿产生骨髓抑制，导致分娩时出血、感染等风险增大，所以孕 30 周以上的患者一般最多行 1 次新辅助化疗，使最后一次化疗与分娩时间有 3 周以上的间隔。患者行新辅助化疗时接近 30 周，故拟行 1 次新辅助化疗。

2. 化疗前预处理

为防止化疗药（尤其是紫杉醇）引起的严重过敏反应，化疗前 12h 及 6h

给予地塞米松片20mg，口服；此外，化疗前30～60min给予西咪替丁静脉滴注。该患者于化疗前1天及化疗当日，分别口服20mg地塞米松片，并于化疗前60min，静脉滴注西咪替丁300mg，预防过敏反应。

3. 化疗相关的呕吐防治

《肿瘤治疗相关呕吐防治指南》[3]提到化疗药物所致的急性、延迟性呕吐需予以防护。常用药物有5-HT$_3$受体拮抗药（如昂丹司琼）、糖皮质激素（如地塞米松）、NK-1受体拮抗药（如阿瑞匹坦）等。该患者拟行新辅助化疗方案化疗，紫杉醇为低度催吐化疗药，顺铂为高度催吐化疗药，指南建议对于多药方案应基于催吐风险最高的药物来选择镇吐药。高度催吐化疗方案指南推荐5-HT$_3$受体拮抗药联合糖皮质激素和NK-1受体拮抗药预防急性恶心、呕吐，有胃部疾病的患者选择性加用抑酸药治疗。故该患者于化疗当天及化疗后连续2天，静脉推注昂丹司琼注射液，口服地塞米松片、阿瑞匹坦胶囊，并静脉滴注西咪替丁防治化疗相关呕吐。研究表明，这几种药物妊娠期使用不增加严重先天畸形的风险，利大于弊的情况下可以使用。此外，由于NK-1受体拮抗药是CYPA4的抑制药，而地塞米松是CYPA4的底物，因此与NK-1受体拮抗药阿瑞匹坦胶囊联合用药时，地塞米松需要减量，使用剂量为6mg，口服或静脉使用，每天1次。

4. 促胎肺成熟　患者孕33^{+1}周时，给予地塞米松促进胎肺成熟。《早产临床诊断与治疗指南（2014）》[4]中推荐，孕28～34^{+6}周的先兆早产应当给予1个疗程的糖皮质激素促胎肺成熟。该患者治疗指征明确、用法用量均符合国内外指南与临床诊疗常规推荐。

【药学监护】

1. 病情监护　注意患者宫缩、阴道流血及流液、腹痛等情况。同时注意化疗药物的过敏反应及其他不良反应，监测患者血常规、电解质、肝肾功能等指标。

2. 用药指导

(1) 化疗用药时，注意先使用紫杉醇，再使用顺铂，避免顺铂影响紫杉醇的清除率。

(2) 紫杉醇滴注前必须稀释，加至最后浓度为0.3～1.2mg/ml。使用本药过程中，控制滴速，先保持慢速滴注，密切关注用药反应，尤其是前10min的反应，观察20min后，若无不良反应，可考虑适当提高滴速，整个滴注时间至少3h。

(3) 顺铂使用前需用 300～500ml 氯化钠注射液稀释滴注。本药略带黏性，为使剂量准确，在吸出药液后，再向瓶内注入适量氯化钠注射液，稍作振摇吸出并加入至输液瓶。

3. 不良反应监护

(1) 紫杉醇和顺铂均为细胞毒类药物，可能会引起胃肠道反应、血液系统不良反应等，因此在化疗期间给予必要的预防措施是必需的，如水化、预防过敏、预防呕吐等。本患者采用地塞米松 + 昂丹司琼 + 阿瑞匹坦 + 西咪替丁联合预防呕吐及过敏反应。另外，在化疗前充分与患者及家属沟通，告知可能发生的不良反应，并交代正确的处理措施，消除患者及家属的心理顾虑与担心，改善不适症状。

(2) 使用紫杉醇注射液可能会发生以下不良反应：①骨髓抑制，是该药较常见的不良反应，一旦发生，可使用重组人粒细胞集落刺激因子等药物治疗；②神经毒性，是紫杉醇常见的不良反应，呈剂量依赖性和累积性，部分可以逆转，主要包括感觉神经毒性、自主神经毒性、运动神经毒性等，其中感觉神经病变最为常见；③关节或肌肉疼痛，紫杉醇常见的不良反应，通常在紫杉醇治疗后 2～3 天出现，一般症状较轻，几天后可恢复；④脱发也是常见的不良反应；⑤低血压、心动过缓、高血压等也可出现在紫杉醇治疗过程中，但通常不需要治疗。

(3) 使用注射用顺铂可能会发生以下不良反应：①顺铂主要经肾排泄，可造成累积性及剂量相关性肾功能损害，需定期监测肾功能指标，多饮水促进排泄，血清肌酐水平＞0.2mmol/L 的患者忌用顺铂；②低镁血症及低钙血症，低镁血症发生率较高，低钙血症发生率稍低，当这两种电解质都缺乏时，可导致抽搐，非剂量相关性，有必要监测电解质；③神经毒性、骨髓抑制、耳毒性、心脏异常、肝脏损害等也可发生于顺铂使用后，注意监测并对症处理。

4. 生活管理　①适当运动；②控制体重；③合理饮食；④定期随访宫颈癌相关指标，包括影像学、血常规、肝肾功能等。

【案例亮点】

这是一个典型的妊娠合并宫颈癌药物治疗的案例。患者因未足月妊娠合并宫颈鳞状细胞癌入院化疗，之后进行剖宫产手术同时进行全子宫切除术，因此给予紫杉醇 + 顺铂 3 周疗方案首次化疗后，给予促胎肺成熟，有效抑制了宫颈癌细胞的增殖，延长了妊娠时间，使孕产妇和新生儿健康效益最大化。本案例需关注的关键点是妊娠期化疗药物的使用时机及化疗后骨髓抑制相关指标的监护以及对胎儿生长发育情况的监护。

参考文献

[1] 卢淮武，殷霞，周颖.妊娠合并子宫颈癌诊治中国专家共识（2023）[J].中国实用妇科与产科杂志，2023，39（3）：310-317.

[2] 田蕾，辛玉琦，黄梦微，等.妊娠期妇科恶性肿瘤的治疗进展[J].国际妇产科学杂志，2020，47（6）：605-610.

[3] 于世英，印季良，秦叔逵，等.肿瘤治疗相关呕吐防治指南（2014）[J].临床肿瘤学杂志，2014，19（3）：263-273.

[4] 胡娅莉.早产临床诊断与治疗指南（2014）[J].中华妇产科杂志，2014（7）：481-485.

案例 30　妊娠合并乳腺癌的药物治疗

【案例资料】

1. 现病史　孕妇，31岁，身高165cm，体重70kg。因"孕26^{+5}周，体检提示右乳乳腺癌"入院。末次月经2021年12月10日。孕妇停经40天尿早孕试纸检测（＋），孕13^{+2}周于我院建卡产检，唐氏筛查低危，大排畸未见明显异常。患者孕期无高血压、水肿和蛋白尿，无多饮多食多尿。3周前彩超提示，右乳外象限低回声，33mm×17mm，BI-RADS4C级，遂行右乳肿块细针穿刺活检，提示右乳癌细胞。已于外院行"右侧乳腺改良根治术"手术，门诊拟"右乳癌细胞"收治入院。

2. 既往史　无特殊。

3. 婚育史　已婚，0-0-0-0，配偶体健。

4. 体格检查　正常。

5. 产科检查　胎心率为145次/分，胎动正常，无宫缩，子宫张力如常，无子宫压痛，胎膜未破，阴道检查未见活动性出血。

6. 实验室及辅助检查

(1) 乳腺彩超：双乳小叶增生（BI-RADS2级），右乳占位（BI-RADS4C级），右侧腋下实质样结节，淋巴结可能。右乳外象限低回声，33mm×17mm，BI-RADS4C级，遂行右乳肿块细针穿刺活检，提示右乳癌细胞。无乳腺钼靶。

(2) 产科超声：宫内单胎，见胎心及胎动，胎心率142次/分。

(3) 病理检查：（右侧乳腺改良根治标本）乳腺浸润性导管癌，50% 为微乳头状癌，III 级，癌灶总大小 2.5cm×2cm×1.5cm，局灶见高级别导管原位癌，见脉管内癌栓，周围乳腺组织呈泌乳性改变。乳头、皮肤及基底切缘未见癌累及。腋窝淋巴结共 24 枚，其中 13 枚见癌宏转移，伴 5 枚结外侵犯。腋窝处另见癌结节一枚，最大径 0.3cm。淋巴结（右侧乳腺胸小肌后淋巴结）1 枚，见癌宏转移。

免疫及病理结果：ER（+，20%，中），PR（+，20%，强），Her-2（+++），Ki-67（+，40%），E-cad（+），CK5（−），CK14（−），P63（局灶 +），Calponin（−）。

7. 入院诊断　① G1P0，孕 26^{+5} 周，头位，未临产；② 右乳癌细胞。

8. 出院诊断　① G1P1，孕 37^{+4} 周，头位，剖宫产；② 右乳癌细胞。

【治疗药物与治疗过程】

表 12-2　药物治疗经过

日期	治疗方案	周期及疗程
D1	• 盐酸昂丹司琼注射液 8mg，iv，化疗前 • 地塞米松磷酸钠注射液 5mg，iv，化疗前	每 21 天为 1 个周期，共 3 个周期（具体的方案为孕 29 周化疗 1 次，孕 32 周化疗 1 次，孕 33 周前完成化疗）
	碳酸氢钠片 1g，po，qid	
	• 注射用表柔比星 100mg/m²，静脉输注 • 注射用环磷酰胺 830mg/m²，静脉输注	

po. 口服；iv. 静脉注射；qid. 每天 4 次

患者入院后予完善相关检查，属于孕中期，可行辅助化疗治疗，但化疗方案不建议持续到 35 周之后。根据患者免疫组化结果［ER（+，20%，中），PR（+，20%，强），Her-2（+++）］，推荐在产后行辅助内分泌治疗和靶向药物抗 HER-2 治疗。辅助化疗方案具体方案为表柔比星 100mg/m²，静脉输注，D1；环磷酰胺 830mg/m²，静脉输注，D1；每 21 天为一个周期，化疗周期为 3 个周期（具体的方案为孕 29 周化疗 1 次，孕 32 周化疗 1 次，孕 33 周前完成化疗）。拟孕 35 周后行剖宫产手术，患者顺利分娩后继续后续的治疗方案。

1. 化疗治疗方案

(1) 用药指征：目前缺乏妊娠期接受化疗患者及新生儿结局的大数据长期随访资料，妊娠期化疗需谨慎。研究结果表明，化疗可能导致妊娠高血压疾病、胎儿宫内生长受限、新生儿出生体重减轻、早产等问题。妊娠早期接受化疗尤其易导致早产和畸形。针对必须接受化疗的 BCP 患者建议与产科医生进行讨论，完善胎儿畸形筛查，共同评估后制订化疗方案。原则上推荐化疗在妊娠中晚期进行。孕 35 周后或计划分娩前 3 周内不应进行妊娠期化疗，以避免分娩时发生血液学并发症，本患者具有用药指征[1]。

(2) 药物选择：乳腺癌孕妇最常用的是以蒽环类药物为基础的化疗方案：多柔比星加环磷酰胺（doxorubicin plus cyclophosphamide，AC），或氟尿嘧啶、多柔比星加环磷酰胺（fluorouracil，doxorubicin，and cyclophosphamide，FAC）等。一项基于 160 例妊娠期接受蒽环类化疗药物治疗的案例研究结果显示，妊娠中晚期使用剂量 $<70mg/m^2$ 的阿霉素引起胎儿畸形、死亡和自然流产等风险较低[2]。另一项评估产前暴露于化疗药物（其中 53 例孕妇暴露于蒽环类药物）的 70 名出生时、18 月龄、5—6 岁、8—9 岁、11—12 岁、14—15 岁或 18 岁儿童发育状况的研究结果显示，产前接受化疗与中枢神经系统、心脏、听觉或一般生长发育受损无关，认知障碍可能与早产有关；暴露于蒽环类药物的儿童，心脏收缩和舒张功能均在正常范围内[3]。在一项前瞻性单组研究中，87 例乳腺癌孕妇接受了 FAC 方案辅助或新辅助化疗，其中在妊娠中期和（或）晚期接受的患者，未出现死产、自然流产或围产期死亡事件。大多数这些儿童也无严重的新生儿并发症。3 例儿童在出生时存在先天性异常：1 例为唐氏综合征，1 例输尿管反流，1 例为马蹄内翻足。该队列中先天异常的发生率与美国全国的平均水平（3%）相近[4]。基于研究报道，妊娠期乳腺癌患者在中期和晚期妊娠接受 AC 或 FAC 化疗是安全的（宫内暴露于化疗药物的儿童没有重大的短期并发症），但关于远期后遗症（如心功能和生育力受损）目前仍知之甚少[5, 6]。紫杉烷类已获得 ESMO 的认同，但是 2020 年美国 NCCN 乳腺癌临床实践指南指出尚无足够安全性证据支持推荐妊娠期间常规使用紫杉醇。他莫昔芬易导致胎儿畸形、阴道出血和流产。胎盘组织及胎儿肾组织中均有 HER-2 表达，曲妥珠单抗对胎儿肾细胞的毒性作用可导致羊水减少，应在产后给药。妊娠期间放疗可能增加胎儿宫内生长受限、精神发育迟滞、胎儿患癌等风险，甚至导致胎儿死亡。因此，BCP 患者在妊娠期间禁用他莫昔芬内分泌治疗、抗 HER-2 靶向治疗和放疗。故该患者妊娠期选择注射用表柔比星和注射用环磷酰胺化疗可，产后可进行内分泌治疗。

(3) 药物剂量：一般而言，孕妇接受的基于体表面积的化疗药物剂量与非妊娠女性相似，并随体重的持续增加而调整。与非妊娠患者一样，对孕妇应尽可能给予潜在治愈性辅助化疗且无须调整剂量[7]。建议化疗剂量按照实际体表面积计算，不建议剂量密集方案。

2. 恶心呕吐的预防治疗方案

恶心、呕吐是化疗药物常见的不良反应。根据《中国肿瘤药物治疗相关恶心呕吐防治专家共识（2022）》推荐，含蒽环类和环磷酰胺的化疗方案具有高致吐风险，发生恶心呕吐的概率＞90%，可选 NK-1 受体拮抗药 +5-HT$_3$ 受体拮抗药 + 地塞米松 ± 奥氮平作为预防方案[8]。上市后有阿瑞匹坦与异环磷酰胺合用出现了神经毒性的报道[9]，环磷酰胺为异环磷酰胺的同分异构体，不确定阿瑞匹坦与其是否存在相互作用，在获得更多安全性数据之前，不推荐使用这类药物。5-HT$_3$ 受体拮抗药中昂丹司琼、格拉司琼、托烷司琼等均为 FDA 妊娠 B 级，但目前妊娠期镇吐证据最多的为昂丹司琼，其他药物的相关研究偏少。糖皮质激素在孕早期使用，导致唇腭裂风险轻度升高，孕中晚期腭缺陷风险较低，但不宜长期使用。本例患者临床选择 5-HT$_3$ 受体拮抗药 + 地塞米松作为镇吐方案可，用法用量适宜。

【药学监护】

1. 病情监护 注意患者宫缩、阴道流血及流液、腹痛等情况。

2. 用药指导

(1) 注射用表柔比星：使用前 15min 至化疗结束后 15min 内进行局部冰敷。

(2) 注射用环磷酰胺：使用环磷酰胺前、中、后 3 天需保证水化液体量至少达到 3L，同时使用碳酸氢钠碱化尿液；为预防出血性膀胱炎，可在环磷酰胺输注的第 0、4、8 小时使用美司钠。实际化疗期间未使用美司钠，水化量不足 3L，因此更需关注患者的肾功能及尿液情况，警惕出血性膀胱炎的发生。

3. 不良反应监护

(1) 心功能：蒽环类药物的使用会导致心脏毒性叠加，加之妊娠期心脏负荷加重，应定期监测心功能。

(2) 凝血功能：患者妊娠合并肿瘤，血液处于高凝状态，正在使用的抗肿瘤药物可致机体静脉血流瘀滞和血管内皮损伤，加重高凝状态，导致静脉血栓栓塞症，因此需要定期监测凝血功能、D- 二聚体水平。

(3) 血常规：化疗患者骨髓抑制最低点通常出现在化疗后 7～14 天，因此患者出院后需每周复查血常规，同时还需定期复查肝肾功能，如有异常应及时就医治疗。

4. 生活管理　①饮食清淡营养，不宜刺激，多吃蔬菜、水果，保持大便通畅；②定期随访复查肝功能和血常规。

【案例亮点】

这是一个典型的妊娠合并乳腺癌的药物治疗的案例。患者因孕中期合并乳腺癌入院化疗，之后进行剖宫产手术，因此使用表柔比星＋环磷酰胺治疗3个周期，有效抑制了癌细胞增殖，延长了妊娠时间。本案例需关注的关键点是妊娠期化疗的用药时机及化疗后骨髓抑制相关指标的监护及对胎儿生长发育情况的监护。

参考文献

[1] 中华医学会外科学分会乳腺外科学组 . 中国妊娠期与哺乳期乳腺癌临床实践指南（2022）[J]. 中国实用外科杂志，2022，42（2）：146–150.

[2] GERMANN N, GOFFINET F, GOLDWASSER F. Anthracyclines during pregnancy：embryo-fetal outcome in 160 patients [J]. Ann Oncol, 2004, 15（1）：146–150.

[3] AMANT F, VAN CK, HALASKA MJ, et al. Long-term cognitive and cardiac outcomes after prenatal exposure to chemotherapy in children aged 18 months or older：an observational study [J]. Lancet Oncol, 2012, 13（3）：256–264.

[4] MURTHY RK, THERIAULT RL, BARNETT CM, et al. Outcomes of children exposed in utero to chemotherapy for breast cancer [J]. Breast Cancer Res, 2014, 16（6）：500.

[5] LITTON JK, WARNEKE CL, HAHN KM, et al. Case control study of women treated with chemotherapy for breast cancer during pregnancy as compared with nonpregnant patients with breast cancer [J]. Oncologist, 2013；18（4）：369–76.

[6] EBERT U, LÖFFLER H, KIRCH W. Cytotoxic therapy and pregnancy [J]. Pharmacol Ther, 1997；74（2）：207–20.

[7] CARDONICK E, IACOBUCCI A. Use of chemotherapy during human pregnancy [J]. Lancet Oncol, 2004, 5：263–291.

[8] 中国抗癌协会肿瘤临床化疗专业委员会 . 中国肿瘤药物治疗相关恶心呕吐防治专家共识（2022 年版）[J]. 中华医学杂志，2022，102（39）：3080–3094.

[9] HOWELL JE, SZABATURA AH, HATFIELD SEUNG A, et al. Characterization of the occurrence of ifosfamide-induced neurotoxicity with concomitant aprepitant [J]. Oncol Pharm Pract, 2008, 14（3）：157–162.

案例 31　妊娠合并宫颈癌的药物治疗

【案例资料】

1. 现病史　孕妇，31 岁，身高 168cm，体重 64kg，BMI 22.681kg/m²，体表面积 1.74m²，因孕 18 周，检查发现宫颈鳞癌 1 个月余而入院。患者平素月经规则，13 岁初潮，4～5/28～29 天，量中，无痛经。末次月经 2022 年 11 月 6 日。停经 40 天余，自测 hCG 阳性，早孕反应轻，孕期有阴道流血，无腹痛、腹胀等不适。2023 年 3 月 12 日，因"孕 18 周，阴道不规则出血 2 周"入当地医院孕检 HPV（16+），LCT 为非典型鳞状上皮细胞。2023 年 3 月 14 日行宫颈活检，病理提示（宫颈 6、8、12 点）子宫颈浸润性鳞状细胞癌。为进一步诊治遂来我院就诊，我院病理科会诊示（宫颈活检）子宫颈显著浸润性鳞状细胞癌。门诊拟"宫颈鳞癌 Ⅰ B₁ 期合并妊娠"收治入院。

2. 既往史　患者既往无特殊。

3. 婚育史　已婚，0-0-0-0，配偶体健。

4. 体格检查　体温 36.7℃，脉搏 74 次/分，心率 20 次/分，血压 100/64mmHg。妇科检查显示，阴道畅，宫颈轻糜，宫颈见一菜花样肿物，大小约 4cm，质脆，触血（＋），余无异常。

5. 产科检查　宫体前位，孕 4 个月余大小，双附件未扪及肿块，盆腔检查无异常。

6. 实验室及辅助检查　肿瘤相关（2023 年 3 月 17 日）：鳞状细胞癌相关抗原（SCC）＞6.40ng/ml（↑），CA15-3 6.60U/ml，CA125 54.62U/ml（↑），CA19-9 8.00U/ml，铁蛋白 15.9ng/ml，癌胚抗原 1.9ng/ml，人附睾蛋白 4 3.43U/ml，甲胎蛋白 1.77ng/ml。

肝功能：谷丙转氨酶 18U/L，谷草转氨酶 21U/L，GGT42U/L，总胆红素 13.9μmol/L，白蛋白 44.5g/L，总胆汁酸 2.0μmol/L，碱性磷酸酶 78U/L，尿素 5.2mmol/L，肌酐 51μmol/L，总胆固醇 4.42mmol/L，甘油三酯 0.97mmol/L，高密度脂蛋白 1.25mmol/L，低密度脂蛋白 2.68mmol/L，钾 3.85mmol/L，钠 139.2mmol/L，钙 2.24mmol/L，随机血糖 4.1mmol/L。

血常规：白细胞 6.97×10⁹/L，红细胞 4.15×10¹²/L，淋巴细胞数 1.36×10⁹/L，Hb 123g/L，PLT 346×10⁹/L，ANC 5.06×10⁹/L。

心电图：无异常。

盆腔 MRI 增强：妊娠期子宫，宫颈后壁肿块，宫颈肿物 3.7cm×3.4cm×4.1cm，上缘达宫颈内口。宫旁未见确切异常。

7. 入院诊断 ①妊娠合并宫颈恶性肿瘤，宫颈鳞癌 I B$_2$ 期可能，孕 18^{+5}周；② HPV 感染 16$^+$。

8. 出院诊断 ①妊娠合并宫颈恶性肿瘤，宫颈鳞癌 I B$_2$ 期可能；②孕 34^{+1}周，G1P1；③ HPV 感染 16$^+$。

【治疗药物与治疗过程】

表 12-3 药物治疗经过及实验室检查

日期	治疗方案	WBC/ANC（10^9/L）	ALT/AST（U/L）	CA125（U/ml）	SCC（ng/ml）
3月21日（孕 19^{+2} 周）	全麻下行腹腔镜下盆腔淋巴结清扫术	/	/	/	/
4月3—4日（孕 21^{+1} 周）	D1 紫杉醇 270mg，ivgtt+D2 卡铂 700mg，ivgtt	6.73/4.2	12/23	30.08	3.40（↑）
4月24—25日（孕 24^{+1} 周）	D1 紫杉醇 270mg，ivgtt+D2 卡铂 700mg，ivgtt	5.12/3.70	24/30	19.01	1.40
5月29—30日（孕 29^{+1} 周）	D1 紫杉醇 270mg，ivgtt+D2 卡铂 700mg，ivgtt	5.91/3.47	31/37（↑）	17.00	1.04
7月3日（孕 34^{+1} 周）	剖宫产术：娩一活女婴	无相关监测	无相关监测	无相关监测	无相关监测
7月17日（产后 14 天）	D1 紫杉醇 270mg，ivgtt+D2 卡铂 700mg，ivgtt出院	7.20/3.95	19/23	16.6	1.01

ivgtt. 静脉滴注

2023 年 3 月 21 日全麻下行腹腔镜下盆腔淋巴结清扫术，术后予以抗炎补液预防血栓等对症处理。术后病理示双侧盆腔淋巴结 11 枚，右侧闭孔淋巴结 3 枚，均未见癌转移。4 月 3—4 日起行 TC 方案（D1 紫杉醇注射液 270mg+D2 卡铂注射液 100mg，静脉滴注），化疗前 30min 给予地塞米松磷酸钠注射液（10mg，静脉注射）、茶苯海明片（50mg，口服）、注射用兰索拉唑（30mg+0.9% 氯化钠溶液 100ml，静脉滴注）预处理，盐酸昂丹司琼片（8mg，口服，每天 1次）预防恶心呕吐，无明显化疗不良反应。4 月 24—25 日起行第二次 TC 方案

（D1 紫杉醇注射液 270mg+D2 卡铂注射液 100mg，静脉滴注），化疗前 30min 给予地塞米松磷酸钠注射液（10mg，静脉注射）、茶苯海明片（50mg，口服）、注射用兰索拉唑（30mg+0.9% 氯化钠溶液 100ml，静脉滴注）预处理，盐酸帕洛诺司琼（0.25mg，立即静脉注射）预防恶心呕吐，无明显化疗不良反应。5 月 29—30 日行第三次化疗，方案同第二次，化疗顺利，无明显化疗不良反应。化疗后因胎儿生长受限，于 7 月 3 日孕 34^{+1} 周行剖宫产术，娩一活女婴，体重 1750g，Apgar 评分为 9-9 分。行经腹次全子宫切除术 + 盆腔粘连分解术 + 双侧卵巢悬吊术，围术期予以头孢呋辛 0.5g+0.9% 氯化钠溶液 100ml，静脉滴注，联合奥硝唑 0.5g，静脉滴注，围术期预防感染 24h，患者恢复可。排除化疗禁忌后，7 月 17 日行 TC 方案第四次化疗（D1 紫杉醇注射液 270mg+D2 卡铂注射液 100mg，静脉滴注），化疗前 30min 给予地塞米松磷酸钠注射液（10mg，静脉注射）、茶苯海明片（50mg，口服）、注射用兰索拉唑（30mg+0.9% 氯化钠溶液 100ml，静脉滴注）预处理，盐酸帕洛诺司琼（0.25mg，静脉注射，立即）预防恶心呕吐，化疗顺利，无明显化疗不良反应，予出院。

1. 妊娠期化疗

妊娠合并宫颈癌的治疗需兼顾孕妇、新生儿及癌症治疗导致的潜在风险。一旦确诊，可在任何时期终止妊娠，在不保留胎儿和生育功能时，治疗同非妊娠期宫颈癌。如要求继续妊娠，则需根据肿瘤分期及孕周等制订个体化方案。当患者继续妊娠的意愿强烈时，在详细知情告知的基础上，通过孕期化疗延长妊娠周数，以使获得成熟胎儿成为可能。

(1) 化疗指征：《ESGO 第二次国际共识会议指南（2014）》[1] 指出，根据能够进行盆腔淋巴结清扫手术的时间，分为孕 22～25 周前诊断和孕 22～25 周后诊断，其处理方式不同；妊娠＜22 周有继续妊娠意愿的患者，可以先行腹腔镜手术评估淋巴结状态，然后再决定是否继续妊娠。如淋巴结阳性，则建议终止妊娠，按照非妊娠期子宫颈癌诊治；如淋巴结阴性，可密切随访、继续妊娠，也可以根据病情需要进行新辅助化疗。根据《妊娠合并子宫颈癌诊治中国专家共识（2023）》[2] 建议，针对妊娠 22 周前确诊的 I B$_2$ 期子宫颈癌，可以有 2 种选择。第一种是先行盆腔淋巴结切除术，随后行新辅助化疗或随访。第二种是先行新辅助化疗，肿瘤降期后行盆腔淋巴结切除。对于阳性淋巴结（包括微转移），建议终止妊娠。结合该患者于 18 周行宫颈活检，病理提示，（宫颈 6、8、12 点）子宫颈浸润性鳞状细胞癌，属于孕 22～25 周前诊断。该患者宫颈见菜花样病灶大小约 1cm，触血阳性（+），HPV16 阳性（+），盆腔 MRI 示宫颈肿物 3.3cm×1.4cm×2.1cm，上缘达宫颈内口，由此属于第二种ⅠB，肿瘤大小>2cm。该患者孕 19^{+2} 周，行病灶局部切除+盆腔淋巴结清扫术，结果淋巴结未见癌转移，选择新辅助化疗，化疗指征明确。

(2) 化疗时机：有文献[3]提出孕 2~8 周时胎儿器官形成期胎儿极易致畸，这段时间内应用化学药物治疗可发生神经管畸形、房间隔缺损、室间隔缺损、唇腭裂、女胎儿男性化、心脏损害等；器官形成后，仍然容易受化疗药物损伤，在孕 9~16 周可引起智力、眼、耳及牙齿损害；孕 16~32 周对胎儿眼睛和牙齿存在一定影响；孕 32~38 周可引起中枢神经系统损害。多数研究显示[4]，妊娠中晚期进行化疗对胎儿相对安全。2023 年更新的 ESGO/ESTRO/ESP 宫颈癌治疗指南[5]提出，对于局部晚期疾病或手术后残留肿瘤无法完全切除的患者［但需注意羊膜早破和（或）宫颈功能不全的风险］，可以考虑在妊娠 14 周后开始进行基于顺铂或卡铂联合紫杉醇的化疗。《妊娠合并子宫颈癌诊治中国专家共识（2023）》指出，孕 14 周后化疗相对安全，妊娠中、晚期化疗，虽然胎儿畸形的风险较低，但胎儿生长受限、早产和低出生体重风险增加。该患者于孕 21^{+1} 周开始第一次化疗，该孕周化疗符合指南推荐，但也需要同时监护胎儿生长情况。

对于停药时机，SOGC[6]和《妊娠合并子宫颈癌诊治中国专家共识（2023）》均建议原则上 3 周疗化疗方案给药时间不应超过孕 34 周，为了母体和胎儿的骨髓恢复，建议最后一个化疗周期和分娩之间有 3 周的空窗期，从而避免新生儿及产妇出血、败血症和死亡的潜在风险。该患者孕 29^{+1} 周进行孕期第三次化疗，停药后间隔 5 周至 34^{+1} 周剖宫产终止妊娠，因此停药时机符合推荐。

(3) 化疗方案：研究发现，妊娠中期使用 3 周疗的 TP/TC 方案未造成流产等不良妊娠结局，患者化疗耐受性良好，无进展生存期与生存期无明显改变[7-8]。国外指南及国内专家共识均推荐以铂类为基础的化疗方案。《妊娠合并子宫颈癌诊治中国专家共识（2023）》对于妊娠期化疗建议使用铂类加紫杉烷类联合方案（TP 方案），新辅助化疗建议"妊娠周数>15 周的患者推荐顺铂 70~75mg/m²+紫杉醇 135~175mg/m²，或卡铂 AUC5+紫杉醇 135~175mg/m²，每 3 周 1 次，化疗体表面积需根据妊娠期孕妇体重计算"。考虑顺铂具有更重的肾脏和神经毒性风险，该患者选用卡铂。用药方案为 D1 紫杉醇 175mg/m² 静脉滴注，卡铂 AUC5 静脉滴注，每 21 天重复。该患者使用紫杉醇联合卡铂方案用法用量符合指南建议。

【药学监护】

1. 病情监护

注意化疗期间患者生命体征、血常规、肝肾功能、尿量及不适主诉。监护胎儿生长发育情况，关注孕期化疗期间胎儿生长受限、早产和低出生体重风险。

2. 用药指导

(1) 卡铂具有较高的致吐风险，药师可关注化疗前高致吐化疗药物选用孕期相对安全的药物方案预防恶心呕吐，避免发生顽固性呕吐引发早产。

(2) 卡铂与铝接触时会产生沉淀、效价降低，稀释或给药时，不能接触含铝的针头或静脉输注装置。

(3) 提醒临床注意化疗药物的给药先后顺序，对于紫杉醇联合卡铂，有文献[10, 11]建议先给予紫杉醇后予以卡铂可具有协同增效和减毒的效果，因此建议临床先给予紫杉醇后予以卡铂。

3. 不良反应监护

(1) 注意紫杉醇用药期间可能出现的皮疹、瘙痒等过敏反应，在用药前应先行预处理方可用药。骨髓抑制是紫杉醇主要剂量限制性毒性，表现为中性粒细胞减少。同时，紫杉醇还具有神经毒性，化疗期间应注意患者有无肢体麻木和感觉异常。

(2) 卡铂有骨髓抑制不良反应，是剂量限制性毒性，会导致白细胞、中性粒细胞和血小板减少，化疗后应注意监测患者血常规。应密切关注患者用药期间有无恶心呕吐发生。同时，用药期间还应注意监测患者肝肾功能、电解质等指标。

(3) 注意监护化疗药物及化疗辅助药物的妊娠期安全性，以及对胎儿生长发育、早产等不良反应发生。

4. 生活管理

(1) 肿瘤患者需终身随访，若有出血（异常阴道出血、血尿、血便、咯血）、纳差、体重减轻、疼痛（盆腔、腹部、髋部及背部）咳嗽、气急、浮肿（腹部或下肢）等及时就诊。

(2) 3天后复查血常规，如出现骨髓抑制，白细胞低于 3.0×10^9/L 或血小板低于 100×10^9/L 需每天随访血常规，如白细胞低于 2.0×10^9/L 或血小板低于 30×10^9/L，必须时需至当地医院予升白治疗。

(3) 化疗结束后 5 天内需每天记 24h 尿量，如果尿量少于 500ml/24h，必须来院就诊。

(4) 3 周后行下一次化疗，化疗前复查血常规、尿常规、生化五项（肝肾功功能、血糖血脂、电解质）、凝血血栓检测、CA125、SCC、CA199、CA153、HE4、CEA、心电图、妇科 B 超。

【案例亮点】

这是一个典型的妊娠合并宫颈癌药物治疗的案例。患者因孕中期合并宫颈癌合并 HPV 感染入院，腹腔镜下盆腔淋巴结清扫术后化疗，之后进行剖宫产，因此使用紫杉醇＋卡铂化疗 3 个周期，有效抑制了癌细胞增殖，延长了妊娠时间。本案例需关注的关键点是妊娠期化疗药物的用药时机，化疗后骨髓抑制相关指标监护及对胎儿生长发育情况的监护。

参考文献

[1] AMANT F, HALASKA MJ, FUMAGALLI M, et al. Gynecologic cancers in pregnancy: guidelines of a second international consensus meeting [J]. International Journal of Gynecological Cancer, 2014, 24（3）: 394–403.

[2] 卢淮武，殷霞，周颖．妊娠合并子宫颈癌诊治中国专家共识（2023）[J]. 中国实用妇科与产科杂志，2023，39（3）：310–317.

[3] 陈雨柔，张蔚，吴寒舒，等．妊娠期宫颈癌的新辅助化疗 [J]. 武汉大学学报：医学版，2018（4）：531–535.

[4] CARDONICK E, USMANI A, GHAFFAR S. Perinatal outcomes of a pregnancy complicated by cancer, including neonatal follow-up after in utero exposure to chemotherapy [J]. Am J Clin Oncol, 2010（3）: 221–228.

[5] CIBULA D, RASPOLLINI MR, PLANCHAMP F, et al. ESGO/ESTRO/ESP Guidelines for the management of patients with cervical cancer-Update 2023 [J]. Int J Gynecol Cancer, 2023; 33: 649–666.

[6] KOREN G, CAREY N, GAGNON R, et al. Cancer chemotherapy and pregnancy [J]. Journal of Obstetrics & Gynaecology Canada, 2013, 35（3）: 263–278.

[7] AMANT F, VANDENBROUCKE T, VERHEECKE M, et al. PediatricOutcome after Maternal Cancer Diagnosed during Pregnancy [J]. N Engl J Med, 2015, 373（19）: 1824–1834.

[8] ZAGOURI F, KORAKITI AM, ZAKOPOULOU R, et al. Taxanes duringpregnancy in cervical cancer: A systematic review and pooledanalysis [J]. Cancer Treat Rev, 2019, 79:

101885.

[9] 王程程，彭媛，陈芙蓉. 肿瘤联合化疗与用药顺序 [J]. 中国药房，2013，24（26）：2470-2472.

[10] 欧阳群芳，郑春茂. 联合化疗方案的序贯给药顺序及 379 份调查实例点评与分析 [J]. 中国医院药学杂志，2022，42（6）：651-658.

[11] PENTHEROUDAKIS G，RAZIS E，ATHANASSIADIS A，et al. Paclitaxelcarboplatin combination chemotherapy in advanced breast cancer：accumulating evidence for synergy，efficacy and safety [J]. Med Oncol, 2006, 23（2）：147-160.

第 13 章　妊娠合并胰腺炎

疾病临床表现

妊娠合并急性胰腺炎（acute pancreatitis in pregnancy，APIP）是妊娠期一种少见而严重的并发症，具有起病急、并发症多、死亡率高、易导致多脏器衰竭、临床表现不典型、诊断困难等特征，对母婴健康构成极大威胁。APIP 最常见的症状是孕妇在饱餐、进食油腻食物后出现腹痛和呕吐症状，腹痛位于左上腹或全腹，钝痛或者锐痛，呈持续性，可向腰背部放射。再次进食后往往加重，且呕吐后症状并无缓解。轻症者仅为腹部轻压痛，无明显肌紧张。重症者多有腹部压痛、反跳痛和腹肌紧张。发生胰腺坏死出血时出现肠鸣音减弱或消失，腰肋部皮肤青紫（Grey-Turner 征）和脐周皮肤青紫（Cullen 征）。APIP 患者可伴有恶心、腹胀、黄疸、发热等症状，部分胆源性的 APIP 孕产妇可有皮肤、巩膜黄染。APIP 可引起全身或局部并发症。全身并发症包括全身炎症反应综合征、多器官功能障碍综合征、脓毒症、腹腔内高压 / 腹腔间隔室综合征和胰性脑病。局部并发症主要与胰腺和胰周液体积聚、组织坏死有关。

案例 32　妊娠合并急性胰腺炎的药物治疗

【案例资料】

1. 现病史　孕妇，33 岁，身高 160cm，体重 73kg，因"孕 29 周，间断上腹痛 1 天"入院。末次月经 2021 年 12 月 24 日。患者于 2022 年 1 月 12 日行辅助生殖，14 天后出现恶心、呕吐等早孕反应，无阴道流血、流液史，无宠物、毒物、射线接触史。孕 4 个月余自觉胎动至今，现胎动可。未定期围产保健，NT 正常，唐氏筛查未做，OGTT 未做。孕中晚期无头晕、眼花、胸闷病史。围保时发现血糖高，口服二甲双胍，1 天前因间断上腹痛于当地医院就诊，给补液等对症治疗，尿常规提示尿酮体阳性（+++），注射胰岛素控制血糖，具体不详，糖化血红蛋白 11.38%。孕妇血糖控制差，进食后腹痛加重，为进一步诊治，门诊以"腹痛待查"收治入院。患者孕期以来神志清，精神可，饮食可，睡眠可，大小便可，体重增加 6.5kg。

2. 既往史 2011 年因宫外孕行腹腔镜治疗，对双黄连过敏，对青霉素类抗菌药物过敏，其他无特殊。

3. 婚育史 已婚，0-1-1-1，2011 年因宫外孕行腹腔镜治疗，2013 年因外伤早产一女活婴。配偶体健。

4. 体格检查 骨盆外测量显示，IS23cm、IC26cm、EC19cm、TO9cm。宫高 24cm，腹围 96cm，未衔接，胎心 140 次 / 分，无宫缩。上腹部有压痛、反跳痛，腹肌柔软，无包块。肝脏类缘下未触及，剑突下未触及，脾脏类缘下未触及。肠鸣音正常。体温 36.5℃，脉搏 72 次 / 分，呼吸 16 次 / 分，血压 108/62mmHg。

5. 实验室及辅助检查

(1) 淀粉酶 + 脂肪酶 + 血脂分析 + 糖代谢 + 肝功能 + 肾功能：淀粉酶 210.0U/L，脂肪酶 840.0U/L，α- 淀粉样蛋白 258.7mg/L，甘油三酯 14.90mmol/L，总胆固醇 15.19mmol/L，低密度脂蛋白 7.67mmol/L，小而密低密度脂蛋白 959.00mg/L，糖化血红蛋白 8.2%，血葡萄糖 11.01mmol/L，乳酸 2.6mmol/L，β- 羟丁酸 2.20mmol/L，白蛋白 28.9g/L，直接胆红素 9.60μmol/L，谷丙转氨酶 8.0U/L，谷草转氨酶 12.0U/L，CREA 32.10μmol/L，UA 415.6μmol/L。

(2) 血常规 +C 反应蛋白 + 降钙素原：白细胞 24.71×10^9/L，N% 91.2%，Hb 113g/L，PLT 226×10^9/L，C 反应蛋白 186.37mg/L，降钙素原＜0.04ng/L。

(3) 尿液分析：GLU（+++），PRO（+），KET（++++），红细胞 3/μl，白细胞 6/μl。

(4) 产科超声：宫内单活胎，超声孕周 30 周 1 天，臀位，胎儿脐绕颈两周。

(5) 肝胆胰脾彩超：胰腺回声增强（请结合淀粉酶），未见化脓肿胀阑尾显示。

(6) 上腹部磁共振平扫（1.5T）：考虑胰腺炎可能。

6. 入院诊断 ①腹痛待查；②妊娠合并糖尿病；③ G3P1，孕 29 周；④脐带绕颈两周；⑤试管婴儿妊娠状态；⑥脂肪肝。

7. 出院诊断 ①妊娠合并急性胰腺炎；②糖尿病性酮症酸中毒；③妊娠合并糖尿病；④脂肪肝；⑤孕 31 周，G3P1；⑥试管婴儿妊娠状态。

【治疗药物与治疗过程】

表 13-1　药物治疗经过及实验室检查

日期	治疗方案	血糖（mmol/L）	尿酮体
D1	<ul><li>氯化钾注射液 15ml+ 胰岛素注射液 6U+5% 葡萄糖溶液 500ml，ivgtt，st</li><li>维生素 C 注射液 3g+ 胰岛素注射液 6U+5% 葡萄糖溶液 500ml，ivgtt，st</li><li>胰岛素注射液 4U+ 钠钾镁钙葡萄糖注射液 250ml，ivgtt，bid</li><li>复方氯化钠注射液 500ml，ivgtt，st</li><li>胰岛素注射液 40U+0.9% 氯化钠溶液 39ml，静脉泵入，3ml/h</li><li>头孢哌酮舒巴坦 3g+0.9% 氯化钠溶液 100ml，ivgtt，q12h</li><li>浓氯化钠注射液 30ml+0.9% 氯化钠溶液 450ml，ivgtt，st，60 滴 / 分</li><li>注射用奥美拉唑钠 40mg+0.9% 氯化钠溶液 100ml，ivgtt，qd</li><li>间苯三酚注射液 200mg+5% 葡萄糖溶液 250ml，ivgtt，st</li><li>倍他米松磷酸钠注射液 15.78mg，im，qd</li><li>低分子肝素钙注射液 4100Axa，ih，qd</li></ul>	13.4~18.3	++++
D2	<ul><li>浓氯化钠注射液 20ml+0.9% 氯化钠溶液 250ml，ivgtt，st</li><li>倍他米松磷酸钠注射液 12mg，im，qd</li><li>注射用奥美拉唑钠 40mg+0.9% 氯化钠溶液 100ml，ivgtt，qd</li><li>注射用乌司他丁 10 万 U+0.9% 氯化钠溶液 100ml，ivgtt，q12h</li><li>头孢哌酮舒巴坦 3g+0.9% 氯化钠溶液 100ml，ivgtt，q12h</li><li>维生素 C 注射液 3g+ 维生素 B_6 注射液 0.2g+10% 氯化钾注射液 15ml+ 胰岛素注射液 10U+5% 葡萄糖溶液 480ml，ivgtt，st</li><li>胰岛素注射液 40U+0.9% 氯化钠溶液 39ml，静脉泵入，3ml/h</li><li>浓氯化钠注射液 40ml+0.9% 氯化钠溶液 210ml，ivgtt，st，60 滴 / 分</li><li>间苯三酚注射液 200mg+ 胰岛素注射液 6U+5% 葡萄糖溶液 250ml，ivgtt，st，20 滴 / 分</li><li>钠钾镁钙葡萄糖注射液 250ml+ 胰岛素注射液 4U，ivgtt，bid</li><li>低分子肝素钙注射液 4100Axa，ih，qd</li><li>氯化钾注射液 10ml+ 乳酸钠林格注射液 500ml，ivgtt，st</li><li>氯化钾注射液 10ml+ 复方氯化钠注射液 500ml，ivgtt，st</li><li>氯化钾注射液 10ml+ 胰岛素注射液 12U+5% 葡萄糖溶液 500ml，ivgtt，st</li><li>硫酸镁注射液 5g+0.9% 氯化钠溶液 100ml，ivgtt，20~30min 滴完</li><li>硫酸镁注射液 10g+0.9% 氯化钠溶液 500ml，ivgtt，1~2g/h</li></ul>	9.0~16.5	+++

（续表）

日期	治疗方案	血糖（mmol/L）	尿酮体
D2	• 阿托西班注射液 0.9ml，iv，st • 阿托西班注射液 10ml+0.9% 氯化钠溶液 90ml，ivgtt，前 3h 内 24ml/h，后 8ml/h	9.0～16.5	+++
D3	• 阿托西班注射液 10ml+0.9% 氯化钠溶液 90ml，ivgtt，8ml/h，持续 45h • 注射用奥美拉唑钠 40mg+0.9% 氯化钠溶液 100ml，ivgtt，qd • 注射用乌司他丁 10 万 U+0.9% 氯化钠溶液 500ml，ivgtt，q12h • 头孢哌酮舒巴坦 3g+0.9% 氯化钠溶液 100ml，ivgtt，q12h • 氯化钾缓释片 1g，po，bid • 氯化钾注射液 10ml+0.9% 氯化钠溶液 500ml，ivgtt，st • 10% 氯化钾注射液 15ml+ 浓氯化钠注射液 50ml+ 胰岛素注射液 12U+5% 葡萄糖溶液 450ml，ivgtt，st • 胰岛素注射液 40U+0.9% 氯化钠溶液 39ml，静脉泵入，根据血糖调速 • 低分子肝素钙注射液 4100Axa，ih，qd • 复方氯化钠注射液 500ml，ivgtt，st	6.3～14.7	+++
D4	• 注射用奥美拉唑钠 40mg+0.9% 氯化钠溶液 100ml，ivgtt，qd • 注射用乌司他丁 10 万 U+0.9% 氯化钠溶液 100ml，ivgtt，q12h • 头孢哌酮舒巴坦 3g+0.9% 氯化钠溶液 100ml，ivgtt，q12h • 氯化钾缓释片 1g，bid，po • 低分子肝素钙注射液 4100Axa，ih，qd • 浓氯化钠注射液 40ml+0.9% 氯化钠溶液 210ml，ivgtt，st • 氯化钾注射液 15ml+ 浓氯化钠注射液 50ml+ 胰岛素注射液 12U+5% 葡萄糖溶液 450ml，ivgtt，st • 胰岛素注射液 40U，持续皮下泵入，三餐前各加 4U • 硝苯地平片 10mg，po，q6h • 硫酸镁注射液 10g+0.9% 氯化钠溶液 500ml，ivgtt，1～2g/h • 阿托西班注射液 10ml+0.9% 氯化钠溶液 90ml，iv，8ml/h 持续 45h	4.4～12.8	（－）
D5	• 硫酸镁注射液 10g+0.9% 氯化钠溶液 500ml，ivgtt，1～2g/h • 注射用奥美拉唑钠 40mg+0.9% 氯化钠溶液 100ml，ivgtt，qd • 注射用乌司他丁 10 万 U+0.9% 氯化钠溶液 100ml，ivgtt，q12h • 头孢哌酮舒巴坦 3g+0.9% 氯化钠溶液 100ml，ivgtt，q12h • 胰岛素注射液 40U，持续皮下泵入，根据血糖调速 • 门冬胰岛素注射液三餐前各加 5U，ih	7.4～12.0	+

（续表）

日期	治疗方案	血糖（mmol/L）	尿酮体
D5	• 浓氯化钠注射液 50ml+0.9% 氯化钠溶液 250ml，ivgtt，30ml/h，st • 复方氯化钠注射液 500ml，ivgtt，bid • 氯化钾注射液 10ml+ 胰岛素注射液 12U+5% 葡萄糖溶液 500ml，ivgtt，bid • 低分子肝素钙注射液 4100Axa，ih，qd • 呋塞米注射液 10mg，iv，st • 氯化钾缓释片 1g，bid，po • 硝苯地平片 10mg，po，q6h	7.4～12.0	+
D6	• 低分子肝素钙注射液 4100Axa，ih，qd • 浓氯化钠注射液 30ml+0.9% 氯化钠溶液 250ml，ivgtt，30ml/h，st • 硝苯地平片 10mg，po，q6h • 氯化钾缓释片 1g，bid，po • 复合维生素片 1 片，qd，po • 琥珀酸亚铁片 0.2g，bid，po • 胰岛素注射液 40U，皮下泵入，三餐前各加 3U、4U、5U	5.0～10.1	（－）
D7	• 门冬胰岛素注射液 40U，持续皮下泵入，三餐前各加 5U • 低分子肝素钙注射液 4100Axa，ih，qd	5.2～9.7	
D8	• 门冬胰岛素注射液 40U，皮下泵入，三餐前各加 6U、5U、6U • 低分子肝素钙注射液 4100Axa，ih，qd	4.7～9.3	
D9	• 门冬胰岛素注射液 40U，皮下泵入，三餐前各加 6U、6U、6U • 低分子肝素钙注射液 4100Axa，ih，qd	5.6～10.0	（+－）
D10	• 门冬胰岛素注射液 40U，皮下泵入，三餐前各加 8U、8U、8U • 低分子肝素钙注射液 4100Axa，ih，qd	6.3～8.7	
D11	• 门冬胰岛素注射液三餐前各 10U、10U、10U，ih • 地特胰岛素注射液 18U，ih，qn	5.0～8.7	（+－）
D12	• 门冬胰岛素注射液三餐前各 10U、10U、10U，ih • 地特胰岛素注射液 18U，ih，qn • 出院带药： • 复合维生素片 1 片，qd，po • 琥珀酸亚铁片 0.2g，qd，po		

ih. 皮下注射；po. 口服；im. 肌内注射；iv. 静脉注射；ivgtt. 静脉滴注；st. 立即；qd. 每天 1 次；q6h. 每 6 小时 1 次；qn. 每晚；bid. 每天 2 次

患者 7 月 15 日下午以"宫内孕 29 周，妊娠合并糖尿病，试管婴儿，脂肪肝，腹痛待查"为初步诊断入院，诉上腹痛难忍，上腹部压痛阳性，彩超提示胰腺回声增强，血淀粉酶、脂肪酶、血脂高，感染指标升高，考虑急性胰腺炎，予以间苯三酚注射液静脉滴注解痉治疗。糖化血红蛋白 8.2%，尿酮体阳性（++++）。18:30 测随机血糖 13.4mmol/L，急查动脉血气，PCO_2 17mmHg，HCO_3 10.8mol/L。予以胰岛素 40U 加入到生理盐水 39ml 中持续静脉滴注，3ml/h，每小时测血糖 1 次。22:30 血糖 17.0mmol/L。23:30 血糖 18.3mmol/L，血脂严重升高。立即组织案例讨论，考虑妊娠期高脂血症性急性胰腺炎，糖尿病酮症酸中毒，存在病情快速发展恶化可能，遂转入重症医学科，予以输注胰岛素控制血糖、补充液体、电解质、奥美拉唑抑酸、乌司他丁抑酶、抗菌药物抗感染、低分子肝素抗凝、倍他米松促胎儿肺成熟、阿托西班抑制宫缩等治疗，纠正酮症酸中毒，维持水电解质酸碱平衡，持续心电监护，特级护理，禁食水，左侧卧位。经过 5 天重症监护病房的细致治疗，病情稳定，一般状况良好，患者于 7 月 20 日转回产科普通病房，继续调整胰岛素用量控制血糖。7 月 25 日停用胰岛素泵，改为门冬胰岛素 + 地特胰岛素皮下注射。7 月 26 日患者血糖持续稳定数天，一般情况好，胎心胎动正常，予以出院，居家治疗。复查淀粉酶 65.0U/L，脂肪酶 171.0U/L，丙酮酸 63.0μmol/L，甘油三酯 10.50mmol/L，总胆固醇 11.20mmol/L，低密度脂蛋白 6.19mmol/L，小而密低密度脂蛋白 723.20mg/L，乳酸 3.0mmol/L，β– 羟丁酸 0.31mmol/L，白蛋白 28.5g/L，UA 280.9μmol/L，白细胞 12.54×10^9/L，N% 77.3%，C 反应蛋白 1.44mg/L。嘱其严格低脂低糖糖尿病饮食，正确皮下注射胰岛素类药物，每天监测空腹及餐后 2 小时血糖，监测血脂代谢，必要时应用调脂药物或进行血脂吸附治疗，预防再次发生急性胰腺炎，适当增加蛋白摄入，坚持服用琥珀酸亚铁片纠正贫血。

1. 补充液体、电解质治疗

(1) 用药指征：《中国急性胰腺炎诊治指南（2021）》[1] 指出，早期液体支持治疗可改善组织灌注，需在诊断急性胰腺炎后即刻以 5～10ml/（kg·h）的速度进行液体治疗。早期大量补液既能预防孕妇发生低血容量性休克，又能预防血容量减少导致的胎盘灌注不足 [2]。患者具备液体支持治疗的指征，经过 5 天的液体复苏，治疗效果佳。

(2) 药物选择：乳酸钠林格液、生理盐水等晶体液可作为液体治疗的首选 [1, 2]。扩容时需注意晶体和胶体比例，一般推荐比例为 2：1 [2]。患者入院后予以禁食，充分补液治疗。输注了复方氯化钠注射液，含钾、钠晶体液。每天液体入量约 3000ml，未给予胶体液。液体治疗过程中未出现液体负荷过重导致的组织水肿及器官功能障碍。

2. 抑酸、抑制胰酶治疗

(1) 用药指征：《妊娠合并急性胰腺炎诊治专家共识（2022）》[2] 指出，对轻症急性胰腺炎的孕产妇的治疗主要以禁食、抑酸、抑制胰酶分泌、胃肠减压、适当静脉补液为主。《中国急诊急性胰腺炎临床实践指南》[9] 推荐，一旦诊断急性胰腺炎，即考虑使用乌司他丁。

(2) 药物选择：奥美拉唑是 H^+-K^+-ATP 酶抑制药，能减少胃酸分泌，进而通过神经和体液分泌途径减弱胰液分泌，降低胰酶活性[8]。质子泵抑制药对胃肠道黏膜的保护作用在一定程度上缓解了急性胰腺炎患者的临床症状[8]，减少了因反酸、胃灼热引发的呕吐。但质子泵抑制药对急性胰腺炎的临床病程无影响[8]。2015 年，意大利急性胰腺炎共识不再推荐将其作为治疗急性胰腺炎的常规手段。动物繁殖性研究证明该药品对胎儿有不良反应，妊娠分级列为 C 级，但未发现其增加先天畸形的风险，孕妇使用该药品的获益可能胜于潜在危害。部分专家认为奥美拉唑能否用于妊娠期急性胰腺炎的治疗尚有争议[2]。

乌司他丁是一种蛋白酶抑制药，可广泛抑制与胰腺炎进展相关酶的活性和释放，同时能抑制 IL-6 和 TNF-α 的生成，稳定溶酶体膜，改善胰腺循环，减少并发症的发生。乌司他丁治疗急性胰腺炎的推荐剂量一般为 30 万 U/d，若考虑为重症急性胰腺炎，提高乌司他丁剂量至 60 万 U/d，以达到平衡炎症因子、改善预后的作用[9]。动物实验显示胎盘中有分泌，孕期给药安全性尚不确定，使用前需权衡考虑[2]。

3. 控制血糖治疗

(1) 用药指征：糖尿病酮症酸中毒（diabetic ketoacidosis，DKA）是妊娠合并糖尿病的严重并发症。患者糖化血红蛋白 8.2%，尿酮体阳性（++++），入院当晚血糖峰值达 18.3mmol/L，诊断妊娠合并 DKA，根据《中国 2 型糖尿病防治指南（2020）》《妊娠期高血糖诊治指南（2022）》等，有应用胰岛素等降糖药物快速控制血糖用药指征。

(2) 药物选择：孕产期 DKA 的处理原则同非妊娠期，初始治疗的关键在于快速静脉补充生理盐水和胰岛素[4]。静脉输注胰岛素可快速降低血糖，纠正酮症酸中毒，血糖控制趋于稳定后再改为皮下注射。此外，胰岛素能增强脂蛋白脂酶活性，导致乳糜微粒降解，进而降低血脂[2]，有利于高脂血症性急性胰腺炎的治疗。胰岛素类药物难以穿过胎盘，对胎儿较为安全，孕期推荐使用的胰岛素类药物主要为普通胰岛素、门冬胰岛素、地特胰岛素等[4]。经持续静脉泵入胰岛素治疗后，患者血糖逐渐降至正常水平，改为皮下泵入，血糖进一步稳定，再调整为门冬胰岛素＋地特胰岛素皮下注射，院外继续维持治疗。

4. 抗感染治疗

(1) 用药指征：关于抗菌药物的预防性使用，目前尚存在争议。预防性使用抗菌药物不能降低胰周或胰腺感染的发生率，反而可能增加多重耐药菌及真菌感染机会。对于无感染证据的急性胰腺炎，不推荐预防性使用抗菌药物[1]。而孕妇作为特殊人群，感染风险较高，可先经验性使用抗菌药物。急性胰腺炎患者 C 反应蛋白≥150mg/L 预示着合并感染的可能性[8]。患者胰周液体积聚，存在急性胰腺炎的局部并发症及糖尿病酮症酸中毒，白细胞 24.71×10^9/L，N% 91.2%，C 反应蛋白 186.37mg/L，且处于孕晚期，感染、早产等发生风险较高，综合考虑，患者具有使用抗菌药物的指征。

(2) 药物选择：根据患者可能感染的病原菌种类选择抗菌药物，各国指南均不推荐在获得真菌感染证据前使用抗真菌药物[9]。《重症急性胰腺炎预防与阻断急诊专家共识》[8]推荐选用覆盖肠道需氧菌和厌氧菌的抗菌谱广、腹腔穿透性好的抗菌药物，如亚胺培南、厄他培南、环丙沙星等[8]。选择头孢哌酮舒巴坦，可有效覆盖肠道革兰阴性杆菌、厌氧菌，头孢哌酮肠道排泄比例高，可有效抑制多数肠道细菌，且妊娠期安全分级 B 级，对胎儿安全性较高。患者处于妊娠晚期，免疫力减弱，腹痛明显，并发 DKA，可疑胰腺、胰周感染，选用主要针对革兰阴性杆菌、厌氧菌的药物较为适宜。患者既往对青霉素类药物有过敏史，使用头孢哌酮舒巴坦 5 天，未出现过敏反应。

5. 抗凝治疗

(1) 用药指征：患者具有多个静脉血栓栓塞的风险因素，如妊娠晚期血液高凝状态、辅助生殖技术、糖尿病酮症酸中毒、可疑胰腺胰周感染、BMI 28.5kg/m²、入住 ICU 静脉泵注多种药物，活动受限，风险因素评分至少为 4 分。根据《妊娠期和产褥期静脉血栓栓塞的预防：2020 年昆士兰临床指南解读》[6]、《上海市产科静脉血栓栓塞症防治的专家共识》[7] 等，应预防性使用抗凝药物。《重症急性胰腺炎预防与阻断急诊专家共识》[8] 也认为，根据急性胰腺炎的病因不同，可能需要考虑调节凝血功能。

(2) 药物选择：妊娠期预防静脉血栓栓塞的药物主要为普通肝素和低分子肝素类[6]。对于体重 50～90kg 的患者，肝素标准预防剂量为 5000U，每天 2 次，低分子肝素为 5000U，每天 1 次[6]。此外，肝素能增强脂蛋白脂酶活性，导致乳糜微粒降解，进而降低血脂[2]。通过补液、使用胰岛素、肝素类药物、调整饮食生活方式，患者甘油三酯水平显著下降。因患者处于妊娠期，住院期间未使用贝特类等降脂药物。选择低分子肝素钙预防性抗凝治疗剂量、疗程适宜。

【药学监护】

1. 病情监护 注意患者腹痛症状改善情况，监测血电解质、尿酮体、血糖、感染指标、肝肾心功能、体温、心率、胎心胎动、宫缩程度等。患者补液较多，需警惕液体负荷过重导致的组织水肿及器官功能障碍。注意观察有无药品不良反应，特别是输注头孢哌酮舒巴坦，观察有无过敏反应。

2. 用药指导

(1) 补液过程中，滴速应适度，胰岛素、肝素等药物使用输液泵控制速度，交代患者及家属不能随意调节滴速。

(2) 应用胰岛素期间，密切监测血糖，避免血糖低于 3.3mmol/L，谨防低血糖事件。

(3) 静脉应用肝素，监测出血事件、血小板水平、肝肾功能等。

(4) 奥美拉唑注射液每次滴注时间至少为 20min。奥美拉唑化学性质不稳定，因此在使用奥美拉唑前后使用生理盐水注射液 50ml 冲管。用 0.9% 氯化钠注射液溶解的药液应在 12h 内使用，用 5% 葡萄糖注射液溶解的药液应在 6h 内使用。

(5) 乌司他丁每次 10 万 U 溶于 500ml5% 葡萄糖注射液或生理盐水中，静脉滴注时间为 1～2h。

(6) 琥珀酸亚铁片改善缺铁性贫血，孕期服用安全有效，应继续服用，定期监测血红蛋白；注意不要与浓茶同服。服药后出现黑色大便为正常现象，不用担心，停药后会消失。可能会出现便秘，需保证纤维类食物的足量摄入。复合维生素片中也含有铁，两药分别在不同的时间段服用，以利于铁的吸收。

3. 不良反应监护

(1) 补钾期间，行心电监护。密切监测患者尿量、血电解质变化、有无神经系统症状出现，及时发现心律失常，避免血钾浓度骤升导致高血钾引起心搏骤停，维持血钾浓度在 3.5～5.0mmol/L。

(2) 应用胰岛素，密切监测血糖，避免剂量过大，出现低血糖。

(3) 患者既往对青霉素类药物有过敏史，严密观察使用头孢哌酮舒巴坦期间有无过敏反应。

（4）奥美拉唑用药后常见头痛、腹泻、便秘、腹痛、恶心、呕吐、腹胀等不良反应。

4. 生活管理 ①糖尿病、高脂血症饮食教育[3-5]；②适量的有氧运动和抗阻运动，如步行、瑜伽、力量训练，避免引起静脉回流减少和低血压的体位，如仰卧位运动[3]；③监测血糖，避免血糖低于 3.3mmol/L[4]，随身携带糖块，谨防低血糖反应；④监测血脂水平，在合理饮食基础上，如甘油三酯＞11.3mmol/L，易发生急性胰腺炎，考虑口服贝特类药物降血脂。

【案例亮点】

这是一个典型的妊娠合并急性胰腺炎药物治疗的案例。患者因孕晚期糖尿病合并脂肪肝，腹痛入院检查，进一步确诊为急性胰腺炎、糖尿病酮症酸中毒，因此给予禁食、抑酸、抑酶、抗感染、解痉、控血糖、抗凝、促胎肺成熟、抑宫缩的治疗，有效纠正了血糖和尿酮体，保胎顺利。本案例需关注的关键点是急性胰腺炎用药以及妊娠期糖尿病酮症酸中毒降糖药物的使用和血糖水平监护，关注后续血糖及血脂管理。

参考文献

[1] 中华医学会外科学分会胰腺外科学组 . 中国急性胰腺炎诊治指南（2021）[J]. 浙江实用医学，2021，26（06）：511-519+535.

[2] 王晨虹，苟文丽，刘昌，等 . 妊娠合并急性胰腺炎诊治专家共识（2022）[J]. 中国优生与遗传杂志，2022，30（03）：349-356.

[3] 中华医学会糖尿病学分会，中国 2 型糖尿病防治指南（2020 年版）（下）[J]. 中国实用内科杂志，2021，41（09）：757-784.

[4] 中华医学会妇产科学分会产科学组，中华医学会围产医学分会，中国妇幼保健协会妊娠合并糖尿病专业委员会 . 妊娠期高血糖诊治指南(2022)[第二部分][J]. 中华妇产科杂志，2022，57（2）：81-90.

[5] 中华人民共和国国家卫生健康委员会 . 成人糖尿病食养指南（2023 年版）[J]. 全科医学临床与教育，2023，21（5）：388-391.

[6] 沈丽霞，王子莲 . 妊娠期和产褥期静脉血栓栓塞的预防：2020 年昆士兰临床指南解读 [J]. 中国实用妇科与产科杂志，2021，37（2）：208-210.

[7] 上海市母婴安全专家委员会，上海市医学会围产医学专科分会，上海市医学会妇产科专科分会产科学组，等 . 上海市产科静脉血栓栓塞症防治的专家共识 [J]. 上海医学，2020，43（11）：645-650.

[8] 中国医疗保健国际交流促进会急诊医学分会，脓毒症预防与阻断联盟 . 重症急性胰腺炎

预防与阻断急诊专家共识 [J]. 中国急救医学，2022，42（5）：369-379.

[9] 中国医师协会急诊医师分会. 2013 中国急诊急性胰腺炎临床实践指南 [J]. 中国急救医学，2013，33（12）：1057-1071.

案例 33　妊娠合并急性胰腺炎的药物治疗

【案例资料】

1. 现病史　孕妇，33 岁，身高 155cm，体重 64kg，因"停经 8 个月余，腹痛 1 天"入院。该孕妇平素月经规律，末次月经 2021 年 10 月 6 日，预产期 2022 年 7 月 13 日，于 2021 年 10 月 25 日行三代试管，移植后 14 天查血 hCG 阳性。停经 2 个月余行 B 超检查诊断为宫内早孕。停经 30 天出现恶心、呕吐等早孕反应。孕早期无宠物、X 线、毒物接触史。孕 4 个月余自觉胎动至今。定期围产期保健。NT 正常，唐氏筛查自诉低风险。行羊水穿刺，女方染色体平行易位 46，XX，t（11；22）（q24；q12），患者胎儿羊水穿刺结果自诉同母体一样，余未及异常结果。自诉前一天晚上油腻饮食，当天早饭后出现上腹痛，伴恶心、呕吐，无腹泻，有不规律宫缩，无阴道流血流液。门诊以"腹痛待查，先兆早产，妊娠合并甲状腺功能减退，胎儿发育异常（？），宫内孕 35^{+3} 周，G1P0，珍贵儿"收治入院。

2. 既往史　1 年前发现甲状腺功能减退，曾因"宫颈糜烂"行 LEEP 术，具体不详。

3. 婚育史　已婚，0-0-0-0，配偶体健。

4. 家族史　父患高血压 20 余年，口服药物治疗；母患高血压 10 余年，口服药物治疗。

5. 体格检查　腹部形状膨隆，孕月相符，剑突下及左上腹轻度压痛，无反跳痛，无包块。

6. 实验室及辅助检查

(1) 血常规：白细胞 16.43×10^9/L（↑），中性粒细胞数 15.25×10^9/L（↑），中性粒细胞比例 92.82%（↑），淋巴细胞数 0.49×10^9/L（↓），单核细胞数 0.68×10^9/L（↑），嗜酸性粒细胞 0.00（↓），平均血红蛋白量 34.1pg，平均血小板体积 12.4fl（↑），C 反应蛋白 16.99mg/L（↑）。

(2) 血凝分析七项：活化部分凝血活酶时间 27.9s（↓），纤维蛋白原 5.04g/L（↑），抗凝血酶 AT Ⅲ 72%（↓），D- 二聚体测定 0.85mg/L（↑）。

(3) 尿液常规自动分析：尿蛋白阳性（+）（↑），尿酮体阳性（++++）（↑），尿淀粉酶 1154.0U/L（↑）。

(4) 游离血清甲状腺素测定：FT_4 10.10pmol/L（↓）。

(5) 胰腺炎：淀粉酶 211.0U/L（↑），脂肪酶 456U/L（↑）。

(6) 血脂代谢 8 项：三酰甘油 48.75mmol/L（↑），总胆固醇 23.94mmol/L（↑），高密度脂蛋白 2.15mmpl/L（↑），低密度脂蛋白 1.15mmol/L（↓），游离脂肪酸 1.20mmol/L（↑），小而密低密度脂蛋白 1434.10mg/L（↑）。

(7) 肾功能：肌酐 36.70μmol/L（↓），尿酸 441.9μmol/L（↑），葡萄糖 6.70mmol/L（↑）。

(8) 肝功能：谷丙转氨酶 11.0U/L，谷草转氨酶 27.0U/L，谷草转氨酶 / 谷丙转氨酶 2.45（↑），碱性磷酸酶 150.0U/L（↑），直接胆红素 7.40μmol/L（↑），间接胆红素 8.10μmol/L，直接胆红素 / 总胆红素 0.48（↑）。

(9) 胎儿彩超：BPD 95mm，HC 329mm，AC 338mm，FL 69mm，AFI 100mm，胎方位为头位 S/D2.36。诊断为宫内妊娠，超声孕周 37^{+3} 周。

(10) 上腹部磁共振平扫（1.5T）胰腺体尾部异常信号影伴周围积液，考虑急性水肿性胰腺炎。胸腹腔积液。提示肝脏小囊肿。

7. 入院诊断　①腹痛待查；②先兆早产；③妊娠合并甲状腺功能减退；④胎儿发育异常（？）；⑤宫内孕 35^{+3} 周；⑥ G1P0；⑦珍贵儿。

8. 出院诊断　①妊娠合并急性胰腺炎；②妊娠合并甲状腺功能减退；③胎儿发育异常（？）；④早产；⑤新生儿轻度窒息；⑥珍贵儿；⑦宫内孕 35^{+3} 周；⑧ G1P1；⑨经剖宫产术分娩；⑩单胎活产女婴。

【治疗药物与治疗过程】

表 13-2　药物治疗经过

日期	治疗方案
D1	• 生长抑素注射液 3mg+5% 葡萄糖溶液 60ml，泵入，q12h • 非诺贝特片 0.1g，po，tid • 注射用奥美拉唑 40mg+0.9% 氯化钠溶液 100ml，泵入，q12h • 缩宫素注射液 10U+0.9% 氯化钠溶液 500ml，泵入，qd • 注射用哌拉西林他唑巴坦钠 4.5g+0.9% 氯化钠溶液 100ml，泵入，q8h • 注射用乌司他丁 10 万 U+5% 葡萄糖溶液 500ml，泵入，q12h • 胰岛素注射液 40U+0.9% 氯化钠溶液 39ml，泵入，st • 低分子肝素钙注射液 4100Axa，ih，qd

（续表）

日期	治疗方案
D2	• 左甲状腺素钠片 50μg，po，qd • 胰岛素注射液 40U+0.9% 氯化钠溶液 39ml，泵入，st • 注射用奥美拉唑 40mg+0.9% 氯化钠溶液 100ml，泵入，q12h • 注射用哌拉西林他唑巴坦 4.5g+0.9% 氯化钠溶液 100ml，泵入，q8h • 注射用乌司他丁 10 万 U+5% 葡萄糖溶液 500ml，泵入，q12h • 生长抑素注射液 3mg+5% 葡萄糖溶液 60ml，泵入，q12h • 非诺贝特片 0.1g，po，tid • 低分子肝素钙注射液 4100Axa，sc，qd
D3	• 瑞舒伐他汀钙片 10mg，po，qd • 注射用乌司他丁 10 万 U+5% 葡萄糖溶液 500ml，泵入，q12h • 生长抑素注射液 3mg+5% 葡萄糖溶液 60ml，泵入，q12h • 左甲状腺素钠片 50μg，po，qd • 注射用哌拉西林他唑巴坦 4.5g+0.9% 氯化钠溶液 100ml，泵入，q8h • 人血白蛋白注射液 10g，泵入，st • 非诺贝特片 0.1g，po，tid • 注射用奥美拉唑 40mg+0.9% 氯化钠溶液 100ml，泵入，q12h • 低分子肝素钙注射液 4100Axa，ih，qd
D4	• 注射用乌司他丁 10 万 U+5% 葡萄糖溶液 50ml，泵入，q12h • 注射用奥美拉唑 40mg+0.9% 氯化钠溶液 100ml，泵入，q12h • 注射用哌拉西林他唑巴坦 4.5g+0.9% 氯化钠溶液 100ml，泵入，q8h • 生长抑素注射液 3mg+5% 葡萄糖溶液 60ml，泵入，q12h • 左甲状腺素钠片 50μg，po，qd • 非诺贝特片 0.1g，po，tid • 瑞舒伐他汀钙片 1 片，po，qd • 低分子肝素钙注射液 4100Axa，ih，qd
D5	• 注射用奥美拉唑 40mg+0.9% 氯化钠溶液 100ml，泵入，q12h • 注射用哌拉西林他唑巴坦 4.5g+0.9% 氯化钠溶液 100ml，泵入，q8h • 非诺贝特片 0.1g，po，tid • 瑞舒伐他汀钙片 1 片，po，qd • 生长抑素注射液 3mg+5% 葡萄糖溶液 60ml，泵入，q12h • 左甲状腺素钠片 50μg，po，qd • 注射用乌司他丁 10 万 U+5% 葡萄糖溶液 50ml，泵入，q12h • 低分子肝素钙注射液 4100Axa，ih，qd

（续表）

日期	治疗方案
D6	• 注射用奥美拉唑 40mg+0.9% 氯化钠溶液 100ml，泵入，q12h • 注射用哌拉西林他唑巴坦 4.5g+0.9% 氯化钠溶液 100ml，泵入，q8h • 非诺贝特片 0.1g，po，tid • 生长抑素注射液 3mg+5% 葡萄糖溶液 60ml，泵入，q12h • 左甲状腺素钠片 50μg，po，qd • 瑞舒伐他汀钙片 1 片，po，qd • 注射用乌司他丁 10 万 U+5% 葡萄糖溶液 50ml，泵入，q12h • 低分子肝素钙注射液 4100Axa，ih，qd
D7	• 注射用乌司他丁 10 万 U+5% 葡萄糖溶液 500ml，泵入，q12h • 注射用奥美拉唑 40mg+0.9% 氯化钠溶液 100ml，泵入，q12h • 生长抑素注射液 3mg+5% 葡萄糖溶液 60ml，泵入，q12h • 左甲状腺素钠片 50μg，po，qd • 瑞舒伐他汀钙片 1 片，po，qd
D8	• 左甲状腺素钠片 50μg，po，qd • 瑞舒伐他汀钙片 1 片，po，qd • 注射用乌司他丁 10 万 U+5% 葡萄糖溶液 500ml，泵入，q12h • 缩宫素注射液 20U，im，qd
D9	• 左甲状腺素钠片 50μg，po，qd • 瑞舒伐他汀钙片 1 片，po，qd • 注射用奥美拉唑 40mg+0.9% 氯化钠溶液 100ml，泵入，q12h
D10	• 左甲状腺素钠片 50μg，po，qd • 瑞舒伐他汀钙片 1 片，po，qd

po. 口服；im. 肌内注射；ih. 皮下注射；qd. 每天 1 次；q12h. 每 12 小时 1 次；q8h. 每 8 小时 1 次；tid. 每天 3 次；st. 立即

　　患者入院后完善相关检查，查找腹痛原因，暂禁食水，给予对症治疗，并评估母体对分娩的耐受力及难产风险。患者淀粉酶和脂肪酶显著升高，结合影像学检查，初步考虑为妊娠合并急性胰腺炎，应用抑酸、抑制胰液分泌、抑制胰酶活性及降脂类药物进行治疗。注射用奥美拉唑抑制胃酸分泌间接抑制胰液分泌，使用生长抑素注射液和乌司他丁抑制胰酶的活性和释放，口服非诺贝特和瑞舒伐他汀控制血脂，采用低分子肝素钙注射液和胰岛素作为高脂血症性胰腺炎的辅助治疗，口服左甲状腺素钠片改善甲状腺功能。考虑孕妇作为特殊人群，感染风险较高，经验性使用哌拉西林他唑巴坦预防感染。结合患者孕周和病情发展，及时行剖宫产终止妊娠，术后给予缩宫素注射液促进子宫收缩，减少产后出血，使用低分子肝素钙注射液预防静脉血栓，并继续抑酸、抑制胰液分泌、抑制胰酶活性及降脂治疗，患者病情稳定予以停药出院。嘱其出院后改善生活方式，低盐低脂清淡饮食，按时复查胰腺炎相关指标和甲状腺功能，若有不适随时就诊。

1. 一般治疗

对有明显腹痛、呕吐的孕妇予禁饮食，胃肠减压，减少胰液的分泌。同时叮嘱孕妇注意休息，自数胎动，密切关注电子胎心监测情况和孕妇生命体征。

2. 抑酸治疗

(1) 用药指征：《妊娠和呕吐重症患者的恶心和呕吐管理指南（2019）》中推荐对于妊娠剧吐患者可以合理使用抑酸药物，减少胃酸分泌，避免反酸、胃灼热症状引发孕妇呕吐，有用药指征[1]。

(2) 药物选择：质子泵抑制药可以通过抑制胃酸分泌间接抑制胰液分泌。奥美拉唑通过抑制胃壁细胞的 H^+-K^+-ATP 酶活性而阻断胃酸分泌，对各种原因引起的胃酸分泌具有强而持久的抑制作用。奥美拉唑虽作用显著，该药因缺乏动物实验及临床资料曾被美国 FDA 妊娠分级 C 类的药品，用于妊娠合并急性胰腺炎患者的治疗尚有争议[2]。

3. 抑制胰液分泌治疗

(1) 用药指征：《妊娠合并急性胰腺炎诊治专家共识（2022）》中指出，患急性胰腺炎的孕产妇建议抑制胃酸、抑制胰液及胰酶分泌，有用药指征。

(2) 药物选择：胰酶异常激活导致胰腺损伤及炎性因子瀑布样释放、炎症反应级联放大、炎症反应平衡失控，造成其他器官损伤甚至多器官功能不全，是急性胰腺炎发生、发展及进展为重症急性胰腺炎的重要机制。乌司他丁能广泛抑制与急性胰腺炎进展有关胰酶的释放和活性，减少急性胰腺炎并发症的发生。我国多个急性胰腺炎诊治指南 / 专家共识均推荐早期、足量应用乌司他丁，推荐剂量每次 10 万～20 万 U，每天 1～3 次，静脉滴注 / 静脉推注，可根据病情严重程度适当调整剂量[3]。生长抑素是抑制胰酶分泌治疗急性胰腺炎常用药物，为垂体激素释放抑制类药，可直接抑制胰腺外分泌而发挥作用，对中晚期妊娠女性无危险证据。

4. 抗感染药物治疗

(1) 用药指征：《妊娠合并急性胰腺炎诊治专家共识（2022）》中指出，考虑孕妇作为特殊人群，感染风险较高，可先经验性使用抗菌药物，当出现胰腺外感染，如胆管炎、肺炎、尿路感染、菌血症、导管相关性感染，应根据血培养或其他病原学证据制订个体化抗感染方案。

(2) 药物选择：胰腺感染的病原菌多为胃肠道革兰阴性菌（大肠埃希菌、变形杆菌、肺炎克雷伯菌等）、革兰阳性菌（金黄色葡萄球菌、粪链球菌、肠球菌等）、厌氧菌，偶尔也可发现真菌。哌拉西林他唑巴坦抗菌谱广，FDA 的妊娠分级为 B 级，妊娠期慎用。对于考虑存在感染的急性胰腺炎孕妇可给予哌拉西林他唑巴坦钠抗感染治疗。

5. 降血脂治疗

(1) 用药指征：在《急性胰腺炎急诊诊断及治疗专家共识（2021）》《妊娠合并急性胰腺炎诊治专家共识（2022）》中均指出，对于高脂血症性急性胰腺炎患者，需要短时间降低甘油三酯水平，主要的治疗包括早期禁食水≥24h 后饮食调节、降脂治疗、小剂量低分子肝素、胰岛素治疗及其他降脂方式，有用药指征[4]。

(2) 药物选择：贝特类药物可以降低甘油三酯水平 40%～60%，被认为是治疗高甘油三酯血症的首选药物，有研究指出，在孕妇中使用此类药物并未发现致畸性。贝特类药物通过激活 PPARα 和激活脂蛋白脂酶而降低血清甘油三酯水平和升高 HDL-C 水平。然而考虑到此类药物运用于孕妇的相关研究较少，仍有待进一步研究论证其安全性，用于孕妇需酌情考虑。他汀类药物是降低低密度脂蛋白的主要药物，但妊娠期使用可能导致胎儿损害，瑞舒伐他汀的美国妊娠分级为 X 级，说明书建议妊娠期禁用，本例患者产后开始服用。胰岛素和肝素能增强脂蛋白脂酶活性，导致乳糜微粒降解，进而降低血脂。胰岛素可以增加脂肪酶 mRNA 的表达，从而降低甘油三酯水平；同时由于急性胰腺炎时的应激反应导致血糖常处在较高水平，应用胰岛素有助于将血糖控制在有效范围，能够有效缓解临床症状。低分子肝素能够使附着到内皮细胞的脂蛋白脂酶释放入血，从而激活脂蛋白脂酶，加速乳糜微粒的降解，明显降低甘油三酯水平。同时肝素还具有一定的纤溶和抗血栓作用，从而降低血液黏稠度并使胰腺的微循环得到改善。

6. 纠正甲状腺功能低下治疗

(1) 用药指征：《妊娠和产后甲状腺疾病诊治指南（第 2 版）》中指出，妊娠期临床甲状腺功能减退会损害后代的神经智力发育，增加早产、流产、低出生体重儿、死胎和妊娠高血压等危险，必须给予治疗，有用药指征[5]。

(2) 药物选择：左甲状腺素钠片活性成分为左甲状腺素，它与人体甲状腺分泌的激素作用一致，在肝脏和肾脏内转化为 T_3，进入细胞后发挥作用，妊娠期临床甲状腺功能减退首选左甲状腺素钠治疗，起始剂量 50～100μg/d，根据患者的耐受程度增加剂量，尽早达到上述治疗目标。

【药学监护】

1. 病情监护 严密观察患者，定期复查血常规、淀粉酶、脂肪酶等指标了解病情变化；治疗急性胰腺炎的同时，注意产程发动及胎心胎动变化，评估胎儿情况，必要时及时终止妊娠。

2. 用药指导

(1) 告知患者服用口服药物时，尽量避开呕吐高峰时间。若用药后马上出现呕吐应观察并评估呕吐物中的药量，以便了解是否需要补加药物。

(2) 交代患者及家属输液时请不要自行调节滴速，注意观察输液局部皮肤情况，如有疼痛、红肿、液体外渗或感到心慌等不适，及时呼叫医务人员。

(3) 奥美拉唑溶解后静脉滴注时间应在 20～30min，该药化学性质不稳定，在使用奥美拉唑前后使用生理盐水注射液 50ml 冲管。

(4) 乌司他丁溶解后应立即使用，每次滴注时间应为 1～2h。

(5) 左甲状腺素钠片应于早餐前至少半小时空腹，将一日剂量一次性服用。

3. 不良反应监护

(1) 非诺贝特药物的主要不良反应与他汀类药物相似，包括肝脏、肌肉和肾毒性等，血清 CK 和谷丙转氨酶水平升高的发生率均<1%。

(2) 胰岛素用药过程中注意低血糖反应。

(3) 奥美拉唑用药后可能出现头痛、腹泻、便秘、腹痛、恶心呕吐和胀气等不良反应。

(4) 乌司他丁用药后可能出现恶心、呕吐、腹泻消化系统反应，注射部位偶见血管痛、发红、瘙痒感、皮疹等，以及可能出现过敏症状。

4. 生活管理 妊娠期急性胰腺炎的主要病因之一是高脂血症，针对病因预防能减少该疾病的发生。预防措施主要包括：①去除病因和避免诱因，例如，合理膳食，避免各类含脂较高的浓汤类，适当食用纯瘦肉，不暴饮暴食，有高脂血症者应通过药物治疗；②健康宣传教育，出现早期症状应及时就医，早诊断早治疗，以减少重症发生[2]。

【案例亮点】

这是一个典型的妊娠合并急性胰腺炎的药物治疗的案例。患者因先兆早产、腹痛入院检查，确诊为妊娠合并急性胰腺炎，因此给予禁食、抑酸、降脂、抑酶、抑胰液分泌的同时使用哌拉西林他唑巴坦抗感染，有效缓解了胰腺炎相关症状，延长了妊娠时间(该案例文中没有明确剖宫产时间，根据降脂药使用的时间判断基本没有延长妊娠时间)，最终择期进行剖宫产手术，术后使用缩宫素促宫缩，降低了产后出血风险。本案例需关注的关键点是抑酸抑酶药物使用后淀粉酶和脂肪酶指标监护。

参考文献

[1] THE SOCIETY OF OBSTETRIC MEDICINE OF AUSTRALIA AND NEW ZEALAND. Management of Nausea and Vomiting in Pregnancy and Hyperemesis Gravidarum：A Clinical Practice Guideline [J]. Australian and New Zealand Journal of Obstetrics and Gynaecology，2019，59（3）：319-327.

[2] 王晨虹，苟元丽，刘昌，等 . 妊娠合并急性胰腺炎诊治专家共识（2022）[J]. 中国优生与遗传杂志，2022，30（3）：349-356.

[3] 乌司他丁用于临床常见急危重症的专家共识专家组 . 乌司他丁用于临床常见急危重症的专家共识 [J]. 中国全科医学，2023，26（26）：3207-3219.

[4] 中华医学会急诊分会，京津冀急诊急救联盟，北京医学会急诊分会，等 . 急性胰腺炎急诊诊断及治疗专家共识 [J]. 中华急诊医学杂志，2021，30（2）：161-172.

[5]《妊娠和产后甲状腺疾病诊治指南》（第 2 版）编撰委员会，中华医学会内分泌学分会，中华医学会围产医学分会 . 妊娠和产后甲状腺疾病诊治指南（第 2 版）[J]. 中华内分泌代谢杂志，2019，35（8）：636-665.

案例 34 妊娠合并急性胰腺炎的药物治疗

【案例资料】

1. 现病史 孕妇，35 岁，体重 64kg，因"孕 7 个月余，胃胀 1 天"入院。末次月经 2023 年 1 月 7 日。9 天前，患者空腹血糖 8.3mmol/L，复查 7.9mmol/L，未行治疗。患者 1 天前出现上腹部不适、胃胀、左季肋区及左肩部疼痛。门诊以"妊娠合并急性胰腺炎（？）"收治入院。

2. 既往史 无特殊。2016 年因巨大儿剖宫产一次。

3. 婚育史 已婚，1-0-1-1，配偶体健。2016 年足月剖娩一女活婴，2016 年因剖宫产不足一年引产一次。

4. 体格检查 腹部膨隆，与孕月相符。腹肌柔软，有轻压痛，无反跳痛，无包块，其余正常。

5. 实验室及辅助检查

(1) 胰腺炎：淀粉酶 AMY 117.0U/L（↑），脂肪酶 LPS 779U/L（↑）。

电解质：Na 128.9mmol/L（↓），Ca 1.94mmol/L（↓），P 1.50mmol/L（↑），Mg 0.6mmol/L（↓）。

心功能：CK20.0U/L（↓）。

肾功能：UREA 0.87μmol/L（↓），CREA 28.2μmol/L（↓），GLU 7.850mmol/L（↑）。

肝功能（12 项）：GGT 10.0U/L（↓），TP 61.8g/L（↓），ALB 28.7g/L（↓），A/G 0.9（↓），TBIL 26.50μmol/L（↑），IBIL 21.40μmol/L（↑），DB/TB 0.19（↑）。

血常规 +C 反应蛋白：白细胞 9.64×10^9/L（↑），NEUT% 80.4%（↑），LYMPH% 19.0%（↓），MONO%0.0%（↓），NEUT# 7.76×10^9/L（↑），MONO# 0.00（↓），红细胞 2.87×10^{12}/L（↓），HCT 25.90%（↓），MCH 41.4pg（↑），MCHC 458g/L（↑），CV RDW-CV 14.8%（↑），PDW 17.3fl（↑），C 反应蛋白 113.88mg/L（↑）。

血脂代谢 8 项检测：甘油三酯 74.83mmol/L（↑），CHOL 32.12mmol/L（↑），LDL-C 1.49mmol/L（↓），APO-B 0.45g/L（↓），NEFA 1.08mmol/L（↑），小而密低密度脂蛋白 1022.30mg/L（↑）。

糖化血红蛋白 8.4%（↑）。

FT_4 测定：FT_4 10.6pmol/L（↓）。

降钙素原：0.073ng/ml（↑）。

(2) 尿液常规自动分析 + 尿淀粉酶：KET 阳性（++）（↑），EC50/μl（↑），GLU3（↑）；AMY808U/L（↑）。

(3) 产科超声：宫内单活胎，脐绕颈一周，羊水过多。

(4) 3.0T 胰腺磁共振成像平扫：胰体尾部肿胀伴腹腔积液，左侧肾周积液；脾门等信号结节，考虑副脾；双侧少量胸腔积液；右侧肾盂稍饱满。

(5) 其他检查：超声提示双肾集合系统分离。

6. 入院诊断 ①妊娠合并急性胰腺炎（？）；②妊娠合并糖尿病；③妊娠合并瘢痕子宫；④高龄妊娠；⑤宫内孕 31 周；⑥ G3P1。

7. 出院诊断 ①妊娠合并急性胰腺炎；②妊娠合并糖尿病；③妊娠合并瘢痕子宫；④高龄妊娠；⑤宫内孕 32^{+6} 周；⑥ G3P1。

【治疗药物与治疗过程】

表 13-3　药物治疗经过及实验室检查

日期	治疗方案	胰腺炎（U/L）
D1	<ul><li>注射用艾司奥美拉唑 20mg+0.9% 氯化钠溶液 100ml，ivgtt，qd</li><li>注射用乌司他丁 10 万 U+5% 葡萄糖溶液 500ml，ivgtt，q12h</li><li>倍他米松磷酸钠注射液 15.78mg，im，qd</li><li>注射用哌拉西林他唑巴坦 4.5g+0.9% 氯化钠溶液 100ml，ivgtt，q8h</li><li>注射用水溶性维生素 1 支 + 胰岛素注射液 8U+5% 葡萄糖溶液 500ml，ivgtt，st</li><li>注射用脂溶性维生素（Ⅱ）1 支 + 胰岛素注射液 8U+5% 葡萄糖溶液 500ml，ivgtt，st</li><li>复方氯化钠注射液 500ml，ivgtt，st</li><li>葡萄糖酸钙注射液 10ml+5% 葡萄糖溶液 50ml，ivgtt，st</li><li>浓氯化钠注射液 40ml+0.9% 氯化钠溶液 250ml，ivgtt，st</li><li>胰岛素注射液 40U+0.9% 氯化钠溶液 39ml，ivgtt，st</li></ul>	AMY117.0 LPS779
D2	<ul><li>注射用水溶性维生素 1 支 + 胰岛素注射液 8U+5% 葡萄糖溶液 500ml，ivgtt，st</li><li>注射用脂溶性维生素（Ⅱ）1 支 + 胰岛素注射液 8U+5% 葡萄糖溶液 500ml，ivgtt，st</li><li>复方氯化钠注射液 500ml，ivgtt，bid</li><li>葡萄糖酸钙注射液 10ml+5% 葡萄糖溶液 50ml，ivgtt，st</li><li>复方氨基酸（18AA-V）注射液 250ml，ivgtt，st</li><li>胰岛素注射液 40U+0.9% 氯化钠溶液 39ml，ivgtt，bid</li><li>倍他米松磷酸钠注射液 15.78mg，im，qd</li><li>注射用乌司他丁 10 万 U+5% 葡萄糖溶液 500ml，ivgtt，q12h</li><li>非诺贝特片 0.1g，po，bid</li></ul>	AMY214 LPS1395
D3	<ul><li>注射用乌司他丁 10 万 U+5% 葡萄糖溶液 500ml，ivgtt，q12h</li><li>达肝素钠注射液 5000U，ih，qd</li><li>复方氨基酸（18AA-V）注射液 250ml，ivgtt，st</li><li>10% 氯化钾注射液 7ml+ 复方氨基酸（18AA-V）注射液 250ml，ivgtt，st</li><li>10% 氯化钾注射液 15ml+ 胰岛素注射液 8U+5% 葡萄糖溶液 500ml，ivgtt，st</li><li>胰岛素注射液 40U+0.9% 氯化钠溶液 39ml，ivgtt，st</li><li>蔗糖铁注射液 200mg+0.9% 氯化钠溶液 200ml，ivgtt，qd</li><li>胰岛素注射液 6U+10%GS250ml，ivgtt，st</li><li>10% 氯化钾注射液 10ml+ 胰岛素注射液 6U+5% 葡萄糖溶液 500ml，ivgtt，st</li><li>非诺贝特片 0.1g，po，bid</li></ul>	AMY161 LPS1281

（续表）

日期	治疗方案	胰腺炎 （U/L）
D4	• 胰岛素注射液 40U+0.9% 氯化钠溶液 39ml，ivgtt，bid • 蔗糖铁注射液 200mg+0.9% 氯化钠溶液 200ml，ivgtt，qd • 10% 氯化钾注射液 7ml+ 复方氨基酸（18AA-V）注射液，ivgtt，st • 胰岛素注射液 8U+ 注射用脂溶性维生素（Ⅱ）+ 注射用水溶性维生素 1 支 +5% 葡萄糖注射液 500ml，ivgtt，st • 达肝素钠注射液 5000U，ih，qd • 注射用乌司他丁 10 万 U+5% 葡萄糖溶液 500ml，ivgtt，q12h • 10% 氯化钾注射液 7ml+ 复方氨基酸（18AA-V）注射液，ivgtt，st • 门冬胰岛素注射液 3U，ih，st • 胰岛素注射液，持续皮下泵入，三餐前各加 3U • 枸橼酸钾颗粒（2g：1.46g），2 袋，po，tid • 非诺贝特片 0.1g，po，bid	AMY88 LPS783
D5	• 蔗糖铁注射液 200mg+0.9% 氯化钠溶液 200ml，ivgtt，st • 达肝素钠注射液 5000U，ih，qd • 注射用乌司他丁 10 万 U+5% 葡萄糖溶液 500ml，ivgtt，q12h • 胰岛素注射液，持续皮下泵入，三餐前各加 3U、4U、3U • 非诺贝特片 0.1g，po，tid	
D6	• 注射用乌司他丁 10 万 U+5% 葡萄糖溶液 500ml，ivgtt，q12h • 达肝素钠注射液 5000U，ih，qd • 胰岛素注射液，持续皮下泵入，三餐前各加 3U、4U、3U • 乳酸钠林格注射液 500ml，ivgtt，st • 注射用哌拉西林他唑巴坦 4.5g+0.9% 氯化钠溶液 100ml，ivgtt，q8h • 注射用艾司奥美拉唑 20mg+0.9% 氯化钠溶液 100ml，ivgtt，qd • 枸橼酸钾颗粒（2g：1.46g），1 袋，po，tid • 达肝素钠注射液 5000U，ih，qd • 非诺贝特片 0.1g，po，tid	
D7	• 注射用艾司奥美拉唑 20mg+0.9% 氯化钠溶液 100ml，ivgtt，qd • 注射用乌司他丁 10 万 U+0.9% 氯化钠溶液 500ml，ivgtt，qd • 达肝素钠注射液 5000U，ih，qd • 非诺贝特片 0.1g，po，tid • 注射用哌拉西林他唑巴坦 4.5g+0.9% 氯化钠溶液 100ml，ivgtt，q8h • 门冬胰岛素 4U，ih，st • 胰岛素注射液，持续皮下泵入，三餐前各加 2U	AMY89 LPS496
D8	• 胰岛素注射液，持续皮下泵入，三餐前各加 2U • 注射用艾司奥美拉唑 20mg+0.9% 氯化钠溶液 100ml，ivgtt，st • 注射用乌司他丁 10 万 U+0.9% 氯化钠溶液 500ml，ivgtt，qd • 达肝素钠注射液 5000U，ih，qd • 非诺贝特片 0.1g，po，tid	

（续表）

日期	治疗方案	胰腺炎（U/L）
D9	<ul><li>胰岛素注射液，持续皮下泵入，三餐前各加 3U、3U、4U</li><li>注射用艾司奥美拉唑 20mg+0.9% 氯化钠溶液 100ml，ivgtt，st</li><li>注射用乌司他丁 10 万 U+0.9% 氯化钠溶液 500ml，ivgtt，qd</li><li>达肝素钠注射液 5000U，ih，qd</li><li>非诺贝特片 0.1g，po，tid</li></ul>	
D10	<ul><li>注射用艾司奥美拉唑 20mg+0.9% 氯化钠溶液 100ml，ivgtt，st</li><li>注射用乌司他丁 10 万 U+0.9% 氯化钠溶液 500ml，ivgtt，qd</li><li>达肝素钠注射液 5000U，ih，qd</li><li>非诺贝特片 0.1g，po，tid</li><li>门冬胰岛素注射液 6U，ih，st</li><li>胰岛素注射液，持续皮下泵入，三餐前各加 3U、3U、4U</li></ul>	
D11	<ul><li>胰岛素注射液，持续皮下泵入，三餐前各加 3U、3U、6U</li><li>注射用艾司奥美拉唑 20mg+0.9% 氯化钠溶液 100ml，ivgtt，st</li><li>注射用乌司他丁 10 万 U+0.9% 氯化钠溶液 500ml，ivgtt，qd</li><li>达肝素钠注射液 5000U，ih，qd</li><li>非诺贝特片 0.1g，po，tid</li></ul>	
D12	<ul><li>胰岛素注射液，持续皮下泵入，三餐前各加 3U、4U、6U</li><li>注射用乌司他丁 10 万 U+0.9% 氯化钠溶液 500ml，ivgtt，qd</li><li>注射用艾司奥美拉唑 20mg+0.9% 氯化钠溶液 100ml，ivgtt，st</li><li>达肝素钠注射液 5000U，ih，qd</li><li>非诺贝特片 0.1g，po，tid</li></ul>	
D13	<ul><li>胰岛素注射液，持续皮下泵入，三餐前各加 3U、5U、7U</li><li>门冬胰岛素 3U，ih，st</li><li>注射用乌司他丁 10 万 U+0.9% 氯化钠溶液 500ml，ivgtt，qd</li><li>注射用艾司奥美拉唑 20mg+0.9% 氯化钠溶液 100ml，ivgtt，st</li><li>达肝素钠注射液 5000U，ih，qd</li><li>非诺贝特片 0.1g，po，tid</li></ul>	AMY97 LPS971
D14	<ul><li>注射用乌司他丁 10 万 U+0.9% 氯化钠溶液 500ml，ivgtt，st</li><li>注射用艾司奥美拉唑 20mg+0.9% 氯化钠溶液 100ml，ivgtt，st</li><li>达肝素钠注射液 5000U，ih，qd</li></ul>出院带药：<ul><li>门冬胰岛素注射液，ih，三餐前各 3U、5U、7U</li><li>地特胰岛素注射液，ih，睡前 26U</li></ul>	

po. 口服；im. 肌内注射；iv. 静脉注射；ivgtt. 静脉滴注；st. 立即；qd. 每天 1 次；bid. 每天 2 次；tid. 每天 3 次；q8h. 每 8 小时 1 次；q12h. 每 12 小时 1 次

患者孕 31 周，糖尿病控制差，因妊娠合并急性胰腺炎入院，后转入 ICU，考虑为高脂血症性胰腺炎。给予禁食水、晶体液液体复苏、输注浓氯化钠注射液、葡萄糖酸钙注射液维持水电解质平衡、注射用艾司奥美拉唑抑酸、乌司他丁抑制胰酶活性、胰岛素类药物控制血糖、注射用哌拉西林他唑巴坦预防感染、补充维生素、氨基酸等营养成分、倍他米松磷酸钠注射液促胎肺成熟、非诺贝特片、低分子肝素调血脂等治疗。D4 胰岛素静脉泵入改为持续皮下泵入，血糖逐渐平稳，恢复正常水平，输注蔗糖铁注射液改善缺铁性贫血，口服枸橼酸钾颗粒纠正低钾血症。经过 2 周的综合治疗后，患者一般情况可，无不适症状，感染指标恢复正常，血糖控制良好，甘油三酯降至 6.43mmol/L，血淀粉酶 97.0U/L，脂肪酶 971U/L，患者及家属要求出院，建议转至下级医院继续治疗。嘱患者严格低盐低脂糖尿病饮食，院外继续使用门冬胰岛素、地特胰岛素皮下注射控制血糖，密切监测胰腺炎、血脂、胎心胎动等相关指标。

1. 液体补充治疗

(1) 用药指征：依据《中国急性胰腺炎诊治指南（2021）》[1]、《急性胰腺炎急诊诊断及治疗专家共识》[2]，早期液体治疗可改善组织灌注，须在诊断急性胰腺炎后即刻进行。等渗晶体液是首选的液体，细胞外溶液（乳酸钠林格溶液等）可能与抗炎作用有关，但基于随机试验的证据不足以证明乳酸钠林格溶液优于正常盐水。

(2) 药物选择：患者禁食水，临床医生给予复方氯化钠补充。复方氯化钠是一种体液补充及调节水和电解质平衡的药物，内含注射用水、Na^+ 和 Cl^- 及少量的 K^+、Ca^{2+}。符合安全、有效、经济的合理用药原则。

2. 预防感染

(1) 用药指征：依据《急性胰腺炎急诊诊断及治疗专家共识》，降钙素原被认为是急性胰腺炎严重程度和发生感染性胰腺炎风险的有效预测因子。根据《妊娠合并急性胰腺炎诊治专家共识（2022）》[3]考虑孕妇作为特殊人群，感染风险较高，可先经验性使用抗菌药物，当出现胰腺外感染，如胆管炎、肺炎、尿路感染、菌血症、导管相关性感染，应根据血培养或其他病原学证据制定个体化抗感染方案。患者入院 C 反应蛋白、降钙素原均明显升高，提示存在感染。

(2) 药物选择：胰腺感染的病原菌多为胃肠道革兰阴性菌（大肠埃希菌、变形杆菌、肺炎克雷伯菌等），通过破坏肠道菌群和破坏肠黏膜而发生。机体防御功能受损，易导致胃肠道微生物和毒素的易位，进而引起继发性胰腺感染。静脉选择的抗菌药物应具有广谱、脂溶性强、对胰腺渗透性好等特点，疗程7~14天，特殊情况下可延长，同时注意胰外器官继发细菌、真菌感染。革兰阳性细菌（金黄色葡萄球菌、粪链球菌、肠球菌）、厌氧菌也常可见，偶尔也可发现真菌。哌拉西林他唑巴坦抗菌谱广，对常见的革兰阴性菌、革兰阳性菌和厌氧菌均有效。FDA的妊娠分级为B级，妊娠期慎用。抗菌药物选择合理。

3. 营养支持治疗

(1) 用药指征：根据《中国急性胰腺炎诊治指南》[2]有研究显示，相较于肠外营养，肠内营养对于不同严重程度的急性胰腺炎患者是安全、可耐受的，可降低感染性并发症、多器官功能障碍发生率和病死率。针对急性轻型胰腺炎，目前美国和欧洲指南均推荐只要能耐受，应早期经口进食。尽管如此，急性胰腺炎早期常并发腹痛、恶心、呕吐甚至合并麻痹性肠梗阻，导致早期经口进食并不易实施。当前普遍认为，肠内营养不足时可采用肠外营养进行补充。添加时机仍存在争议，需根据患者实际情况进行个体化选择来平衡营养风险和获益。对入住ICU且预计摄食不足的患者可进行营养评定，早期补充性肠外营养（supplementary parenteral nutrition，SPN）可能更有益于长期住院、高营养风险的患者[4]。患者入院时采取了禁食水的策略，有营养支持治疗的指征。

(2) 药物选择：有高脂血症引起的急性胰腺炎患者，限用脂肪乳剂，避免应用可能升高血脂的药物。复方氨基酸注射液（18AA-V）用于蛋白质摄入不足、吸收障碍等氨基酸不能满足机体代谢需要的患者。

4. 多种维生素补充

(1) 用药指征：患者处于妊娠晚期，短暂禁食，因此需对患者进行适当的微量元素补充。

(2) 药物选择：患者静脉用药中加入脂溶性维生素（Ⅱ）和水溶性维生素各1支，以满足机体每天对水溶性维生素和脂溶性维生素（Ⅱ）的生理需要。

5. 抑制胰腺分泌和胰酶活性

(1) 用药指征：根据《中国急性胰腺炎诊治指南（2021）》《妊娠合并急性胰腺炎诊治专家共识（2022）》妊娠期胰腺炎应进行抑制胃酸、抑制胰液及胰酶分泌的治疗。质子泵抑制药可通过抑制胃酸分泌间接抑制胰液分泌。胰酶的异常激活可导致胰腺细胞的自身溶解和破坏、激活体内各种炎症细胞释放各类细胞因子，从而导致胰腺自身及周围组织坏死。

(2) 药物选择：注射用艾司奥美拉唑钠通过特异性抑制胃壁细胞的 H^+–K^+–ATP酶而阻断胃酸分泌的最后步骤。本药在胃壁细胞的酸性环境中转化为活性成分，对基础胃酸分泌和受刺激后的胃酸分泌均产生抑制。其妊娠分级为C

级，妊娠期慎用。

乌司他丁由健康人新鲜尿液提取，具有抑制多种蛋白水解酶、稳定溶酶体膜、保护血管内皮、改善微循环、减少细胞凋亡、调控炎症反应、调节免疫功能等作用，被用于治疗急性胰腺炎。乌司他丁能广泛抑制与急性胰腺炎进展有关的胰酶的释放和活性，同时能稳定溶酶体膜，改善胰腺循环，减少并发症的发生。但动物实验显示其在胎盘及乳汁中有分布，孕期给药安全性尚未确定，使用前需权衡考虑。

6. 高脂血症的治疗

(1) 用药指征：依据《中国急性胰腺炎诊治指南（2021）》《妊娠合并急性胰腺炎诊治专家共识（2022）》，针对高脂血症性急性胰腺炎的早期治疗应包括禁食水≥24h后的饮食调节，应用降血脂药物及其他辅助降脂手段短时间降低甘油三酯水平，争取控制在5.65mmol/L以下[3]。

(2) 药物选择：贝特类药物可以降低甘油三酯水平40%～60%，被认为是治疗高甘油三酯血症的首选药物。非诺贝特通过抑制极低密度脂蛋白和甘油三酯的生成及增强其分解代谢，降低血低密度脂蛋白、胆固醇和甘油三酯，还可使载脂蛋白AⅠ和AⅡ生成增加，从而升高高密度脂蛋白。然而，考虑到此类药物用于孕妇的相关研究较少，仍有待进一步研究论证其安全性，因此临床中是否用于孕妇需酌情考虑。

胰岛素除用于控制血糖外，可增加脂肪酶mRNA的表达，增加脂蛋白脂酶活性，加速乳糜微粒降解，显著降低血清甘油三酯。肝素通过促进脂蛋白脂酶从内皮细胞表面释放入血，增加血脂蛋白脂酶含量，从而加速脂肪水解，降低血脂水平。周梦婷[5]等认为，低分子量肝素可显著降低胰性脑病的发生率，提高重症胰腺炎的生存率。因此在治疗中采用低分子肝素（达肝素钠注射液）和胰岛素治疗，两者具有协同降血脂作用。

【药学监护】

1. 病情监护 ①严密观察患者，防止低血容量性休克，观察有无局部或全身并发症，遵医嘱定期复查电解质和血、尿淀粉酶；②治疗急性胰腺炎的同时，产科医生须对病情严重程度进行评估，严密监测胎心，注意宫缩情况，预防早产发生。

2. 用药指导

(1) 补液过程中，滴速适度，交代患者及家属不能随意调节滴速。

(2) 哌拉西林他唑巴坦用药时可能引起严重的过敏反应，用药前需详细询问患者对青霉素、其他 β- 内酰胺类药物和其他过敏原的超敏反应情况，并需进行青霉素皮试。本药可能降低活菌效力，如需合用活菌类制剂请至少间隔 2h。

(3) 艾司奥美拉唑用药期间罕见出现急性间质性肾炎（可表现为尿量和排尿频率改变、血尿、发热、关节痛、食欲差、恶心、皮疹、水肿、疲乏、虚弱、体重异常增加），长期使用可能出现艰难梭菌相关性腹泻。如果出现以上症状，请及时告诉医生或护士。

(4) 乌司他丁静脉用药时，滴注时间应为 1～2h。另外，用药期间定期检查白细胞计数。

(5) 蔗糖铁注射液静脉滴注时，不要擅自调整滴速，注意观察有无药品外渗。

3. 不良反应监护

(1) 胰岛素使用过程注意观察有无出汗、心悸、乏力甚至意识障碍、共济失调、心动过速，昏迷等低血糖反应。

(2) 哌拉西林他唑巴坦在使用过程中注意有无腹泻、恶心、呕吐、皮疹等不良反应。

(3) 乌司他丁用药后可出现恶心、呕吐、腹泻、皮疹、瘙痒、寒战、发热、注射部位反应及过敏性休克等不良反应。

(4) 艾司奥美拉唑在用药后常见头痛、腹泻、便秘、腹痛、恶心、呕吐、腹胀等不良反应。

(5) 蔗糖铁注射液使用过程中可能出现味觉障碍、头晕、恶心、注射部位出现疼痛、血肿、瘙痒及变色等不良反应。

(6) 非诺贝特片在使用过程注意腹部不适、乏力、肌痛等不良反应。

(7) 枸橼酸钾颗粒服用过程中可能有胃肠道刺激症状。在空腹、剂量较大时更易发生。

4. 生活管理 ①家族性高脂血症患者孕前纠正血脂代谢紊乱、孕期适当控制饮食监测血脂变化，在胆道疾病者应于孕前解除病因；②妊娠期间避免大量油腻饮食。

【案例亮点】

这是一个典型的妊娠合并高脂血症性胰腺炎药物治疗的案例。患者因孕晚期糖尿病合并急性胰腺炎入院，进一步诊断为高脂血症性胰腺炎，给予禁食水、补电解质、抑酸、抑酶、控血糖、抗感染、肠外营养，同时给予促胎肺成熟、调血脂，有效控制了胰腺炎相关症状及血淀粉酶、脂肪酶和甘油三酯的水平。本案例需关注的关键点是妊娠期降血脂药物的选择及使用后血脂水平的监护。

参考文献

[1] 中华医学会外科学分会胰腺外科学组.中国急性胰腺炎诊治指南（2021）[J].中华消化外科杂志，2021，20（7）：730–739.

[2] 中华医学会急诊分会，京津冀急诊急救联盟，北京医学会急诊分会，等.急性胰腺炎急诊诊断及治疗专家共识 [J].中华急诊医学杂志，2021，30（2）：161–172.

[3] 王晨虹，苟文丽，刘昌，等.妊娠合并急性胰腺炎诊治专家共识（2022）[J].中国优生与遗传杂志，2022，30（3）：349–356.

[4] 楚歆，常志刚，朱明炜.重症急性胰腺炎的营养支持：评定、路径与时机 [J].中华临床营养杂志，2021，29（5）：301–307.

[5] 周梦婷，喻冰君，何文华，等.急性高三酰甘油血症性胰腺炎的诊治进展 [J].中华胰腺病杂志，2019，19（5）：379–382.

第 14 章　妊娠合并感染

疾病临床表现

妊娠合并感染是孕产妇和胎儿发病与死亡的主要原因之一。妊娠期女性因机体内环境改变，免疫功能下降，易受各种病原体感染，包括细菌、病毒、螺旋体、衣原体、支原体、真菌、原虫及寄生虫共 8 类。母体免疫状况、感染发生时间及被感染方式均影响妊娠结局。妊娠期由于胎膜早破等病原微生物进入羊膜腔引起羊水、胎膜（羊膜、绒毛膜和蜕膜）及胎盘感染，甚或造成血液感染，导致菌血症或败血症，临床表现有母体体温≥38℃；阴道分泌物有异味；胎心率增快（胎心率基线≥160 次 / 分）或母体心率增快（≥100 次 / 分）；子宫呈激惹状态、宫体有压痛等。生化检测母体外周血白细胞计数≥15×10^9/L，C 反应蛋白升高等。

案例 35　妊娠合并李斯特菌感染的药物治疗

【案例资料】

1. 现病史　孕妇，23 岁，因"孕 24^{+4} 周，胎动减少 2 天，彩超提示胎儿脐动脉舒张期血流消失"入院。末次月经 2021 年 7 月 4 日。停经后 1 个月余有恶心、呕吐等早孕反应，孕 4 个月余有自觉胎动至今。孕期外院产检数次，不定期产检，NT 检查示正常，唐氏筛查示 18 三体临界风险，未行进一步检查，孕期曾因十二指肠溃疡口服中药治疗数周，无胸闷、气促、皮肤瘙痒等不适，无头晕、眼花、胸闷等不适。患者自诉感胎动减少 2 天，今日外院四维彩超提示胎儿脐动脉舒张期血流消失，胆囊显示不佳，胎儿腹腔少量积液，建议转上级医院。我院急诊行彩超提示胎儿脐动脉舒张期血流消失，入病房后未闻及胎心，再次行彩超检查提示胎心搏动未见，胎死宫内。现无腹痛，无阴道见红及流液，拟"孕 24^{+4} 周，G1P0，胎死宫内"收治入院。现精神食欲可，大小便正常。

2. 既往史　无特殊。

3. 婚育史　已婚，0–0–0–0，配偶体健。

4. 体格检查　正常。

5. 产科检查　子宫轮廓清晰，宫缩未及，子宫下段无压痛，胎心未闻及。

6. 实验室及辅助检查　产科超声显示，宫内单胎，胎心搏动未见。

7. 入院诊断　①孕 24^{+4} 周，G1P0；②胎死宫内。

8. 出院诊断　①妊娠合并李斯特菌感染；②妊娠合并菌血症；③妊娠合并急性绒毛膜羊膜炎；④胎死宫内。

【治疗药物与治疗过程】

表 14–1　药物治疗经过及实验室检查

日期	治疗方案	白细胞（10^9/L）/N（%）/C 反应蛋白（mg/L）	培养
D2	• 注射用头孢呋辛钠 1.5g+0.9% 氯化钠溶液 100ml，ivgtt，st • 米非司酮片 200mg，po，st • 10% 氯化钾注射液 15ml+0.9% 氯化钠溶液 500ml，ivgtt，st • 注射用哌拉西林钠他唑巴坦钠 4.5g+0.9% 氯化钠溶液 100ml，ivgtt，q8h • 氯化钾缓释片 0.5g，po，tid • 注射用亚胺培南西司他丁钠 0.5g+0.9% 氯化钠溶液 100ml，ivgtt，q8h	17.06（↑）/89.20（↑）/63.54（↑）	—
D3	• 米索前列醇片 0.4mg，塞阴道，st • 缩宫素注射液 20U+ 乳酸钠林格注射液 500ml，ivgtt，qd • 卡贝缩宫素注射液 100μg+0.9% 氯化钠溶液 100ml，ivgtt，qd • 琥珀酸亚铁片 0.2g，po，bid • 注射用亚胺培南西司他丁钠 0.5g+0.9% 氯化钠溶液 100ml，ivgtt，q8h	22.66（↑）/91.80（↑）/101.35（↑）	—
D4	• 缩宫素注射液 20U+ 乳酸钠林格注射液 500ml，ivgtt，qd • 注射用亚胺培南西司他丁钠 0.5g+0.9% 氯化钠溶液 100ml，ivgtt，q8h	11.45（↑）/81.10（↑）/92.00（↑）	—

（续表）

日期	治疗方案	白细胞（10^9/L）/ N（%）/ C反应蛋白（mg/L）	培养
D6	注射用亚胺培南西司他丁钠 0.5g+0.9% 氯化钠溶液 100ml，ivgtt，q8h	3.92/56.60/ 20.80（↑）	血培养产单核细胞李斯特菌
D9	注射用哌拉西林钠他唑巴坦钠 4.5g+0.9% 氯化钠溶液 100ml，ivgtt，q8h	—	—
D12	注射用哌拉西林钠他唑巴坦钠 4.5g+0.9% 氯化钠溶液 100ml，ivgtt，q8h	6.38（↑）/ 50.10（↑）/ 0.4	—
D16	停药出院	—	—

—. 无数据；po. 口服；ivgtt. 静脉滴注；st. 立即；qd. 每天 1 次；bid. 每天 2 次；tid. 每天 3 次；q8h. 每 8 小时 1 次

患者入院后予完善相关检查，血常规示白细胞计数、中性粒细胞比率显著升高，D2 凌晨体温 38.1℃，予头孢呋辛抗感染治疗，并送血培养。后患者体温继续升至 39.3℃，血压降低，心率增快，抗生素调整为哌拉西林钠他唑巴坦钠，同时物理降温。尽快使用米非司酮加米索前列醇引产，终止妊娠。转入重症监护室后，晚间患者体温降低不明显，换用亚胺培南西司他丁抗感染治疗。D3 凌晨患者体温 39℃，查血常规，血象指标明显升高，继续维持抗感染治疗方案，当天娩出死胎。D4～6 患者体温下降并恢复正常，血象指标正常，血培养结果示产单核细胞李斯特菌，继续维持抗感染至足疗程。D9 抗生素降阶梯调整为哌拉西林钠他唑巴坦，继续治疗 3 天后，患者一般情况好，予出院。

1. 抗感染治疗

(1) 用药指征：患者住院过程中，体温、白细胞计数、中性粒细胞比例和 C 反应蛋白等血象指标升高明显，血培养出产单核细胞李斯特菌。根据《抗菌药物临床应用指导原则（2015）》[1]，存在细菌感染，有使用抗菌药物指征。

(2) 药物选择：患者中孕，胎死宫内入院，入院后血象指标显著升高，体温异常，未能确认感染来源，首先予头孢呋辛，其对多种革兰阳性和革兰阴性细菌有效。在体温控制不佳及血压降低心率增快情况下，改用相对头孢呋辛抗菌谱更广的哌拉西林钠他唑巴坦钠，它对耐甲氧西林金黄色葡萄球菌，流感嗜血杆菌、大肠埃希菌、克雷伯菌属、肠杆菌属等肠杆菌科细菌，铜绿假单胞菌，以及拟杆菌属等厌氧菌具有良好抗菌活性。在死胎还未娩出，患者体温降低不明显的情况下，感染部位不明确，考虑可能为宫腔感染引起的发热，若感染无法控制，存在败血症、感染性休克等可能，而宫腔感染病原体一般为需氧菌（如链球菌、革兰阴性杆菌、葡萄球菌）、厌氧菌（如消化球菌、消化链球菌、梭状芽孢杆菌）、衣原体与支原体等，晚间换用更为广谱、抗菌作用更强的亚胺培南西司他丁，它对各种革兰阳性球菌、革兰阴性杆菌（包括铜绿假单胞菌、不动杆菌属）和多数厌氧菌具强大抗菌活性，对多数 β- 内酰胺酶高度稳定。娩出死胎后患者体温下降明显，血象指标也明显降低。血培养结果为产单核细胞李斯特菌，对青霉素、氨苄西林敏感，《国家抗微生物治疗指南（第 3 版）》[2]推荐李斯特菌感染首选氨苄西林＋庆大霉素（协同作用），备选为磺胺甲噁唑 /甲氧苄啶。此外也可选红霉素、阿奇霉素、莫西沙星等，在其他治疗方案不可用时，可选择美罗培南或万古霉素，但也有失败的报道。该患者在血培养结果未明确时，经验性选用亚胺培南西司他丁，效果显著，继续维持原抗感染方案至足疗程。后降阶梯维持治疗 4 天后，患者情况无反复，抗感染治疗有效。

(3) 药物剂量：大多数半衰期较短的 β- 内酰胺类为时间依赖性，其抗菌效应与临床疗效主要与药物和细菌接触时间密切相关，哌拉西林半衰期为 1h，为时间依赖性，《国家抗微生物治疗指南（第 3 版）》推荐剂量为 3.375～4.5g，每 6～8 小时 1 次，符合推荐。亚胺培南西司他丁虽然也为时间依赖性抗菌药物，但这类抗菌药物可通过增加给药剂量与频次提高疗效，一般推荐的剂量为0.5～1g（以亚胺培南计），每 6～8 小时 1 次，该患者使用剂量为 0.5g，每 8 小时 1 次，符合推荐。

2. 药物引产

(1) 用药指征：根据《中期妊娠稽留流产规范化诊治的中国专家共识》[3]，孕 12～27 周末胎儿宫内死亡称为中期妊娠稽留流产，可使用药物引产和人工引产，而且药物引产的成功率高，排除禁忌证，该患者可使用药物引产。

(2) 药物选择：药物引产可选单独使用前列腺素制剂，即米索前列醇和卡前列甲酯，但卡前列甲酯在中期妊娠的相关研究有限，或米非司酮配伍前列腺素制剂，该方案用于中期妊娠稽留流产引产的成功率高，有较高的安全性，相关指南和更新认为联合用药比单独使用米索前列醇的排胎时间更短。推荐孕14～24 周稽留流产使用米非司酮 200mg 顿服，1～2 天后阴道置入或舌下含服米索前列醇 400μg；如果 4～6h 时无阴道流血或无明显宫缩，可重复使用。该患者 D2 顿服米非司酮 200mg，D3 阴道置入米索前列醇 400μg，后死胎顺利娩出。

【药学监护】

1. 病情监护 注意患者宫缩、阴道流血及流液、腹痛、体温、血压、心率等情况，监测患者白细胞、N%、C 反应蛋白等。

2. 用药指导

(1) 哌拉西林钠他唑巴坦钠使用前询问患者青霉素、其他 β- 内酰胺类药物（如头孢菌素、单酰胺菌素或碳青霉烯）和其他过敏原的超敏反应情况。发生严重超敏反应时需要停用该药，并可能需要给予肾上腺素或采取其他紧急措施。该药可使用多种溶媒稀释，应缓慢滴注至少 20～30min。

(2) 亚胺培南西司他丁可使用生理盐水、5% 葡萄糖溶液稀释，配制终浓度为 5mg/ml（以亚胺培南计），0.5g 静脉滴注需持续 20～30min，如患者在输注过程中出现恶心症状，可减慢输注速度。配制后室温可保存 4h，冷藏（5℃）可保存 24h，不得冷冻。最大总日剂量不超过 4g/d（以亚胺培南计）。使用过程中需监测肾功能。

(3) 米非司酮需空腹或进食 2h 后口服，服药后禁食 1～2h。服药后会存在少量阴道出血。

3. 不良反应监护

(1) 哌拉西林钠他唑巴坦钠最常见的不良反应为腹泻，也可能会引起严重的皮肤不良反应，若患者出现皮疹，应密切观察，若损伤加重，则停用本品。还需注意可能出现的出血情况，如有出血，需停药。

(2) 亚胺培南西司他丁主要不良反应为红斑、局部疼痛和硬结，血栓性静脉炎。

(3) 米非司酮片主要不良反应有恶心、乏力、下腹痛、头晕、乳房胀、头痛、呕吐等。

【案例亮点】

这是一个典型的妊娠合并李斯特菌感染药物治疗的案例。患者因孕中期胎死宫内入院，进一步确诊为妊娠合并李斯特菌感染、菌血症、急性绒毛膜羊膜炎，给予抗感染、引产处理，之后感染加重经验性升级至碳青霉烯类治疗菌血症，有效控制了细菌生长，缓解了感染症状。本案例需关注的关键点是流产相关感染抗菌药物的选择和治疗。

参考文献

[1] 国家卫生计生委办公室，国家中医药管理局办公室，总后卫生部药品器材局 . 关于印发《抗菌药物临床应用指导原则（2015 年版）》的通知 [S]. 国卫办医发〔2015〕43 号 . 2015-07-24.

[2] 国家卫生健康委合理用药专家委员会 . 国家抗微生物治疗指南 [M]. 3 版 . 北京：人民卫生出版社，2023：92.

[3] 中华医学会计划生育学分会，中国优生优育协会生育健康与出生缺陷防控专业委员会 . 中期妊娠稽留流产规范化诊治的中国专家共识 [J]. 中国实用妇科与产科杂志，2021，37（9）：928-932.

案例 36　妊娠合并绒毛膜羊膜炎的药物治疗

【案例资料】

1. 现病史　孕妇，33 岁，因"孕 26^{+2} 周，阴道流液 2 天余"入院。末次月经 2022 年 5 月 21 日。停经后 1 个月余有恶心、呕吐等早孕反应，孕 4 个月余有自觉胎动至今。孕期我院产检数次，不定期产检，NT 检查示正常，四维彩超检查未见异常，唐氏筛查示低风险，三维彩超、OGTT 检查未做。孕早期无阴道出血，孕期无胸闷、气促、皮肤瘙痒等不适，无头晕、眼花、胸闷等不适，现患者孕 26^{+2} 周，自觉阴道流液，无腹痛腹胀，无阴道见红，急诊拟"胎膜早破，晚期先兆流产，妊娠合并子宫瘢痕（2 次剖宫次产史），羊水少，脐带绕颈，孕 26^{+2} 周，G4P2，LOA"收治入院。现精神食欲可，大小便正常。

2. 既往史　2007 年外院因剖宫产一 3.5kg 男婴，2011 年剖宫产一 3.4kg 女婴，人流一次，余无特殊。

3. 婚育史　已婚，4-0-1-2，配偶体健。

4. 体格检查　正常。

5. 产科检查　子宫轮廓清晰，宫缩未及，子宫下段无压痛，胎心 140 次 / 分，胎动正常。

6. 实验室及辅助检查　产科超声显示，宫内单胎，胎心搏动见，胎心率 140 次 / 分。

7. 入院诊断　①胎膜早破；②晚期先兆流产；③妊娠合并子宫瘢痕（2 次

剖宫次产史）；④羊水少；⑤孕 26^{+2} 周，G4P2，LOA，临产。

8. 出院诊断　①妊娠合并绒毛膜羊膜炎；②妊娠合并子宫瘢痕；③早产胎膜早破（在 1～7 天内产程开始）；④羊水过少；⑤极早期早产（孕周等于或大于 24 整周以上，但小于 28 整周）；⑥孕 26^{+3} 周，G4P3，剖宫产。

【治疗药物与治疗过程】

表 14–2　药物治疗经过及实验室检查

日期	治疗方案	白细胞（10^9/L）/N（%）/C 反应蛋白(mg/L)	培养
D1	• 注射用哌拉西林钠他唑巴坦钠 4.5g+0.9% 氯化钠溶液 100ml，ivgtt，q8h • 注射用阿奇霉素 0.5g+0.9% 氯化钠溶液 250ml，ivgtt，qd	14.18（↑）/89.90（↑）/5.77	—
D2	• 卡前列甲酯栓 1mg，舌下含化，术中用 • 注射用哌拉西林钠他唑巴坦钠 4.5g+0.9% 氯化钠溶液 100ml，ivgtt，q8h • 注射用阿奇霉素 0.5g+0.9% 氯化钠溶液 250ml，ivgtt，qd • 缩宫素注射液 20U+ 复方氯化钠注射液 500ml，ivgtt，qd • 缩宫素注射液 10U，im，q4h • 卡贝缩宫素注射液 100μg+0.9% 氯化钠溶液 100ml，ivgtt，qd • 氨甲环酸注射液 20ml+0.9% 氯化钠溶液 100ml，ivgtt，st • 马来酸麦角新碱注射液 0.2mg，im，st	晨：16.97（↑）/82.70（↑）/13.98（↑） 晚：12.93（↑）/90.30（↑）/26.79（↑）	—
D3	• 注射用哌拉西林钠他唑巴坦钠 4.5g+0.9% 氯化钠溶液 100ml，ivgtt，q8h • 注射用阿奇霉素 0.5g+0.9% 氯化钠溶液 250ml，ivgtt，qd • 缩宫素注射液 20U+ 复方氯化钠注射液 500ml，ivgtt，qd • 卡贝缩宫素注射液 100μg+0.9% 氯化钠溶液 100ml，ivgtt，qd • 那屈肝素钙注射液 4100U，ih，qd	18.56（↑）/90.80（↑）/178.44（↑）	—

（续表）

日期	治疗方案	白细胞（10^9/L）/ N（%）/ C反应蛋白（mg/L）	培养
D4	• 注射用亚胺培南西司他丁钠 1g+0.9% 氯化钠溶液 100ml, ivgtt, q6h • 那屈肝素钙注射液 4100U, ih, qd	16.85（↑）/ 87.90（↑）/ 131.07（↑）	宫腔分泌物：大肠埃希菌、粪肠球菌（D群）
D6	• 注射用亚胺培南西司他丁钠 1g+0.9% 氯化钠溶液 100ml, ivgtt, q6h • 那屈肝素钙注射液 4100U, ih, qd	8.42（↑）/ 72.00（↑）/ 54.08（↑）	
D9	• 注射用哌拉西林钠他唑巴坦钠 4.5g+0.9% 氯化钠溶液 100ml, ivgtt, q8h • 那屈肝素钙注射液 4100U, ih, qd	11.16（↑）/ 76.50（↑）/ 21.55（↑）	
D12	停药出院	—	—

—. 无数据；im. 肌内注射；ivgtt. 静脉滴注；ih. 皮下注射；qd. 每天 1 次；q4h. 每 4 小时 1 次；q6h. 每 6 小时 1 次；q8h. 每 8 小时 1 次

患者入院后予完善相关检查，血常规示白细胞计数、中性粒细胞比率显著升高，且患者已阴道流液 2 天余，确认胎膜早破，予哌拉西林钠他唑巴坦钠联合阿奇霉素抗感染。D2 体温 38.4℃，血象指标继续上升，维持抗感染方案，行急诊子宫下段横切口剖宫产，宫腔分泌物送细菌配养＋药敏试验，术后体温 39℃，继续监测。D3 白天体温降至正常，晚间体温 37.4℃。D4 体温 38℃，宫腔分泌物培养显示大肠埃希菌、粪肠球菌（D群），药敏未出，患者血象指标异常，抗生素调整为亚胺培南西司他丁钠。D5 药敏显示大肠埃希菌对亚胺培南西司他丁敏感，粪肠球菌（D群）对青霉素敏感，继续维持抗感染至足疗程。D9 患者血象指标升高不明显，体温未再反复，降阶梯调整为哌拉西林钠他唑巴坦，继续治疗 3 天后，患者一般情况好，予出院。

1.抗感染治疗

(1) 用药指征：患者住院过程中，体温、白细胞计数、中性粒细胞比例和C反应蛋白等血象指标升高明显，胎膜早破，宫腔分泌物培养出大肠埃希菌、粪肠球菌（D群）。根据《抗菌药物临床应用指导原则（2015）》[1]和《胎膜早破的诊断与处理指南（2015）》[2]，存在细菌感染，有使用抗菌药物指征。

(2) 药物选择：患者中孕，阴道流液 2 天余入院，入院后血象指标显著升高，体温异常，未能确认感染来源，根据《胎膜早破的诊断与处理指南（2015）》，导致未足月胎膜早破主要原因为感染，ACOG 推荐的有循证医学证据的有效抗生素，主要为氨苄西林联合红霉素静脉滴注 48h，后改为口服阿莫西林联合肠溶红霉素连续 5 天。但因抗生素耐药非常严重，在参考该方案的前提下根据个体情况选择用药和方案，根据我院耐药情况，予该患者哌拉西林他唑巴坦联合阿奇霉素，哌拉西林他唑巴坦对甲氧西林敏感葡萄球菌，流感嗜血杆菌，大肠埃希菌、克雷伯菌属、肠杆菌属等肠杆菌科细菌，铜绿假单胞菌及拟杆菌属等厌氧菌具有良好抗菌活性，阿奇霉素对流感嗜血杆菌、肺炎支原体或肺炎衣原体等的抗微生物活性增强，两者联用，抗菌谱更广，基本符合指南推荐方案。在患者剖宫产后体温反复，血象指标降低不明显，宫腔分泌物培养显示大肠埃希菌、粪肠球菌（D 群），药敏未出的情况下，考虑患者为特殊人群，抗生素调整为亚胺培南西司他丁钠，其对各种革兰阳性球菌、革兰阴性杆菌（包括铜绿假单胞菌、不动杆菌属）和多数厌氧菌具强大抗菌活性，对多数 β- 内酰胺酶高度稳定。其后患者血象指标升高不明显，体温未再反复，降阶梯调整为哌拉西林钠他唑巴坦，说明抗感染治疗有效。

(3) 药物剂量：大多数半衰期较短的 β- 内酰胺类为时间依赖性，其抗菌效应与临床疗效主要与药物和细菌接触时间密切相关，哌拉西林半衰期为 1h，为时间依赖性，《国家抗微生物治疗指南（第 3 版）》[3] 推荐哌拉西林他唑巴坦剂量为 3.375~4.5g，每 6~8 小时 1 次，符合推荐。阿奇霉素血清半衰期 68h，为时间依赖性且抗菌作用时间较长的抗生素，推荐剂量为 0.5g，每天 1 次。亚胺培南西司他丁虽然也为时间依赖性抗菌药物，但这类抗菌药物可通过增加给药剂量与频次提高疗效，一般推荐剂量为 0.5~1g（以亚胺培南计），每 6~8 小时 1 次，该患者使用剂量为 0.5g，每 6 小时 1 次，符合推荐。

2. 预防血栓　与非妊娠女性相比，产褥期 VTE 的发病率增加 4~5 倍，主要与雌、孕激素水平升高，凝血系统的改变，血小板功能活化，血液瘀滞，血管损伤，子宫增大压迫下腔静脉和盆腔静脉，妊娠期和产后活动能力下降等有关，与合并相关危险因素的多少及程度密切相关，危险因素越多、危险程度越高，发生 VTE 的风险越大，所以及时积极的评估危险因素，给予合理的预防措施，十分有必要。患者行急诊剖宫产，产次 3 次，存在全身性感染，根据

《妊娠期及产褥期静脉血栓栓塞症预防和诊治专家共识》推荐，对于产后有三个高危因素的患者评估并排除出血风险后，于产后 24h 启用 LMWH，使用 LMWH 至产后 7 天[4]。

【药学监护】

1. 病情监护 注意患者宫缩、阴道流血及流液、腹痛、体温、血压、心率等情况，监测患者白细胞、N%、C 反应蛋白等。

2. 用药指导

(1) 哌拉西林钠他唑巴坦钠使用前询问患者青霉素、其他 β- 内酰胺类药物（如头孢菌素、单酰胺菌素或碳青霉烯）和其他过敏原的超敏反应情况。发生严重超敏反应时需要停用该药，并可能需要给予肾上腺素或采取其他紧急措施。该药可使用多种溶媒稀释，应缓慢滴注至少 20～30min。

(2) 阿奇霉素可使用 NS、5% 葡萄糖溶液或乳酸钠林格等配制成终浓度为 1.0～2.0mg/ml 的溶液静脉滴注，为该患者配制终浓度为 2.0mg/ml，滴注时间应不少于 60min。阿奇霉素也有发生过敏反应的可能，如出现应立即停药并适当处理。

(3) 亚胺培南西司他丁可使用生理盐水、5% 葡萄糖溶液稀释，配制终浓度为 5mg/ml（以亚胺培南计），0.5g 静脉滴注需持续 20～30min，如患者在输注过程中出现恶心症状，可减慢输注速度。配制后室温可保存 4h，冷藏（5℃）可保存 24h，不得冷冻。最大总日剂量不超过 4g/d（以亚胺培南计）。使用过程中需监测肾功能。

(4) 那屈肝素钙注射液：该药仅能皮下注射，禁止肌内注射。因肝素有诱导血小板减少症风险，使用过程中需监测血小板计数。

3. 不良反应监护

(1) 哌拉西林钠他唑巴坦钠最常见的不良反应为腹泻，也可能会引起严重的皮肤不良反应，若患者出现皮疹，应密切观察，若损伤加重，则停用本品。还需注意可能出现的出血情况，如有出血，需停药。

(2) 阿奇霉素最常见的不良反应为胃肠道反应，表现在腹泻或稀便，恶心、腹痛、呕吐等，还可能出现注射部位疼痛和局部炎症反应等。

(3) 亚胺培南西司他丁主要不良反应为红斑、局部疼痛和硬结，血栓性静脉炎。

(4) 那屈肝素钙注射液最常见的不良反应为出血，包括血肿、注射部位之外的瘀斑、鼻出血等，如出现上述情况，需及时告知医生、护士或药师。

【案例亮点】

这是一个典型的妊娠合并绒毛膜羊膜炎药物治疗的案例。患者因晚期先兆流产、胎膜早破入院，进一步确诊为妊娠合并绒毛膜羊膜炎、早产胎膜早破，因此给予抗细菌和抗支原体感染，之后血象指标继续上升，进行剖宫产，术后继续抗感染方案，术后 D3 根据细菌培养结果调整为碳青霉烯类治疗，有效控制了细菌增长，缓解了产妇感染症状。本案例需关注的关键点是绒毛膜羊膜炎初始治疗药物选择及细菌培养出药敏结果后抗菌药物的调整。

参考文献

[1] 国家卫生计生委办公室，国家中医药管理局办公室，总后卫生部药品器材局．关于印发《抗菌药物临床应用指导原则（2015 年版）》的通知 [S]. 国卫办医发〔2015〕43 号．2015-07-24.

[2] 中华医学会妇产科学分会产科学组．胎膜早破的诊断与处理指南（2015）[J]. 中华妇产科杂志，2015，50（1）：3-8.

[3] 国家卫生健康委合理用药专家委员会．国家抗微生物治疗指南 [M]. 3 版．北京：人民卫生出版社，2023：92.

[4] 中华医学会妇产科学分会产科学组．妊娠期及产褥期静脉血栓栓塞症预防和诊治专家共识 [J]. 中华妇产科杂志，2021，56（4）：236-243.

案例 37 妊娠合并菌血症的药物治疗

【案例资料】

1. 现病史 孕妇，35 岁，因"孕 38 周，阴道流液 2 小时余"入院。末次月经 2022 年 9 月 17 日。停经后 1 个月余有恶心、呕吐等早孕反应，孕 4 个月余有自觉胎动至今。孕期外院产检数次，我院产检数次，不定期产检，NT 检查示正常，四维、三维彩超检查未见异常，唐氏筛查示低风险，OGTT 检查无异常。孕早期无阴道出血，孕期无胸闷、气促、皮肤瘙痒等不适，无头晕、眼花、胸闷等不适，孕期体重增加 35kg，今日 2 时出现阴道流液，偶感腹痛，无阴道流血，急诊拟"孕 38 周，G2P0，ROA，胎膜早破，妊娠合并肥胖，高龄初产妇"收治入院。现精神食欲可，大小便正常。

2. 既往史 正常。

3. 婚育史　已婚，0-0-1-0，配偶体健。

4. 体格检查　体重 107.5kg，身高 165cm，BMI 39.5kg/m²，血压 138/79mmHg，余无特殊。

5. 产科检查　子宫轮廓清晰，宫缩未及，子宫下段无压痛，胎心 140 次 / 分，胎动正常。

6. 实验室及辅助检查　产科超声显示，宫内单胎，胎心搏动见，胎心率 140 次 / 分。

7. 入院诊断　①孕 38 周，G2P0，ROA，临产；②胎膜早破；③妊娠合并肥胖。

8. 出院诊断　①妊娠合并菌血症；②头盆不称难产；③足月胎膜早破（在 24h 之内产程开始）；④妊娠高血压；⑤妊娠合并亚临床甲状腺功能减退；⑥妊娠合并肥胖；⑦孕 38⁺¹ 周，G2P1，剖宫产。

【治疗药物与治疗过程】

表 14-3　药物治疗经过及实验室检查

日期	治疗方案	白细胞（10⁹/L）/ N（%）/ C 反应蛋白（mg/L）/ 降钙素原（μg/L）	培养
D1	• 注射用头孢唑林钠 2g+0.9% 氯化钠溶液 100ml，ivgtt，q12h • 缩宫素注射液 2.5U+ 乳酸钠林格注射液 500ml，ivgtt，st	9.32/65.00/ —/—	—
D2	• 缩宫素注射液 2.5U+ 乳酸钠林格注射液 500ml，ivgtt，st • 注射用头孢唑林钠 2g+0.9% 氯化钠溶液 100ml，ivgtt，术前 30min～1h • 卡前列甲酯栓 1mg，舌下含化，术中用 • 缩宫素注射液 20U+ 复方氯化钠注射液 500ml，ivgtt，qd • 缩宫素注射液 10U，im，q4h • 注射用头孢唑林钠 2g+0.9% 氯化钠溶液 100ml，ivgtt，术后	10.10（↑）/ 88.80（↑）/ 113.18（↑）/ —	—

（续表）

日期	治疗方案	白细胞（10^9/L）/ N（%）/ C 反应蛋白（mg/L）/ 降钙素原（μg/L）	培养
D3	• 缩宫素注射液 20U+ 复方氯化钠注射液 500ml，ivgtt，qd • 低分子量肝素钙注射液 4100U，ih，qd • 双氯芬酸钠栓 25mg，肛门塞入，st • 注射用哌拉西林钠他唑巴坦钠 4.5g+0.9% 氯化钠溶液 100ml，ivgtt，q8h • 甲硝唑氯化钠注射液 0.5g，ivgtt，q8h	12.33（↑）/ 91.60（↑）/ 196.98（↑）/ 0.77（↑）	—
D4	• 注射用哌拉西林钠他唑巴坦钠 4.5g+0.9% 氯化钠溶液 100ml，ivgtt，q8h • 甲硝唑氯化钠注射液 0.5g，ivgtt，q8h • 布洛芬混悬液 20ml，po，st • 低分子量肝素钙注射液 4100U，ih，qd	晨：9.56（↑）/ 89.60（↑）/ 283.16（↑）/ 2.76（↑） 晚：7.89（↑）/ 85.30（↑）/ 293.45（↑）/2.76（↑）	—
D6	• 注射用哌拉西林钠他唑巴坦钠 4.5g+0.9% 氯化钠溶液 100ml，ivgtt，q8h • 甲硝唑氯化钠注射液 0.5g，ivgtt，q12h • 低分子量肝素钙注射液 4100U，ih，qd • 注射用亚胺培南西司他丁钠 1g+0.9% 氯化钠溶液 100ml，ivgtt，q6h	8.68（↑）/ 76.60（↑）/ 199.03（↑）/ 5.30（↑）	宫腔分泌物培养正常 血培养：大肠埃希菌
D10	• 注射用亚胺培南西司他丁钠 1g+0.9% 氯化钠溶液 100ml，ivgtt，q6h • 低分子量肝素钙注射液 4100U，ih，qd	11.95（↑）/ 70.50（↑）/ 55.99（↑）/	血培养： 正常
D12	• 注射用哌拉西林钠他唑巴坦钠 4.5g+0.9% 氯化钠溶液 100ml，ivgtt，q8h • 低分子量肝素钙注射液 4100U，ih，qd	—	—
D15	—	8.04（↑）/ 61.90（↑）/ 12.50（↑）	
D16	停药出院	—	—

—. 无数据；po. 口服；im. 肌内注射；ivgtt. 静脉滴注；ih. 皮下注射；st. 立即；qd. 每天 1 次；q4h. 每 4 小时 1 次；q6h. 每 6 小时 1 次；q8h. 每 8 小时 1 次；q12h. 每 12 小时 1 次

患者入院后予完善相关检查，因足月胎膜早破患者要求阴道试产，予小剂量缩宫素引产、头孢唑林预防感染。D2凌晨产程进展不顺利，患者协调性宫缩乏力，再次予小剂量缩宫素，后因头盆不称行急诊子宫下段横切口剖宫产，并送宫腔分泌物培养，术前予头孢唑林预防切口感染，术后使用缩宫素促进子宫收缩、头孢唑林预防切口感染。D3患者最高体温39.4℃，血象指标升高明显，查血培养＋药敏，予物理降温效果不明显情况下，给予双氯芬酸钠栓塞肛，抗生素调整为哌拉西林钠他唑巴坦钠联用甲硝唑，低分子量肝素钙预防血栓。D4患者最高体温40.4℃，诉寒战，头晕乏力不适，脉搏最快130次/分，予布洛芬退热，维持抗感染方案不变，D5患者体温有下降，最高38.4℃。D6患者最高体温40℃，且血培养显示大肠埃希菌，血象指标仍然异常，将抗菌药物调整为亚胺培南西司他丁，后患者体温降低至正常，并维持平稳，血象指标虽有反复，但逐渐降低接近正常水平，亚胺培南西司他丁治疗5天后，降阶梯调整为哌拉西林钠他唑巴坦，继续治疗3天后，患者一般情况好，予出院。

1. 抗感染治疗

(1) 用药指征：患者住院过程中，体温、白细胞计数、中性粒细胞比例和C反应蛋白等血象指标升高明显，胎膜早破，血培养出大肠埃希菌，根据《抗菌药物临床应用指导原则(2015版)》[1]，存在细菌感染，有使用抗菌药物指征。

(2) 药物选择：患者孕38周，阴道流液2h余入院。入院后暂无体温和血象指标异常，根据《妇产科学》[2]，足月的胎膜早破，随着破膜时间延长，宫内感染风险增加，破膜超过12h应预防性应用抗生素，因患者要求阴道试产，破膜时间超过12h的可能性极大，故而予抗生素预防感染，头孢唑林对于甲氧西林敏感葡萄球菌、A组溶血性链球菌和肺炎链球菌、流感嗜血杆菌、奇异变形杆菌等有较好的抗菌活性，而且是作为剖宫产手术常用的预防用药，如患者需行剖宫产，不会涉及换药的问题。患者后改行剖宫产，使用头孢唑林预防切口部位感染，它对切口部位可能的污染菌革兰阴性杆菌、肠球菌属、B组链球菌、厌氧菌也能基本覆盖。患者术后第1天，血象指标和体温异常并呈上升趋势，将抗生素调整为抗菌谱更广抗菌作用更强的哌拉西林他唑巴坦，同时为了加强抗厌氧菌作用，联用甲硝唑。哌拉西林他唑巴坦对甲氧西林敏感葡萄球菌，流感嗜血杆菌，大肠埃希菌、克雷伯菌属、肠杆菌属等肠杆菌科细菌，铜绿假单胞菌，以及拟杆菌属等厌氧菌具有良好抗菌活性，考虑到患者胎膜早破阴道试产，急转剖宫产，厌氧菌风险增大，联用甲硝唑，其对拟杆菌属、梭杆菌属、普雷沃菌属、梭菌属等厌氧菌均具高度抗菌活性，也能覆盖滴虫。D4～6患者血象指标降低不明显，体温略有降低后又升至 40℃，血培养显示大肠埃希菌阳性，感染部位考虑为宫腔感染，细菌移位入血，合并血行感染，哌拉西林他唑巴坦联用甲硝唑 3 天后患者体温仍然反复，考虑该方案抗感染效果差，将抗感染方案调整为亚胺培南西司他丁钠，其对各种革兰阳性球菌、革兰阴性杆菌（包括铜绿假单胞菌、不动杆菌属）和多数厌氧菌具强大抗菌活性，对多数 β- 内酰胺酶高度稳定。后患者血象指标虽有反复，但逐渐降低接近正常水平，体温维持至正常，降阶梯调整为哌拉西林钠他唑巴坦，说明抗感染治疗有效。

(3) 药物剂量：大多数半衰期较短的 β- 内酰胺类为时间依赖性，其抗菌效应与临床疗效主要与药物和细菌接触时间密切相关，头孢唑林血清半衰期为 1.9h，哌拉西林半衰期为 1h，均为时间依赖性，《国家抗微生物治疗指南（第 3 版）》[3] 推荐头孢唑林剂量为 0.5～1g，每 6～8 小时 1 次，哌拉西林他唑巴坦剂量为 3.375～4.5g，每 6～8 小时 1 次。考虑患者体重≥80kg，将头孢唑林的剂量增至 2g[4]，符合推荐。硝基咪唑类的甲硝唑属浓度依赖性抗菌药物，其抗菌药物疗效与最大血药浓度有关，血清半衰期为 6～14h，推荐剂量 0.5g，每 6～8 小时 1 次。亚胺培南西司他丁虽然也为时间依赖性抗菌药物，但这类抗菌药物可通过增加给药剂量与频次提高疗效，一般推荐的剂量为 0.5～1g（以亚胺培南计），每 6～8 小时 1 次，该患者使用剂量为 1g，每 6 小时 1 次，符合推荐。

2. 预防血栓　与非妊娠女性相比，产褥期 VTE 的发病率增加 4～5 倍，主要与雌、孕激素水平升高，凝血系统的改变，血小板功能活化，血液瘀滞，血管损伤，子宫增大压迫下腔静脉和盆腔静脉，妊娠期和产后活动能力下降等有关，与合并相关危险因素的多少及程度密切相关，危险因素越多、危险程度越高，发生 VTE 的风险越大，所以及时积极的评估危险因素，给予合理的预防措施，十分有必要。患者行急诊剖宫产，BMI＞30kg/m²，年龄 35 岁，存在全身性感染，根据《妊娠期及产褥期静脉血栓栓塞症预防和诊治专家共识》[5] 推荐，对于产后有四个高危因素的患者评估并排除出血风险后，于产后 24h 启用 LMWH，使用 LMWH 至产后 10 天，符合推荐。

【药学监护】

1. 病情监护　注意患者宫缩、阴道流血及流液、腹痛、体温、血压、心率等情况，监测患者白细胞、N%、C 反应蛋白等。

2. 用药指导

(1) 头孢唑林使用前应询问患者青霉素、头孢菌素过敏史，患者无过敏史的情况，根据说明书要求，决定是否进行皮试。

(2) 哌拉西林钠他唑巴坦钠发生严重超敏反应时需要停用该药，并可能需要给予肾上腺素或采取其他紧急措施。该药可使用多种溶媒稀释，应缓慢滴注至少 20～30min。

(3) 甲硝唑使用过程中应暂停哺乳，甲硝唑使用停止后也至少应间隔 72h 以上方能哺乳。甲硝唑的代谢产物可使尿液呈深红色，如遇尿液变色提醒患者为正常现象。

(4) 亚胺培南西司他丁可使用 NS、5% 葡萄糖溶液稀释，配制终浓度为 5mg/ml（以亚胺培南计），0.5g 静脉滴注需持续 20～30min，如患者在输注过程中出现恶心症状，可减慢输注速度。配制后室温可保存 4h，冷藏（5℃）可保存 24h，不得冷冻。最大总日剂量不超过 4g/d（以亚胺培南计）。使用过程中需监测肾功能。

(5) 低分子量肝素钙注射液：该药仅能皮下注射，禁止肌内注射。因肝素有诱导血小板减少症风险，使用过程中需监测血小板计数。

3. 不良反应监护

(1) 头孢唑林不良反应发生率低，主要为静脉注射部位的血栓性静脉炎。

(2) 哌拉西林钠他唑巴坦钠最常见的不良反应为腹泻，也可能会引起严重的皮肤不良反应，若患者出现皮疹，应密切观察，若损伤加重，则停用本品。还需注意可能出现的出血情况，如有出血，需停药。

(3) 甲硝唑不良反应以消化道反应最为常见，包括恶心、呕吐、食欲不振、腹部绞痛或神经系统症状（如头痛、眩晕等），一般停药可自行恢复。

(4) 亚胺培南西司他丁主要不良反应为红斑、局部疼痛和硬结，血栓性静脉炎。

(5) 低分子量肝素钙注射液最常见的不良反应为出血，包括血肿、注射部位之外的瘀斑、鼻出血等，如出现上述情况，需及时告知医生、护士或药师。

【案例亮点】

这是一个典型的妊娠合并大肠埃希菌血症药物治疗的案例。患者因足月妊娠合并肥胖、胎膜早破入院，顺产转剖宫产后增加诊断妊娠合并菌血症，因此给予预防切口感染、促宫缩，血培养结果显示大肠埃希菌，经验性升级至碳青霉烯类抗感染，有效控制了细菌生长，缓解了感染症状。本案例需关注的关键点是抗感染药物的使用时机和疗程。

参考文献

[1] 国家卫生计生委办公室，国家中医药管理局办公室，总后卫生部药品器材局 . 关于印发《抗菌药物临床应用指导原则（2015 年版）》的通知 [S]. 国卫办医发〔2015〕43 号 . 2015-07-24.

[2] 谢幸，孔北华，段涛 . 妇产科学 [M]. 9 版 . 北京：人民卫生出版社，2018.

[3] 国家卫生健康委合理用药专家委员会 . 国家抗微生物治疗指南 [M]. 3 版 . 北京：人民卫生出版社，2023：92.

[4] COMMITTEE ON PRACTICE BULLETINS-OBSTETRICS. ACOG Practice Bulletin No. 199：Use of Prophylactic Antibiotics in Labor and Delivery [J]. Obstet Gynecol，2018，132（3）：e103-e119.

[5] 中华医学会妇产科学分会产科学组 . 妊娠期及产褥期静脉血栓栓塞症预防和诊治专家共识 [J]. 中华妇产科杂志，2021，56（4）：236-243.

第 15 章 妊娠合并精神类疾病

疾病临床表现

妊娠期精神类疾病的发病机制与生物学差异、心理和社会因素有关，特别是雌激素、孕激素、甲状腺激素等对情绪的改变发挥重要作用，5-羟色胺的敏感性差异在发病中也起重要作用。在妊娠期频繁的睡眠不佳和昼夜节律改变、负性生活事件也会导致围产期女性情绪不稳定，同时患有慢性病、吸烟、药物滥用、贫困、遭遇家庭暴力的女性在妊娠期患精神疾病的风险也会极大增加。

抑郁症在妊娠期女性中很常见，相关研究显示，14%～23% 的女性在妊娠期间会经历抑郁症。抑郁症的症状主要包括持续的情绪低落、快感消失，伴随症状包括睡眠、食欲、活力、专注度、精神活动的变化，内疚感或无价值感和（或）自杀意念。焦虑障碍又称焦虑症，是一组以病理性焦虑症状为主要临床表现的精神障碍的总称。妊娠期焦虑症是产妇在妊娠期出现各种担忧的具体表现，其中包括对胎儿健康的忧虑、对分娩过程的焦虑、对疼痛的恐惧、对家庭结构变化的不安及社会功能降低的担忧等，持续进展往往会诱发焦虑抑郁症，甚至影响胎儿发育，增加早产风险。尤其是初产妇由于对分娩过程缺乏认知及了解，容易存在焦虑、紧张、抑郁的心理状态，而这种情绪会影响产妇分娩及产后恢复。据相关研究，68% 的产妇在分娩时由于过度紧张而导致产程延长，从而被迫接受剖宫产手术。

出现精神类疾病的妊娠期女性可能会存在自尊水平降低、自残、有自杀意念和伤害孩子的想法，如不及时干预，对孕产妇死亡率及子代新生儿、婴儿、儿童期的成长都有重要影响。也有研究结果显示，妊娠期精神障碍患者的子代具有较高的早产、低出生体重、身体发育不良风险，可能会导致认知/运动/语言功能发育不全、行为障碍和学业成绩不佳。

案例 38　妊娠合并精神分裂症的药物治疗

【案例资料】

1. 现病史　孕妇，28 岁，身高 158cm，体重 68.5kg，因"患精神分裂症 3 年余，孕 37^{+2} 周，情绪异常 3 天余"入院，末次月经 2022 年 7 月 1 日。停经 30 天余，尿妊娠试验提示早孕。有恶心、呕吐等早孕反应。孕早期无阴道流血、流液，无毒物、药物、射线接触史。孕早期于外院建卡产检，诉孕期行 NT 彩超、甲状腺功能、肝肾功能、输血三项、乙肝五项等未见异常。孕期行早期和中期唐氏筛查、系统彩超均未见异常。孕 4 个月余至今感胎动。孕中晚期，无胸闷、气紧，无头晕、眼花，无皮肤瘙痒，无多食、多饮、多尿，无双下肢水肿。今日孕 37^{+2} 周，3 天余前患者无明显诱因出现失眠，继而出现情绪异常、自言自语、狂躁不安，无自残、伤害他人等倾向，遂昨晚于我院急诊就诊，出现胡言乱语、烦躁不安等症状。现孕妇神情淡漠、嗜睡、出现对答不切题、言语混乱等情况，无腹痛及阴道流血、流液，自觉胎动可。妊娠以来，体重增加约 10kg。

2. 既往史　患者 3 年多前诊断为"精神分裂症"，住院治疗病情好转后带药出院，1 年前自行停止药物治疗（具体药物不详），停药期间精神可，无自残、伤害他人等倾向。此次妊娠期间未到精神科评估病情及治疗。否认高血压、心脏病、糖尿病等病史。

3. 婚育史　已婚，1-0-0-1，配偶体健。

4. 体格检查　正常。

5. 产科检查　子宫张力正常，胎心率 145 次 / 分，胎膜未破，无宫缩。

6. 实验室及辅助检查

(1) 血常规：红细胞 $3.45 \times 10^{12}/L$（↓），HGB 88g/L（↓）。

肝功能：谷草转氨酶 186U/L（↑），谷丙转氨酶 210U/L（↑）。

血脂：甘油三酯 1.86mmol/L（↑），CHO 5.74mmol/L（↑）。

纤维蛋白原 6.11g/L（↑），TIBC 91.6μmol/L（↑），Fe 3.9μmol/L（↓），铁蛋白 44.1μg/L，TSAT4.3%（↓）。

(2) 胎儿超声：宫内单活胎。

7. 入院诊断　①精神分裂症；② G2P1，孕 37^{+2} 周。

8. 出院诊断　① G2P2，孕 37^{+2} 周，LOA 位剖宫产一活婴；②精神分裂症；③中度贫血；④妊娠合并肝功能损害；⑤足月新生儿。

【治疗药物与治疗过程】

表 15-1　药物治疗经过及实验室检查

日期	治疗方案	肝功能	血常规
D1	• 奥氮平 5mg，po，qn • 复方甘草酸苷注射液 0.16g+5% 葡萄糖溶液 500ml，ivgtt，qd • 注射用头孢唑林钠 1g+0.9% 氯化钠溶液 100ml，ivgtt，st	AST186U/L（↑），ALT210U/L（↑），ALP184U/L（↑）	RBC3.45×10^{12}/L（↓），HGB88g/L（↓），MCV83fl（↓），MCH25.7pg（↓），MCHC309g/L（↓）
D2	• 复方甘草酸苷注射液 0.16g+5% 葡萄糖溶液 500ml，ivgtt，qd • 奥氮平 5mg，po，qn • 生血宝合剂 15ml，po，tid • 多糖铁复合物胶囊 300mg，po，qd	AST211U/L（↑），ALT226U/L（↑），ALP157U/L（↑）	RBC3.11×10^{12}/L（↓），HGB80g/L（↓），MCV83.9fl（↓），MCH25.6pg（↓），MCHC305g/L（↓）
D4	停药出院 出院带药： • 多糖铁复合物胶囊 300mg，po，qd • 多烯磷脂酰胆碱胶囊 456mg，po，tid	AST58U/L（↑），ALT134U/L（↑），ALP124U/L（↑）	RBC3.75×10^{12}/L，HGB102g/L（↓），MCV83.8fl，MCH26.1pg（↓），MCHC312g/L（↓）

po. 口服；ivgtt. 静脉滴注；qd. 每天 1 次；tid. 每天 3 次；qn. 每晚 1 次

患者系精神分裂症急性发作期，狂躁不安，无法配合检查，结合患者孕周，考虑行剖宫产手术终止妊娠，家属表示认同。D1 于全麻下行剖宫产术，术前使用头孢唑林预防感染。术后转入 MICU，查肝功能示谷草转氨酶 186U/L（↑）、谷丙转氨酶 210U/L（↑）、碱性磷酸酶 184U/L（↑），予复方甘草酸苷注射液保肝，密切监测胎儿及患者病情。D2 分娩后雌激素水平骤降，多巴胺能反跳性增加，精神分裂症复发率高，继续抗精神病药物治疗和保肝治疗。患者血红蛋白为 88g/L，医生为其开具生血宝合剂和多糖铁复合物胶囊。D4 患者一般情况可，仍有幻听、妄想等表现，家属要求转院至精神病专科医院进一步治疗，办理出院。出院带药为多糖铁复合物胶囊 300mg，口服，每天 1 次；多烯磷脂酰胆碱胶囊 456mg，口服，每天 3 次。

1. 抗精神分裂症治疗

(1) 用药指征：抗精神病药为治疗精神分裂症的一线药物，但是现有的证据没有为妊娠各阶段使用抗精神病药的安全性提供明确的指导。精神分裂症的妊娠患者在妊娠期间症状容易恶化，而精神分裂症本身也会增加神经系统畸形、早产、低出生体重儿、子痫等发生的风险，部分女性还会增加自杀倾向[1]。因此妊娠期精神分裂症患者需要权衡利弊，予以适当的抗精神分裂药。

(2) 药物选择：患者入院时处于精神分裂症急性发作期，临床医生为其开具奥氮平。奥氮平为多受体作用的药物，特异性地阻断 5-H_2A、D_1、D_2 受体，还阻断毒蕈碱样胆碱 M_1 受体等，它对 5-H_2A 受体的阻断作用大约是对 DA 受体阻断作用的 8 倍，对改善幻觉、妄想等阳性症状及兴奋激越症状的效果较好。

抗精神病药物可以通过胎盘进入胎儿，引起不良反应。有证据表明，宫内抗精神病药物暴露与婴儿神经运动发育迟缓等有关联，但因数据有限，很难作出这方面的结论，同时也缺乏长期的数据。因为抗精神病药物可能的致畸性，在考虑药物安全性的同时控制妊娠患者精神病性症状的稳定是必要的。建议妊娠期尽量单一用药，并给予能控制病情的最小剂量。目前第二代抗精神病药物的安全性数据比第一代抗精神病药物更多，作为第二代抗精神病药物的奥氮平的生殖安全性数据较多[2]。

分娩后雌激素水平骤降，多巴胺能反跳性增加，精神分裂症复发率高，故应继续使用抗精神病药。该药说明书提示哺乳期不宜使用，但参考国内外权威数据库及指南，包括美国 LACTMED 数据库、《BAP 指南：妊娠期和产后应用精神病药物（2017）》等均提示服用该药可以哺乳，若患者有哺乳需求，知情告知下使用，用药期间密切监测新生儿有无嗜睡、烦躁等情况。

2. 妊娠期贫血的治疗

《妊娠期铁缺乏和缺铁性贫血诊治指南（2014）》中提到，世界卫生组织推荐妊娠期血红蛋白（hemoglobin，Hb）浓度＜110g/L 时，可诊断为妊娠合并贫血。根据患者 Hb 水平诊断为中度贫血（70～99g/L），具有用药指征。医生为其开具生血宝合剂 15ml，口服，每天 3 次；多糖铁复合物胶囊 300mg，口服，每天 1 次，符合诊疗规范。治疗至 Hb 恢复正常后，应继续口服铁剂 3～6 个月或至产后 3 个月。

3. 保肝治疗

(1) 用药指征：患者入院后查肝功能，谷草转氨酶 186U/L（↑），谷丙转氨酶 210U/L（↑），碱性磷酸酶 184U/L（↑），考虑为妊娠期肝损害，有保肝治疗的指征。

(2) 药物选择：临床医生给予复方甘草酸苷注射液进行保肝治疗，复方甘草酸苷是以甘草酸苷为主要成分，辅以甘氨酸、L-半胱氨酸制成的强力肝细胞膜保护药。复方甘草酸苷通过阻断花生四烯酸在起始阶段的代谢水平，保护肝细胞膜。出院时，患者肝酶仍未完全正常，故临床医生为其开具多烯磷脂酰胆碱胶囊，嘱其出院后继续服用，并定期复查，直至肝功能恢复正常。

【药学监护】

1. 病情监护 密切监测患者病情，精神分裂症患者产后期间复发的风险高于妊娠期间的风险，因此应维持有效的治疗。除非发生严重的药物不良反应，避免在产后换用或停用药物。用药期间注意监测不良反应，监测碱性磷酸酶、谷丙转氨酶、谷草转氨酶、HGB 等指标。

2. 用药指导

(1) 充分考虑风险与获益后，可选择对患者最佳的抗精神病药物。奥氮平睡前服用，避免或减轻白天的过度镇静。

(2)《妊娠期铁缺乏和缺铁性贫血诊治指南（2014）》中推荐进食前 1h 口服铁剂，以避免食物抑制非血红素铁的吸收。建议与维生素 C 共同服用，以增加吸收率。避免与妨碍铁吸收的食物（如浓茶）或药物同服。治疗至 Hb 恢复正常后，应继续口服铁剂 3～6 个月或至产后 3 个月。

(3) 多烯磷脂酰胆碱胶囊：每次 2 粒，每天 3 次，每天服用量不能超过 6粒（1368mg）；需随餐服用，以足够量液体整粒吞服，不要咀嚼。

3. 不良反应监护

(1) 奥氮平可能导致过度镇静[3]，作为新型抗精神病药物，奥氮平的锥体外系不良反应相对较轻，但可能引起内分泌改变、糖脂代谢紊乱，长期使用患者需注意其导致糖尿病的可能。

(2) 使用奥氮平的患者可能发生口干或便秘等，可能是由药物的抗胆碱能特性所致，严重便秘可能导致胎膜早破、早产、流产等不良妊娠结局，若出现严重便秘要及时告知医护人员。服用苯海索可缓解该症状。

(3) 在妊娠期后 3 个月及哺乳期使用奥氮平的患者，需注意新生儿锥体外系症状和（或）停药反应的风险，如激越、肌张力改变、震颤、嗜睡、呼吸窘迫和喂食障碍等。

(4) 复方甘草酸苷注射液可能出现过敏，甚至过敏性休克，如果患者出现血压下降、意识不清、呼吸困难等表现，需及时停药，并给出相应的适当处置；监测血钾水平。

(5) 口服铁剂的患者约有 1/3 出现剂量相关的不良反应。补充元素铁≥

200mg/d 时容易出现恶心和上腹部不适等胃肠道症状，较低铁含量制剂可减轻胃肠道症状。

4.生活管理 ①改善饮食，进食富含铁的食物，如红色肉类、鱼类及禽类等；②定期精神科随访，精神分裂症患者可能会在产褥期复发，因此需有人 24 小时陪伴。

【案例亮点】

这是一个典型的妊娠合并精神分裂症药物治疗的案例。患者因妊娠合并精神分裂症、孕晚期精神分裂症急性发作入院，因此权衡利弊后给予抗精神分裂药物治疗，并针对其他妊娠期并发症进行对症治疗，有效控制了病情。本案例需关注的关键点是妊娠期抗精神分裂症药物的使用时机、药物的选择和疗程，以及产后抗精神分裂症药物的使用宣教。

参考文献

[1] MCALLISTER-WILLIAMS，R HAMISH. British Association for Psychopharmacology consensus guidance on the use of psychotropic medication preconception, in pregnancy and postpartum 2017 [J]. Journal of psychopharmacology（Oxford, England），5（2017）：519–552.

[2] TEODORESCU. Dilemma of treating schizophrenia during pregnancy：a case series and a review of literature [J]. BMC psychiatry, 2017.

[3] MICHAEL D JIBSON. Second-generation antipsychotic medications：Pharmacology, administration, and side effects. UpToDate. http://www. uptodate. com/contents/zh-Hans/ Second-generation-antipsychotic-medications-pharmacology-administration-and-side-effect （Accessed on May 09，2023）.

案例 39　妊娠合并焦虑症的药物治疗

【案例资料】

1.现病史 孕妇，28 岁，平素月经规律，5/30 天，末次月经 2020 年 1 月 2 日，根据早孕超声核实孕周无误，预产期 2021 年 8 月 9 日。早孕反应轻，否认孕早期有病毒感染史，停经 18 周自觉胎动，孕期内外院按期产检，孕期查胎心率，孕妇血压，血糖水平均正常，诉无创 DNA 低风险，胎儿系统超声未提示明显异常。自妊娠开始，患者情绪不稳定，易怒烦躁，入睡困难，易醒。入院前 5 天开始入睡困难，诉平均每天睡眠不足 3h，自觉胸闷、焦虑、烦躁加重，汗出明显，食欲差，非药物治疗后无改善。门诊拟"妊娠合并焦虑症、失眠"收住入院，现孕妇无规则腹痛，无阴道流血，无胎动异常等特殊主诉。否认近日有房事史及腹部外伤史。食纳佳，二便正常。

2. 既往史　既往体健，否认有慢性疾病史，否认有传染病史，否认输血史，否认手术史。

3. 婚育史　已婚，0-0-0-0，配偶体健。

4. 体格检查　体温 36.9℃，脉搏 77 次 / 分，血压 119/60mmHg，心率 20 次 / 分，神清，发育好，无病容，全身巩膜皮肤无黄染，浅表淋巴结未及明显肿大，双侧瞳孔等大等圆，胸廓对称无畸形，心肺听诊未及明显异常，妊娠腹，肝脾肋下未及，脊柱四肢无畸形，活动度好，双下肢无水肿。

5. 产科检查　宫高 28cm，腹围 90cm，头先露 LOA 位，胎心率 140 次 / 分，腹壁未及明显宫缩，胎膜存，宫口未扩张，骨盆外测量：24-26-19-9cm。

6. 实验室及辅助检查

(1) 血常规：白细胞计数 5.02×10^9/L，中性粒细胞计数 2.85×10^9/L，红细胞计数 3.83×10^{12}/L，血红蛋白 92g/L，血小板 378×10^9/L。

(2) 心电图：窦性心律，T 波倒置（V_1，V_2，V_3）。

(3) 产科超声：BPD 86mm，HC 284mm，AC 254mm，FL 60mm，脐动脉 S/D 2.70，羊水指数 80mm，胎盘位置：后壁Ⅰ级，下缘距宫颈内口＞20mm，提示右枕前，单活胎。

7. 入院诊断　①G1P0 孕 34^{+3} 周 LOA 待产；②焦虑症；③失眠症。

8. 出院诊断　①G1P0 孕 35^{+2} 周 LOA 待产；②焦虑症；③失眠症。

【治疗药物与治疗过程】

表 15-2　药物治疗经过及相关指标

日期	治疗方案	24h 睡眠时间（h）	汉密尔顿焦虑量表（HAMA）
D1	• 佐匹克隆片 7.5mg，po，qn • 琥珀酸亚铁缓释片 0.2g，po，bid	5	31
D2	• 佐匹克隆片 7.5mg，睡前，qn • 琥珀酸亚铁缓释片 0.2g，po，bid	7	
D3	• 佐匹克隆片 7.5mg，睡前，qn • 盐酸文拉法辛片 25mg，po，bid • 琥珀酸亚铁缓释片 0.2g，po，bid	7	

（续表）

日期	治疗方案	24h 睡眠时间（h）	汉密尔顿焦虑量表（HAMA）
D7	出院 出院带药： • 佐匹克隆片 7.5mg，睡前，必要时 • 盐酸文拉法辛片 25mg，po，bid • 琥珀酸亚铁缓释片 0.2g，po，bid		25

po. 口服；qn. 每晚 1 次；bid. 每天 2 次

1. 镇静催眠治疗

(1) 用药指征：患者入院前 5 天开始入睡困难，诉平均每天睡眠不足 3h，自觉胸闷，入院心电图检查示 T 波倒置（V_1、V_2、V_3），考虑心肌缺血，不排除长期失眠导致。患者非药物治疗后无改善，根据《中国失眠症诊断和治疗指南》，为缓解失眠症状，延长有效睡眠质量，提高患者对睡眠质和量的主观满意度，恢复社会功能，提高生活质量，该患者具有用药指征。

(2) 药物选择：患者入院后选择佐匹克隆片 7.5mg 睡前服用。常用的催眠药物包括苯二氮䓬类和非苯二氮䓬类。苯二氮䓬类药物 FDA 妊娠安全分级为 D，可以透过胎盘，研究显示，苯二氮䓬类药物可能会增加早产、低出生体重和小于胎龄儿的发生率，妊娠早期使用可增加低血糖风险，妊娠晚期使用则可能增加呼吸相关风险。非苯二氮䓬类 FDA 妊娠安全分级为 C，尽管唑吡坦、右佐匹克隆和佐匹克隆的 FDA 分级均为 C 级，而唑吡坦在 ADEC 分级系统中为 B_3 级，另外两种则为 C 级。但从临床使用数据来看，似乎佐匹克隆比唑吡坦相对更安全，右佐匹克隆在美国已被允许用于妊娠期女性。佐匹克隆属于速效催眠药，能延长睡眠时间，提高睡眠质量。从药物代谢角度看，佐匹克隆吸收不受患者性别、给药时间和重复给药影响。药物迅速由血管分布至全身，分布容积为 100L，血浆蛋白结合率均为 45%，消除半衰期约 5h，次晨残余作用低，连续多次给药无蓄积作用，符合妊娠期女性的选药原则。

(3) 药物剂量：根据《中国失眠症诊断和治疗指南》[1]，佐匹克隆的常规推荐剂量是 7.5mg，临睡前服用。佐匹克隆在体内广泛代谢（主要是经 P_{450} 酶系统生物转化），主要代谢产物为 N- 氧化物（对动物有药理活性）和 N- 脱甲基物（无活性）。代谢物主要经肺脏排出（约占剂量 50%），其余由尿液排出。仅剂量的 4%～5% 以原药随尿排出。肝硬化者因脱甲基作用减慢，血浆消除能力明显降低，应调整剂量。本患者肝功能正常，血浆消除能力正常，本患者使用 7.5mg 每晚睡前服用符合常规治疗剂量。用药后，入院当晚睡眠 5h，服药 3 天睡眠时长和质量均有所改善。

2. 抗焦虑治疗

(1) 用药指征：根据《精神病学（第 8 版）》[2]、《围产期精神障碍筛查与诊治专家共识》[3]，患者焦虑症状持续存在，反复发作，且近日加剧，可以使用药物治疗。

(2) 药物选择：文拉法辛属于 SNRI，半衰期约 4h。Lassen 等对 3186 名妊娠期暴露于文拉法辛的婴儿和 107 名严重畸形婴儿对比分析，发现文拉法辛与严重先天性畸形的风险增加无关。治疗上一般不推荐将苯二氮䓬类药物作为抗焦虑的单一或辅助治疗，妊娠期苯二氮䓬类药物的使用与新生儿重症监护病房入住率较高、新生儿头围较小之间可能存在关联。在宫内接触苯二氮䓬类药物的新生儿中，有 20%～40% 出现新生儿戒断综合征。症状的发生和持续时间与苯二氮䓬类药物的药代动力学和胎盘分布相关。在一项基于人群的大型回顾性队列研究中，Sanlorenzo 等报道了产前暴露于苯二氮䓬类药物的婴儿发生新生儿戒断综合征需要药物治疗的风险增加。本患者使用文拉法辛作为抗焦虑药选择合适。

(3) 药物剂量：根据《围产期精神障碍筛查与诊治专家共识》和说明书建议，盐酸文拉法辛片用法为 25mg，口服，每天 2 次，剂量适宜。

3. 抗贫血治疗

患者入院查血常规血红蛋白 92g/L，达到中度贫血（Hb70～100g/L）的程度。缺铁性贫血是妊娠期最常见的贫血类型。根据《妊娠期铁缺乏和缺铁性贫血诊治指南》建议，妊娠期缺铁性贫血女性每天补充 100～200mg 的元素铁。根据《铁缺乏症和缺铁性贫血诊治和预防多学科专家共识》，琥珀酸亚缓释片的铁元素铁含量约为每片 70mg，妊娠期治疗用法为每次 0.2g，每天 1～2 次。本患者的用法为每次 0.2g，每天 2 次（日剂量约 140mg 元素铁），符合指南推荐用法，用法合理。

【药学监护】

1. 病情监护　注意患者情绪、入睡时间、睡眠时间等，监测患者心电图、血常规、铁蛋白、凝血指标、产科 B 超等。

2. 用药指导

(1) 佐匹克隆片：本药必须在睡前服用，肌无力患者用药时需注意医疗监护，呼吸功能不全者和肝肾功能不全者应适当调整剂量。

(2) 盐酸文拉法辛片：密切观察其患者情绪的变化、自杀倾向及行为变化异常情况，尤其在药物最初治疗的数月内，以及增加或减少剂量的时候。

(3) 琥珀酸亚铁缓释片：每次 1 片，每天 2 次，整粒吞服，服药过程中大便可能发绿、发黑，属正常现象，嘱患者不用惊慌。

3. 药品不良反应监护

(1) 佐匹克隆片的不良反应与剂量及患者的敏感性有关。偶见嗜睡、口苦、口干、肌无力、遗忘、醉态，有些人出现异常的易恐、好斗、易受刺激或精神错乱、头痛、乏力。长期服药后突然停药会出现戒断症状（因药物半衰期短故出现较快），可能有较轻的激动、焦虑、肌痛、震颤、反跳性失眠、噩梦、恶心及呕吐，罕见较重的痉挛，肌肉颤抖，神志模糊（往往继发于较轻的症状）。

(2) 盐酸文拉法辛片常见食欲下降、便秘、恶心、呕吐、眩晕、口干、镇静、出汗（包括夜汗）、虚弱、疲倦、高血压、紧张不安、呵欠、性功能异常等。文拉法辛被突然停用、剂量降低或逐渐减少时，有报道以下的症状：轻躁狂、焦虑、激越、紧张不安、精神混乱、失眠或其他睡眠干扰、疲劳、嗜睡、感觉异常、头昏、惊厥、眩晕、头痛、耳鸣、发汗、口干、厌食、腹泻、恶心或呕吐。绝大多数的停药反应是轻度的并且无须治疗即可恢复。

(3) 琥珀酸亚铁缓释片可能出现食欲减退、恶心、呕吐、腹泻等。可适当减少服用量或停药。

4. 生活管理

增加沟通交流时间，了解患者的主要焦虑点，充分运用心理咨询技巧，持续心理干预。

【案例亮点】

这是一个典型的妊娠合并焦虑症药物治疗的案例。患者因孕晚期焦虑症、失眠症入院，因此使用非苯二氮䓬类佐匹克隆镇静催眠、去甲肾上腺素重摄取抑制药文拉法辛抗焦虑，有效延长了患者睡眠时间，减少了焦虑，同时保证了胎儿安全。本案例需关注的关键点是妊娠期抗焦虑治疗药物的选择、用药指导和用药依从性管理。

参考文献

[1] 中国睡眠研究会.中国失眠症诊断和治疗指南 [J].中华医学杂志，2017，97（24）：1844-1856.

[2] 郝伟，陆林.精神病学 [M].8版.北京：人民卫生出版社，2018.

[3] 陈静，邹涛，赵丹青，等.中华医学会心身医学分会围产期精神障碍协作组.围产期精神障碍筛查与诊治专家共识 [J].中国全科医学，2023，26（28）：3463-3470.

案例 40　妊娠合并抑郁症的药物治疗

【案例资料】

1. 现病史　孕妇，28岁，平素月经规律，5/30～60天，末次月经2021年4月1日，本次妊娠系促排后妊娠，预产期2022年1月8日，早孕反应轻，否认孕早期有病毒感染史，早孕反应轻，否认孕早期有病毒感染史，确定妊娠开始有阴道流血病史，持续至孕10周，期间予黄体酮、地屈孕酮口服保胎治疗。停经18周自觉胎动，孕期内按期产检，查胎心，血压均正常，宫颈未见异常。孕中期查 OGTT 5.38-10.54-9.26mmol/L，饮食控制。9月29日复查空腹血糖5.12mmol/L，餐后2小时血糖8.98mmol/L。孕期产检多次提示前置胎盘，胎盘内血池。孕22周因"前置胎盘、先兆流产"住院治疗4天后好转出院。孕26周开始出现情绪低落，担心自己成为家人的负担，影响母乳喂养，内疚心态，数次产生自残和轻生想法，曾于外院精神科就诊并予氟西汀治疗，抑郁症状稍控制，期间症状多次反复。11月5日患者因抑郁症状控制不佳，于外院精神科就诊诊断为难治性抑郁症，建议采用二联方案治疗。昨日情绪低落伴轻生想法，今日无明显诱因下出现阴道流血，门诊B超提示胎盘厚37mm，下缘覆盖宫颈口，拟"前置胎盘，难治性抑郁症"收住入院。该孕妇目前少量阴道出血，腹痛，胎动正常，否认近日有房事史。

2. 既往史　既往体质一般，有复合肾病史，有颈部胶质囊肿病史。否认有高血压、糖尿病等慢性病史，否认有传染病史，否认食物药物过敏史，无外伤史，2021年3月行宫腔镜下宫腔粘连分离术+子宫内膜息肉切除术，无输血史。

3. 婚育史　已婚，1-0-1-1，配偶体健。

4. 体格检查　体温36.5℃，脉搏121次/分，心率18次/分，血压117/67mmHg，神清，发育中等，无贫血貌，全身巩膜皮肤无黄染，浅表淋巴结未及明显肿大，双侧瞳孔等大等圆，胸廓对称无畸形，心肺听诊未及明显异常，妊娠腹，肝脾肋下未及，肝区无压痛。脊柱四肢无畸形，无活动障碍。双下肢无水肿。

5. 产科检查 宫高 27cm，腹围 97cm，头先露，ROA 位，胎心率 140 次 / 分，腹壁触及宫缩，胎膜存，阴道口可见少量血迹，内诊暂缓。骨盆外测量：24–26–19–9cm。

6. 实验室及辅助检查

(1) 血常规：白细胞计数 6.37×10^9/L，中性粒细胞计数 2.45×10^9/L，红细胞计数 3.57×10^{12}/L，血红蛋白 120g/L，血小板 246×10^9/L。

(2) 产科超声：B 超显示，双顶径 83mm，腹围 275mm，股骨径 63mm，羊水指数 105mm，胎盘位置为左侧壁，Ⅰ级 +，下缘覆盖宫颈内口脐动脉，S/D 2.21，ROA，单活胎。胎盘内见 37mm×18mm 无回声区。

(3) 心脏超声：心脏超声示左房增大，二尖瓣反流。

7. 入院诊断 ①难治性抑郁症；②前置胎盘；③先兆早产；④妊娠期糖尿病；⑤ G3P1，孕 31^{+4} 周 ROA 待产。

8. 出院诊断 ①难治性抑郁症；②前置胎盘；④妊娠期糖尿病；④ G3P1，孕 36^{+6} 周，ROA 待产。

【治疗药物与治疗过程】

表 15–3 药物治疗经过及相关指标

日期	治疗方案	汉密尔顿抑郁量表（HAMA）
D1	• 盐酸舍曲林胶囊 50mg，po，qd • 奥氮平片 5mg，po，qn • 地塞米松磷酸钠注射液 6mg，im，q12h • 硫酸镁注射液 5g+0.9% 氯化钠溶液 250ml，st • 硫酸镁注射液 10g+0.9% 氯化钠溶液 250ml，qd	33
D2	• 盐酸舍曲林胶囊 50mg，po，qd • 奥氮平片 5mg，po，qn • 地塞米松磷酸钠注射液 6mg，im，q12h • 硫酸镁注射液 10g+0.9% 氯化钠溶液 250ml，qd	
D4	• 盐酸舍曲林胶囊 50mg，po，qd • 奥氮平片 5mg，po，qn • 地特胰岛素注射液 12U，ih，qn • 门冬胰岛素注射液 6U，ih，早餐前	

（续表）

日期	治疗方案	汉密尔顿抑郁量表（HAMA）
D8	出院 出院带药： ● 盐酸舍曲林胶囊 50mg，po，qd ● 奥氮平片 5mg，po，qn	24

po. 口服；qn. 每晚 1 次；qd. 每天 1 次；st. 立即；im. 肌内注射；ih. 皮下注射；q12h. 每 12 小时 1 次

1. 抗抑郁治疗

(1) 用药指征：结合《精神病学（第 8 版）》[1]、《围产期精神障碍筛查与诊治专家共识》[2] 和意大利《共识建议：孕妇抑郁症的药物治疗（2023）》[3]，患者病程长，单药治疗效果欠佳，社会支持系统差，家庭成员关心不够，没有良好的社交圈，符合难治性抑郁症的诊断标准，可在传统抗抑郁药物的基础上，联用增效药物或联合物理疗法，同时增加心理治疗的强度。同时焦虑症状持续存在，反复发作，且近日加剧，可以使用药物治疗。

(2) 药物选择：妊娠期抑郁症的主要治疗目标是缓解抑郁症状，选择一种安全有效的药物，最大限度的控制症状，并最大限度地先减少潜在的胎儿药物暴露风险，妊娠期女性一般选择抗抑郁药物发挥作用的最小有效剂量。本患者处于妊娠晚期，通常情况下临床倡导分娩前逐渐减少抗抑郁药的使用，以减轻药物潜在的不良新生儿结局。但研究显示，临近分娩前减少抗抑郁药计量并没有显示出能够降低妊娠晚期与药物使用相关的新生儿并发症的潜在风险。而停用抗抑郁药会显著增加抑郁症状的复发，目前 APA 和 ACOG 都不建议在分娩前减少抗抑郁药的剂量。中度抑郁的患者一般需要 4～8 周的治疗才能缓解症状，在症状缓解后，先前发作少于 3 次的患者至少持续服用 4～9 个月的抗抑郁药才能停止使用，而发作大于 3 次的患者可能需要更长的时间维持治疗。本患者 2 个月前出现抑郁症状，曾外院治疗，过程中反复发作，本次入院权衡利弊后需要进行抗抑郁治疗。

5- 羟色胺再摄取抑制药类药物目前属于抗抑郁症治疗的一线药物，也作为难治性抑郁症的基础药物。美国有高达 13% 的妊娠期女性接受抗抑郁药的治疗，因此 5- 羟色胺再摄取抑制药类药物的妊娠期生殖安全性也得到了广泛研究。5- 羟色胺再摄取抑制药类药物都可穿过胎盘，但大多数研究并未发现与

5-羟色胺再摄取抑制药相关的畸形发生率增加。从目前的研究数据来看，舍曲林是 5-羟色胺再摄取抑制药类药物中安全性相对较高的。本患者同时伴有妊娠期糖尿病，孕期需要严格控制体重增加，与氟西汀相比，舍曲林是近年发现的新型抗抑郁药，几乎不影响体重。另有研究发现，舍曲林不会改变心脏的传导作用，是目前对于合并心脏疾病患者最为安全的抗抑郁药物。另有学者研究了妊娠期抗抑郁药的使用和新生儿持续性肺动脉高压的关联，但迄今为止没有研究能够确定妊娠晚期使用 5-羟色胺再摄取抑制药与新生儿持续性肺动脉高压之间的因果关系。2011 年，FDA 药物安全通讯认为目前还没有足够的证据支持妊娠期使用 5-羟色胺再摄取抑制药和新生儿持续性肺动脉高压之间的潜在关联，建议临床根据当前的临床实践来治疗妊娠期抑郁症。患者曾于外院就诊使用氟西汀治疗，抑郁症状稍控制，期间症状多次反复，故本次将基础抗抑郁药调整为舍曲林，初始剂量 50mg/d 治疗。

在抑郁障碍患者中，有 20%～30% 经抗抑郁药物治疗无效或效果不佳，属于难治性抑郁症。同时，难治性抑郁的治疗成本更高，疾病负担更重。针对该类患者，如果抗抑郁药的用量不足，可以考虑再加药物剂量，对于有部分治疗效果的患者，可以继续延长治疗疗程。联合用药也是一种治疗难治性抑郁症的策略。如果联合抗抑郁药，则需要加用具有不同抗抑郁机制的药物。一些药物在抗抑郁治疗中有增效的作用，如第二代抗精神病药，提高抗抑郁治疗效果。本患者既往在外院进行过抗抑郁治疗后诊断为难治性抑郁症，综合患者治疗史、孕周及精神状态，考虑增加一种增效剂联合治疗。常用的增效药物包括非典型抗精神病药、丁螺环酮、苯二氮类药物等。在啮齿类动物中进行的动物研究中，尽管使用的剂量高于临床使用的剂量，但没有发现奥氮平致畸的任何证据。多数的案例报道和回顾性分析均认为，孕期暴露第 1 代和第 2 代抗精神病药均不会影响子代的远期神经发育，隔离研究发现孕期服用第 2 代抗精神病药奥氮平、利培酮和喹硫平的患者，随访其孩子至 6 岁未发现有明显异常。然而，也有少数研究发现孕期暴露第 2 代抗精神病药可以引起子代神经发育延迟或缺陷。有报道发现，孕期服用奥氮平、氯氮平和利培酮可以引起子代言语、运动发育延迟，这种异常最晚可持续到 5 岁。然而，由于目前并无统一的神经发育评估标准，每个案例的评估实际上存在差异。来自丹麦的研究[4] 纳入了 13983 名母亲曾在孕期服用精神药物（包括抗癫痫药、抗帕金森药、精神阻滞剂、精神兴奋剂及其他作用于中枢的药物）的 6—19 岁的孩子，结果发现 3887 名母亲在孕期服用精神阻滞剂（尤其是抗精神病药和镇静剂）的孩子需要进行特殊教育、进入特殊学校学习、出现精神障碍及错过期末测试的风险更高，与服用抗精神病药的妊娠阶段没有关系。前瞻性研究[4]中，对76例母亲孕期服用第2代抗精神病药（包括氯氮平、利培酮、奥氮平、舒必利及喹硫平）所生育的婴儿进行的前瞻性研究显示，药物暴露组2月龄婴儿的认知、运动、社会情感和适应性行为发育均落后于对照组，然而，在12月龄时，这种差异性消失。基于疗效观察，奥氮平（日剂量5~20mg）联合氟西汀（奥氟合剂）已获得美国FDA批准，用于难治性抑郁症的增效治疗。综合本患者的情况选择奥氮平作为增效剂联合舍曲林进行抗抑郁症治疗，初始剂量为5mg，口服，每晚1次。

2. 促胎肺成熟治疗

产前皮质激素（antenatal corticosteroids，ACS）能诱导刺激胎儿肺上皮细胞分化成肺泡Ⅱ型细胞，启动肺表面活性物质产生，显著降低早产儿死亡率以及呼吸窘迫综合征和颅内出血的发生率。《昆士兰指南产前糖皮质激素的应用（2021）》[5]指出，对于孕24~34^{+6}周的孕妇，7天内预计早产（不论胎膜完整或胎膜早破）均推荐使用ACS促胎肺成熟，且GDM不是ACS使用的禁忌证，需要在使用过程中密切监护血糖。糖皮质激素的具体用法为地塞米松6mg孕妇肌内注射，每12小时1次，共4次；或倍他米松12mg孕妇肌内注射，每天1次，共2次。该患者予地塞米松6mg，肌内注射，每12小时1次，用法合理。

3. 胎儿脑保护治疗

早产儿的神经发育障碍的风险较高。早产可导致神经系统不良后果，包括脑瘫和运动障碍，表现为失明、失聪、发育迟缓、认知迟缓、学习成绩差和行为障碍。中国、WHO和美国指南推荐用于<32周的早产的孕妇应考虑产前使用硫酸镁进行胎儿神经保护。指南推荐的给药剂量是4g硫酸镁负荷剂量静脉输注超过30min，旧版指南推荐序贯使用1g/h维持剂量至分娩（最大使用量不超过30g），总时长不建议超过48h，而2019版指南提出是否给予1g/h维持剂量输注直至出生并不影响妊娠结局。该患者孕31^{+4}周，前置胎盘，目前患者密切监护胎心，如胎心监护提示胎儿宫内窘迫，或阴道出血量进行性增多，需急诊剖宫产终止妊娠，符合"胎儿或母体因素导致的计划性早产"这一指征，因而予硫酸镁保护脑神经是合理的，用法是负荷剂量5g（静脉滴注，1~2h）+维持剂量10g（6~8h），符合指南要求。

4. 降糖治疗

根据SOGC《妊娠期糖尿病指南（2019）》[6]，GDM患者妊娠期空腹–餐后 1 小时 – 餐后 2 小时血糖控制在 5.3–7.8–6.7mmol/L 以下。可先予饮食控制，密切监护 3～5 天后如控制仍不佳，可加用胰岛素控制。患者入院 4 天，血糖监测水平普遍高于正常范围，结合患者入院前饮食运动控制病史，故积极加用胰岛素治疗合理。妊娠期降血糖药物方案包括中效或长效胰岛素作为基础胰岛素控制夜间及餐前血糖，短效或超短效胰岛素控制餐后血糖，两者联合可模拟胰岛素生理规律 [7]。因患者目前空腹和早餐后血糖较高，故予门冬胰岛素注射液 6U，皮下注射，每天 1 次（早餐前）+ 地特胰岛素注射液 12U，皮下注射，每晚 1 次，合理。

【药学监护】

1. 病情监护　密切关注患者情绪和诉求，监护患者是否有自残、自杀想法。监测血糖变化。

2. 用药指导

(1) 盐酸舍曲林胶囊：舍曲林的起效时间较长，往往需要连续服用 4 周左右才能完全起效，因此服用期间不要随意断药，患者应及时将自己的情绪变化告知医生，一定要依据医生意见定时定量的服用药物，好转停用时推荐逐渐减量而非突然停药。

(2) 奥氮平片：奥氮平片有嗜睡的不良反应服用奥氮平片期间避免开车和从事机械作业。避免饮酒，可使奥氮平的镇静作用增强，从而带来不良后果。如果错过服药时间，只需要下次正常服药，而不需要服用双倍剂量。

(3) 硫酸镁：硫酸镁经常引起面部潮红、出汗、口干等症状，如快速静脉注射时可引起恶心呕吐、心悸、头晕，个别出现眼球震颤，减慢注射速度症状可消失，如出现上述症状，患者需要及时汇报医护。

(4) 胰岛素：胰岛素期间注意识别有无低血糖反应，如疲倦、心悸、头痛、出汗等发生，症状轻微者可适量口服糖制品缓解并报告医护。皮下注射胰岛素时，不能揉搓注射部位，注意轮换注射部位，如上臂、臀部等。

3. 药品不良反应监护

(1) 盐酸舍曲林胶囊：不良反应包括困倦、口干、恶心、腹泻、便秘、头晕、头痛、失眠、食欲下降等。胃肠道反应的问题与舍曲林兴奋胃肠道 5– 羟色胺能神经有关，是舍曲林最常见的不良反应，一般发生于治疗初始阶段，多为一过性，随着服药时间延长，多数可自行缓解。

(2) 奥氮平：临床试验中与奥氮平使用有关的很常见（＞10%）的不良反应

只有嗜睡和体重增加。奥氮平还可以引起食欲增加和体重增加，也可造成血糖值提高，本患者同时合并妊娠期糖尿病，需要警惕。

（3）硫酸镁：根据《SOCG 胎儿健康监测指南》，使用硫酸镁脑保护时需要监测胎心率。硫酸镁使用过程中无须常规监护镁离子浓度，但肾功能不全、用量大可能发生血镁集聚。静脉滴注硫酸镁注射液时应观察膝腱反射是否存在，呼吸应≥16 次 / 分，尿量应≥25ml/h（即≥600ml/d），如出现膝反射减弱或消失，有必要检查镁离子浓度，如超过 3.5mmol/L 即可出现中毒症状，镁离子中毒时停用硫酸镁并缓慢（5～10min）静脉推注 10% 葡萄糖酸钙 10ml，血镁浓度达 5mmol/L 时，可出现肌肉兴奋性受抑制，感觉反应迟钝，膝腱反射消失，呼吸开始受抑制；血镁浓度达 6mmol/L 时可发生呼吸停止和心律失常，心脏传导阻滞；浓度进一步升高，可使心脏停搏。

4. 生活管理　增加医患交流，帮助患者重塑社会支持系统，动员患者家庭成员及朋友关心、帮助患者；糖尿病饮食。

【案例亮点】

这是一个典型的妊娠合并抑郁症药物治疗的案例。患者因孕晚期难治性抑郁症、先兆早产、妊娠期糖尿病入院，因此给予抗抑郁、促胎肺成熟、护胎儿中枢神经、降糖治疗，有效减少了患者焦虑症状，同时减少了胎儿脑瘫和死亡风险，保护了孕产妇和胎儿的健康。本案例需关注的关键点是抗抑郁药物的选择、初始剂量确定及用药依从性管理。

参考文献

[1] 郝伟，陆林 . 精神病学 [M]8 版 . 北京：人民卫生出版社，2018.

[2] 陈静，邹涛，赵丹青，等 . 围产期精神障碍筛查与诊治专家共识 [J]. 中国全科医学，2023.

[3] ELEFTHERIOU G, ZANDONELLA CR, BUTERA R,et al. Consensus Panel Recommendations for the Pharmacological Management of Pregnant Women with Depressive Disorders. Int J Environ Res Public Health. 2023 Aug 11;20(16):6565.

[4] 王瀚，苏允爱，李继涛，等 . 孕期使用抗精神病药对子代神经发育影响的研究进展 [J]. 中华精神科杂志，2020，53（4）：347-350.

[5] 昆士兰卫生组织 . 昆士兰临床指南：产前糖皮质激素的应用（2021）.

[6] SOGC. Guideline No. 393-Diabetes in Pregnancy. Journal of Obstertrics and Gynaecology Canada. 2019,41(12).

[7] 阎姝 . 妊娠期药理学 [M]. 北京：天津科技翻译出版社，2020.

第16章 妊娠合并免疫系统疾病

疾病临床表现

妊娠合并免疫系统疾病是指孕妇在妊娠期间患有免疫系统疾病，而免疫系统疾病是指机体免疫系统障碍而引起的全身多系统、多器官损害的一组疾病。主要包括系统性红斑狼疮、干燥综合征、未分化结缔组织病、抗磷脂综合征等。在孕早期可能会表现为自然流产、稽留流产；在妊娠中晚期可能会表现为羊水过少、胎儿生长受限、脐血流异常，严重者甚至会发生死胎的情况。

案例 41 妊娠合并干燥综合征伴发先兆早产的药物治疗

【案例资料】

1. 现病史 孕妇，36 岁，因"孕 30 周，腹胀伴见红 1 天"入院。末次月经 2022 年 8 月 2 日。大排畸未见明显异常，胎儿羊水穿刺染色体检查无殊。近 1 个月有腹部发硬发紧感，今日阴道少量出血，外院超声显示双胎头臀位，羊水、脐血流正常。宫颈有效长度 9mm，宫颈内口分离，拟"先兆早产"收治入院。

2. 既往史 患者 2 年前于外院诊断为"干燥综合征"，予硫酸羟氯喹片和阿司匹林口服治疗（阿司匹林在孕 40 天时停药）。

3. 婚育史 已婚，0-0-1-0，配偶体健。2020 年因"双胎、胚胎停育"行清宫一次，而后未避孕未孕，考虑继发性不孕，此次体外受精 - 胚胎移植受孕。

4. 体格检查 正常。

5. 产科检查 子宫张力如常，10min 未及宫缩，胎膜未破，阴道少量出血，胎心率为 145/125 次 / 分，胎动正常。

6. 实验室及辅助检查

免疫因素：抗核抗体阳性（＋），抗 SSA 抗体阳性（＋），抗 SSB 抗体阳性（＋）。唇腺活检显示，唾液腺腺体局灶性淋巴细胞浸润。

7. 入院诊断 ① G2P0，孕 30 周，双绒双羊双胎；②先兆早产；③妊娠合并干燥综合征。

8. 出院诊断 ① G2P1，孕 32^{+2} 周，双绒双羊双胎，剖宫产；②早产临产；③妊娠合并干燥综合征；④双胎活产。

【治疗药物与治疗过程】

表 16-1 药物治疗经过

日期	治疗方案
D1	<ul><li>硫酸羟氯喹片 0.2g，po，q12h</li><li>硝苯地平片 20mg，po，st</li><li>硝苯地平片 10mg，po，q8h</li><li>地塞米松磷酸钠注射液 6mg，im，q12h</li><li>那屈肝素钙注射液 4100U，ih，qd</li></ul>
D2	<ul><li>硫酸羟氯喹片 0.2g，po，q12h</li><li>醋酸泼尼松片 10mg，po，qd</li><li>硝苯地平片 10mg，po，q8h</li><li>地塞米松磷酸钠注射液 6mg，im，q12h</li><li>那屈肝素钙注射液 4100U，ih，qd</li></ul>
D15	<ul><li>硫酸羟氯喹片 0.2g，po，q12h</li><li>醋酸泼尼松片 10mg，po，qd</li><li>硝苯地平片 10mg，po，q8h</li><li>地塞米松磷酸钠注射液 6mg，im，q12h</li><li>那屈肝素钙注射液 4100U，ih，qd</li></ul>
D16	<ul><li>硫酸羟氯喹片 0.2g，po，q12h</li><li>醋酸泼尼松片 10mg，po，qd</li><li>地塞米松磷酸钠注射液 6mg，im，q12h</li><li>注射用头孢唑林钠 1g+0.9% 氯化钠溶液 100ml，ivgtt，st</li></ul>
D17	<ul><li>硫酸羟氯喹片 0.2g，po，q12h</li><li>醋酸泼尼松片 10mg，po，qd</li><li>那屈肝素钙注射液 4100U，ih，qd</li></ul>
D20	停药出院 出院带药：硫酸羟氯喹片 0.2g，po，q12h<ul><li>醋酸泼尼松片 10mg，po，qd</li><li>那屈肝素钙注射液 4100U，ih，qd</li></ul>

po. 口服；im. 肌内注射；ivgtt. 静脉滴注；ih. 皮下注射；st. 立即；qd. 每天 1 次；q8h. 每 8 小时 1 次；q12h. 每 12 小时 1 次

患者入院后予完善相关检查，因干燥综合征既往史，考虑免疫系统异常可能是引起孕妇宫缩见红的因素之一，复查免疫指标，积极保胎。D1 在原来服用硫酸羟氯喹片的基础上，给予患者硝苯地平片口服保胎；患者具有血栓形成高危因素，加用那屈肝素钙注射液皮下注射预防血栓；另外患者有先兆早产症状，给予地塞米松磷酸钠注射液肌内注射促胎肺成熟。D2 免疫指标结果显示改善不明显，加用醋酸泼尼松片加强免疫调节。期间维持治疗，并密切监护患者情况。D15 患者自诉 10min 一阵腹痛，有宫缩，宫口开 0.5cm，羊膜囊凸，距上次使用地塞米松促胎肺成熟已过 2 周，故再次给予重复疗程。D16 为患者行子宫下段横切口剖宫产术，使用头孢唑林预防切口感染。D17 术后第 1 天，继续使用硫酸羟氯喹片、醋酸泼尼松片治疗干燥综合征，那屈肝素钙预防血栓。3 天后患者各项指标平稳，予出院，嘱其出院后继续服用在用的 3 种药物，并至风湿科门诊随访免疫相关指标。

1. 抗免疫治疗

(1) 用药指征：患者有"干燥综合征"病史，既往服用硫酸羟氯喹片治疗。此次因阴道流血入院，复查免疫指标，发现疾病控制不佳，考虑免疫系统异常可能是引起孕妇宫缩见红的因素之一，为控制症状积极保胎，给予抗免疫治疗，具有用药指征。

(2) 药物选择：免疫抑制药，《复发性流产合并风湿免疫病免疫抑制剂应用中国专家共识》[1] 推荐，硫酸羟氯喹是治疗妊娠合并干燥综合征的首选用药。硫酸羟氯喹是一种免疫调节药物，可以降低干燥综合征患者的免疫球蛋白水平，研究显示，也可以改善涎腺功能及患者干眼、关节肌肉疼痛等症状。羟氯喹妊娠期使用，尤其是剂量小于 400mg/d 时，不增加胎儿畸形发病率，也未见对胎儿发育造成远期影响。患者入院前一直口服硫酸羟氯喹片治疗，入院后继续服用。根据《复发性流产合并风湿免疫病免疫抑制剂应用中国专家共识》推荐，对于妊娠合并干燥综合征患者，羟氯喹应该用至产后至少 3 个月。糖皮质激素，根据《复发性流产合并风湿免疫病免疫抑制剂应用中国专家共识》推荐，若患者无法耐受羟氯喹或服用羟氯喹时出现疾病活动，可考虑加用小剂量糖皮质激素(泼尼松≤10mg/d 或等效的其他不含氟的糖皮质激素，如泼尼松龙、甲泼尼龙等)。该患者目前出现先兆早产症状，考虑可能是免疫系统异常引起，羟氯喹控制效果不理想，故加用糖皮质激素醋酸泼尼松片 10mg，口服，每天 1 次。泼尼松通过胎盘量很少，对胎儿不良反应少，妊娠期可以使用。

(3) 药物剂量：根据《复发性流产合并风湿免疫病免疫抑制剂应用中国专家

共识》推荐，硫酸羟氯喹用于干燥综合征的推荐剂量是 200～400mg/d，给予患者每次 200mg，每 12 小时 1 次口服。糖皮质激素推荐小剂量服用（≤10mg/d），故予患者每次 10mg，每天 1 次口服。

2. 抗凝治疗　患者体外受精 – 胚胎移植受孕，双胎，年龄＞35 岁，具有血栓形成高危因素，并且凝血指标显示 D- 二聚体 4.82mg/L（↑），纤维蛋白降解产物 9.0μg/ml（↑），具有抗凝预防血栓治疗指征。同时，低分子肝素可抑制补体激活，减少免疫炎症，结合抗磷脂抗体，减少血管内皮损伤，抑制中性粒细胞趋化及吞噬作用，抑制 NK 细胞功能，促进母胎界面细胞因子向 Th2 转化，有利于患者干燥综合征的治疗。因此予患者那屈肝素钙每次 4100U，每天 1 次，皮下注射。那屈肝素钙不通过胎盘屏障，无引起胎儿畸形的报道，一般也不会增加胎儿出血事件的发生，妊娠期使用较安全。患者血栓风险因素较多，产后继续使用那屈肝素钙治疗 14 天，风湿免疫科就诊评估后续用药方案。

3. 先兆早产治疗　患者孕 30 周，阴道少量出血，宫颈有效长度 9mm，宫颈内口分离，拟"先兆早产"收治入院，有先兆早产治疗指征。硝苯地平为钙通道阻滞药，可选择性减少慢通道 Ca^{2+} 内流、干扰细胞内 Ca^{2+} 浓度、抑制子宫收缩。其抗早产作用安全、有效。故予患者硝苯地平片口服，起始剂量为 20mg，然后每次 10mg，每天 3 次，根据宫缩情况调整。

4. 促胎肺成熟　根据《妇产科学》[2] 推荐，妊娠＜35 周，1 周内有可能分娩的孕妇，应使用糖皮质激素促胎儿肺成熟。使用方法为地塞米松磷酸钠注射液 6mg，肌内注射，每 12 小时一次，共 4 次；或倍他米松注射液 12mg，肌内注射，24 小时后再重复一次。如果用药后超过 2 周，仍存在＜34 周早产可能者，可重复一个疗程。该患者入院时 30 周，有先兆早产症状，给予地塞米松磷酸钠注射液 6mg，肌内注射，每 12 小时一次，共 4 次。用药 2 周后，仍未分娩，且存在＜34 周早产可能，故重复使用一个疗程，用法用量符合诊疗推荐。

【药学监护】

1. 病情监护　注意患者宫缩、阴道流血及流液、腹痛等情况，监测患者免疫、凝血及肝肾功能等指标。

2. 用药指导

(1) 硫酸羟氯喹片：服药时尽可能与牛奶或食物同服，可减少胃肠道不适、皮疹、瘙痒、心悸、胸闷等不良反应。另外，服用免疫抑制药时，需注意休息、重视个人卫生、注意洗手、食品和用水安全等问题，预防感染。

(2) 醋酸泼尼松片：糖皮质激素应每天 1 次给药，于早上 7—8 点服药，最接近人体自身生理功能。另外减量时应逐步减量，避免突然停药导致反跳现象。临床药师为患者做好相关用药教育。

(3) 那屈肝素钙注射液：应皮下注射，注射部位应左右交替，注射针应垂直而不是水平插入，注射过程中保持皮肤褶皱的存在。

3. 不良反应监护

(1) 硝苯地平片：服药后可能出现外周水肿、头晕、头痛、恶心、乏力、面部潮红和一过性低血压，多不需要停药。

(2) 硫酸羟氯喹片：长期服用羟氯喹，可能引起眼胀、眼睛不适、视物模糊等不良反应，患者应注意视力、视野变化并及时通知医生、护士或临床药师。还有可能出现胃肠道不良反应，如恶心、呕吐、腹泻等，与牛奶或食物同服可缓解。

(3) 醋酸泼尼松片：长期大量服用糖皮质激素可能引发糖尿病、消化性溃疡、并发感染等，还有可能出现失眠、肌无力甚至青光眼等不良反应，如出现上述表现，需及时汇报医生、护士或临床药师。

(4) 那屈肝素钙注射液：用药后可能发生不同部位的出血，也有部分患者用药后可能发生过敏反应，应及时通知医生、护士或临床药师。偶见血小板减少，用药期间监测血小板计数，必要时给予维生素 K 治疗。

4. 生活管理 ①饮食清淡营养，不宜刺激，多吃蔬菜、水果，保持大便通畅；②定期随访复查免疫指标和凝血指标。

【案例亮点】

这是一个典型的妊娠合并干燥综合征伴发先兆早产药物治疗的案例。患者因孕晚期先兆早产、妊娠合并干燥综合征入院保胎，后行剖宫产术，因此给予抗免疫治疗、抑制宫缩、预防血栓、促胎肺成熟治疗，术中预防感染，术后继续用羟氯喹、泼尼松治疗干燥综合征，有效缓解了患者症状，延长了孕周。本案例需关注的关键点是免疫抑制药的选择和剂量控制，以及多种口服药物的用药指导。

参考文献

[1] 复发性流产合并风湿免疫病免疫抑制剂应用中国专家共识编写组. 复发性流产合并风湿免疫病免疫抑制剂应用中国专家共识 [J]. 中华生殖与避孕杂志，2020，40（7）：8.

[2] 谢幸，孔北华，段涛 . 妇产科学 [M]. 9 版 . 北京：人民卫生出版社，2020.

案例 42　妊娠合并类风湿性关节炎的药物治疗

【案例资料】

1. 现病史　孕妇，29 岁，平素月经规律，5/30 天，量中，末次月经 2021 年 5 月 11 日，预产期 2022 年 2 月 18 日。5 月 23 日因 D- 二聚体高，予肝素应用至今。5 月 30 日本院 IVF-ET 术（三代）。停经早期自觉早孕反应不明显，停经 4 个月余感胎动至今，孕早期无病毒感染史，否认孕期有放射线及有害物质接触史，孕早期因予见红予黄体酮保胎史，医院定期产前检查 10 余次，无创 DNA 低风险，系统彩超示边缘性胎盘脐带入口。2022 年 1 月 5 日产检示羊水偏少，胎儿偏小。1 月 20 日彩超示子宫右后壁近宫底见大小约 5.1cm × 2.7cm × 4.6cm 低回声。随访羊水一直偏少。现停经 36^{+4} 周，今日出现无规则腹痛，无阴道流血，无胎动异常。今日门诊彩超示羊水指数 7.58cm。入院待产，饮食睡眠好，二便正常。

2. 既往史　既往体健，否认高血压、糖尿病、心脏病史，否认肝炎结核等传染病史，否认药物食物过敏史，无外伤手术史，无癫痫病史。检查发现类风湿性关节炎 8 年左右，口服羟氯喹 3 片，每天 3 次，服药至今。检查发现子宫肌瘤 8 年左右，孕期肌瘤增大。

3. 婚育史　已婚，0-0-2-0，配偶体健。

4. 体格检查　神清，一般情况好，体温 36.3℃，脉搏 96 次 / 分，心率 20 次 / 分，血压 128/85mmHg，心肺未及异常，腹隆，肝脾肋下未及，四肢活动好。

5. 产科检查　宫高 32cm，腹围 102cm，估计胎儿大小 2500g，胎方位 LOA，胎心 140 次 / 分，头先露位置 0-3，胎膜完整。

6. 实验室及相关检查　产科超声显示，胎方位 LOA，胎儿双顶径 8.5cm，胎儿头围 30.6cm，胎儿股骨长度 6.7cm，胎儿腹围 30.5cm，胎心率 146 次 / 分，估计胎儿体重约 2421 ± 353g（仅供参考），羊水指数 7.2cm，孕妇子宫右后壁近宫底见大小约 5.1cm × 2.7cm × 4.6cm 低回声。

7. 入院诊断　① G3P0 孕 36^{+4} 周待产，LOA；②妊娠合并子宫肌瘤；③类风湿性关节炎；④ IVF-ET 术后；⑤球拍状胎盘。

8. 出院诊断　① G3P0 孕 37 周待产，LOA；②妊娠合并子宫肌瘤；③类风湿性关节炎；④ IVF-ET 术后；⑤球拍状胎盘。

【治疗药物与治疗过程】

表 16-2　药物治疗经过及相关指标

日期	治疗方案
D1	• 羟氯喹 0.1mg，po，bid • 那曲肝素钙注射液 4100U，ih，qd • 硝苯地平片 10mg，po，q6h
D2	• 羟氯喹 0.1mg，po，bid • 那屈肝素钙注射液 4100U，ih，qd • 硝苯地平片 10mg，po，q6h
D3	• 羟氯喹 0.1mg，po，bid • 那屈肝素钙注射液 4100U，ih，qd • 硝苯地平片 10mg，po，q6h
D5	• 羟氯喹 0.1mg，po，bid • 那屈肝素钙注射液 4100U，ih，qd
D6	• 羟氯喹 0.1mg，po，bid • 那屈肝素钙注射液 4100U，ih，qd
D7	出院

po. 口服；ih. 皮下注射；qd. 每天 1 次；bid. 每天 2 次；q6h. 每 6 小时 1 次

1. 免疫治疗

(1) 用药指征：对于妊娠合并类风湿性关节炎（rheumatoid arthritis，RA）的孕妇进行治疗需要同时考虑疾病的活动性和避免对母儿的不良反应。传统的抗风湿药物（如甲氨蝶呤）、来氟米特和免疫抑制药（如利妥昔单抗、阿巴西普等）具有致畸性和流产的风险，在妊娠期间禁止使用。非甾体抗炎药、柳氮磺吡啶和羟氯喹等被证明在妊娠期使用较安全，可以用来治疗妊娠合并 RA[1-2]。

(2) 药物选择：羟氯喹最初是作为抗疟药被研发出来，后续发现它在风湿免疫性疾病中可发挥重要作用，因其肯定的疗效及良好的安全性，目前广泛用于系统性红斑狼疮、类风湿性关节炎等自身免疫性疾病的治疗。随着对羟氯喹认识的不断深入，人们发现它能改善妊娠结局及胎儿不良预后，在孕妇中的应用也越来越广泛。目前多项临床研究认为，羟氯喹对于妊娠期女性及胎儿具有良好的安全性，在有适应证的人群中推荐使用。研究显示，每天服用 200～400mg 羟氯喹的女性不会增加先天畸形的发生，长时间的跟踪随访婴儿研究没有发现视觉、听力或发育上的异常。多项指南均推荐该药在妊娠期、哺乳期可以安全使用。

(3) 药物剂量：多数关于妊娠期类风湿性关节炎的研究中，羟氯喹的剂量为 0.2～0.4g，分 2 次服用。本患者的给药方法为 0.1mg，口服，每天 2 次，与目前多项研究使用的剂量一致。

2. 抗凝治疗　根据《风湿性疾病患者围妊娠期药物使用规范》[3]，肝素 / 低分子肝素可用于围妊娠期女性风湿病患者的治疗。预防剂量为每天 1 支，治疗剂量为每天 2 支。本患者使用那屈肝素钙注射液 4100U，皮下注射，每天 1 次，合理。

3. 抑制宫缩治疗　患者出现不规则下腹紧缩感，休息后缓解不明显，予硝苯地平抑制宫缩。《早产临床诊断与治疗指南（2014）》推荐，口服硝苯地平抑制宫缩更安全，效果更好，其作用机制是通过阻断钙离子通道，直接抑制通过细胞膜的钙离子内流和细胞内钙离子从肌浆网的释放，减少细胞内游离钙，抑制钙离子依赖的肌球蛋白轻链激酶介导的磷酸化，导致平滑肌松弛。硝苯地平能降低 7 天内发生早产的 24%、孕 34 周前发生早产的 71%；减少呼吸窘迫综合征、坏死性小肠炎、脑室周围出血的发病概率。指南建议硝苯地平起始剂量为 20mg，口服，然后每次 10～20mg，每天 3～4 次，根据宫缩情况调整，可持续 48h，服药中注意观察血压，防止血压过低。本患者予硝苯地平片 10mg，每 6 小时 1 次，用法合理。

【药学监护】

1. 病情监护　注意观察患者腹痛情况、监测患者血常规、凝血指标、产科B 超等。

2. 用药指导

(1) 羟氯喹：羟氯喹用药期间，监测主要包括血药浓度检查以确保治疗依从性和筛查并发症（主要是眼部）。一般而言，所有开始服用羟氯喹的患者都应该在治疗的第一年进行眼科检查。

(2) 那屈肝素钙注射液：经皮下注射给药，注射时最好取卧位，选择前外侧或后外侧腹壁，左右交替注射。不能肌内注射（肌内注射可引起局部血肿）。用药期间更容易出血。需避免受伤，如使用软毛牙刷或电动剃须刀。用药后可能出现血小板减少，用药期间需监测血小板计数。必要时需监测抗凝血因子 X a 活性。用药期间如果出现注射部位皮肤坏死（可表现为紫癜、浸润性或疼痛性红斑点），请及时告知医生或护士，可能需停药。用药后可能出现血钾升高，有高钾血症风险的患者（如糖尿病、慢性肾衰竭、代谢性酸中毒）需监测血钾水平。

（3）硝苯地平：不可随意调整剂量，用药期间动态监测血压，避免食用葡萄柚（西柚）及其制品。

3. 药品不良反应监护

（1）羟氯喹：视网膜毒性是羟氯喹公认的不良反应，在开始使用本品进行长期治疗前，所有患者均应进行眼科学检查。检查包括视敏度、中心视野、色觉和眼底检查等，此后，应每年至少检查一次。其他毒性反应，如胃肠道紊乱、皮肤色素沉着等相对少见。临床实践中，评估羟氯喹的潜在非视网膜毒性是有必要的，尤其应关注 QT 间期延长。

（2）那屈肝素钙注射液：用药后常见出血、注射部位血肿等不良反应。

（3）硝苯地平：常见服药后出现外周水肿（外周水肿与剂量相关，每天服用 60mg 时的发生率为 4%，每天服用 120mg 则为 12.5%）、头晕、头痛、恶心、乏力和面部潮红（10%）。一过性低血压（5%），多不需要停药（一过性低血压与剂量相关，在每天剂量＜60mg 时的发生率为 2%，而每天 120mg 的发生率为 5%）。个别患者发生心绞痛，可能与低血压反应有关。还可见心悸、鼻塞、胸闷、气短、便秘、腹泻、胃肠痉挛、腹胀、骨骼肌发炎。

4. 生活管理

按期做好产检，保持心情舒畅，规律饮食、作息。

【**案例亮点**】

这是一个典型的妊娠合并类风湿性关节炎药物治疗的案例。患者因孕晚期类风湿性关节炎入院治疗，给予抗免疫、抗凝、抑制宫缩治疗，有效缓解了关节炎相关症状，延长了孕周。本案例需关注的关键点是抗免疫治疗药物的选择和剂量控制。

参考文献

[1] 年秀玲. 类风湿性关节炎应用硫酸羟氯喹治疗的安全性和疗效探析 [J]. 北方药学，2016，13（12）：145-145.

[2] 冷晓梅，承飞，赵岩. 类风湿关节炎患者妊娠期、围产期及哺乳期用药策略 [J]. 实用医院临床杂志，2011，8（2）：14-18.

[3] 张文，李懿莎，刘冬舟，等. 风湿性疾病患者围妊娠期药物使用规范 [J]. 中华内科杂志，2021，60（11）：946-953.

案例 43　难治免疫性复发性流产的药物治疗

【案例资料】

1. 现病史　孕妇，27岁，平素月经规律，5/28～30天，末次月经2021年2月2日，预产期2021年11月9日。早孕反应轻，否认孕早期有病毒感染史无孕早期见红保胎史，停经18周自觉胎动。孕期内按期产检，建卡时基础血压正常，查胎心、胎动均未见明显异常。2021年7月21日产检测血压145/66mmHg，予拉贝洛尔50mg，每8小时1次，口服，降压治疗，监测血压控制不佳，逐渐加量至150mg，每8小时1次，口服，血压控制在120～155/60～80mmHg。2021年9月8日患者血压140/87mmHg，尿蛋白阳性（+），患者拒绝住院治疗。今日患者至门诊产检，测血压158/106mmHg，尿蛋白阳性（+），血压控制欠佳，建议患者住院治疗，拟"妊娠高血压并发先兆子痫，免疫性复发性流产"收治入院。病程中孕妇无头痛头晕，无腹痛腹胀，无阴道流血，无阴道流水，无胎动异常，无头晕眼花，无头痛，无活动后心悸胸闷等特殊主诉，胃纳好，大小便正常。

2. 既往史　既往体质一般，患者反复妊娠失败，在孕7～10周胎停3次，ACA-IgG阳性。本次受孕前应用阿司匹林100mg/d，泼尼松20mg/d治疗。确认妊娠后加用那屈肝素钙注射液4100U，ih，q12h；泼尼松剂量调整为10mg/d；阿司匹林剂量调整为50mg/d。孕前30天加用环孢素50mg，bid，并在服药第15天、第30天查环孢素谷浓度在80～150ng/ml，确认妊娠后持续用药至分娩。

3. 婚育史　已婚，0-0-3-0，配偶体健。

4. 体格检查　体温36.9℃，脉搏86次/分，血压189/116mmHg，心率18次/分，神清，发育好，无病容，全身巩膜皮肤无黄染，浅表淋巴结未及明显肿大，双侧瞳孔等大等圆，胸廓对称无畸形，心肺听诊未及明显异常，妊娠腹，无压痛，肝脾肋下未及，脊柱四肢无畸形，活动度好，双下肢水肿（+）。

5. 产科检查　宫高35cm，腹围115cm，头先露，LOA位，胎心率128次/分，腹壁未及明显宫缩，胎膜存，宫口未扩张，骨盆外测量为经产妇骨盆。

6. 实验室及辅助检查

(1) 产科超声：双顶径85mm，羊水指数80，S/D2.50；肝胆胰脾B超、双肾膀胱B超、胸腹水B超均未见异常。

(2) 尿常规：尿蛋白（+-）。

(3) DIC：D- 二聚体 0.87，FIB5.00。

7. 入院诊断 ①妊娠高血压并发先兆子痫；②免疫性复发性流产；③G4P0，孕 35 周，LOA 待产。

8. 出院诊断 ①妊娠高血压并发先兆子痫；②免疫性复发性流产；③G4P0，孕 36^{+6} 周，ROA 待产。

【治疗药物与治疗过程】

表 16-3　药物治疗经过及相关指标

日期	治疗方案	血压
D1	• 环孢素胶囊 50mg，po，bid • 泼尼松 10mg/d • 阿司匹林 50mg，po，bid • 那屈肝素钙注射液 4100U，ih，q12h • 盐酸拉贝洛尔片 150mg，po，q8h • 硝苯地平缓释片 30mg，po，qd • 硫酸镁注射液 5g+0.5% 葡萄糖溶液 250ml，ivgtt（1～2h） • 硫酸镁注射液 10g+0.5% 葡萄糖溶液 500ml，ivgtt（6～8h）	158/106mmHg
D2	• 环孢素胶囊 50mg，po，bid • 泼尼松 10mg/d • 阿司匹林 50mg，po，bid • 那屈肝素钙注射液 4100U，ih，q12h • 硝苯地平缓释片 30mg，po，qd • 盐酸拉贝洛尔片 150mg，po，q8h • 硫酸镁注射液 10g+0.5% 葡萄糖溶液 500ml，ivgtt（6～8h）	150/100mmHg
D3	• 环孢素胶囊 50mg，po，bid • 泼尼松 10mg/d • 阿司匹林 50mg，po，bid • 那屈肝素钙注射液 4100U，ih，q12h • 硝苯地平缓释片 30mg，po，qd • 盐酸拉贝洛尔片 150mg，po，q8h	142/94mmHg
D7	出院 出院带药： • 硝苯地平缓释片 30mg，po，qd • 盐酸拉贝洛尔片 150mg，po，q8h	139/92mmHg

po. 口服；ivgtt. 静脉滴注；ih. 皮下注射；qd. 每天 1 次；bid. 每天 2 次；q8h. 每 8 小时 1 次；q12h. 每 12 小时 1 次

1. 免疫抑制治疗

(1) 用药指征：复发性流产是女性不孕症中的一种复杂类型，且有逐年上升的趋势，随着流产次数的增多后续发生自然流产的风险也会加大。复发性流产病因非常复杂，有 40%～50% 的患者检测不到任何病因，无明确原因的复发性流产，以免疫性流产最常见。维持免疫正常功能及母胎界面免疫平衡是正常妊娠的关键。目前将免疫性流产分为两部分，一部分是自身免疫型，主要是指机体产生的抗磷脂抗体、抗核抗体、抗甲状腺抗体等自身抗体干扰正常妊娠、分娩过程所导致的流产；另一部分是同种免疫型，指排除解剖、内分泌、染色体、感染及自身免疫等方面的病因而未能发现其他导致流产的原因，主要与母胎界面的免疫耐受失衡相关。

(2) 药物选择：环孢素是一种广泛应用于器官移植和自身免疫性疾病的强效免疫抑制药，可以防止宿主对同种异体移植物的排斥反应，属于钙调磷酸酶抑制药。动物实验及体外研究结果表明，低剂量环孢素能以浓度和时间依赖性的方式促进妊娠早期滋养细胞的增殖，并促进妊娠早期滋养细胞的迁移与侵袭能力。此外，其在诱导母 - 胎界面免疫耐受、调节免疫细胞功能方面有重要作用，从而导致妊娠结局的改善。同时有临床试验结果支持适当剂量的环孢素治疗复发性流产及 RIF 疗效好，可获得良好的妊娠结局 [1-3]。关于环孢素改善妊娠结局的作用机制，目前有研究支持其可调节 Th1/Th2 型细胞因子比例平衡，促进形成 Th2 型细胞因子占主导的利于妊娠的母胎免疫界面。

目前临床上应用较广的主要是泼尼松，且较少单独使用，临床上多数研究为泼尼松与阿司匹林、肝素、黄体酮、复合维生素等联合使用，可改善妊娠结局。泼尼松可诱导淋巴细胞向妊娠所需的 Treg 细胞分化，抑制其向对妊娠有害的 Th17 细胞分化，抑制 IL-17mRNA 的表达和 IL-17 的分泌，促进 Foxp3mRNA 表达、IL-10 分泌。在免疫过度激活的患者中，泼尼松可下调 IL-18/TWEAK 及 IL-15/Fn-14 比率，从而改善免疫过度激活状态，阻止形成不利于着床的 Th1 主导的微环境、改变子宫自然杀伤细胞的局部细胞毒性，促进血管生成及免疫营养通路的构建，从而提高妊娠率。

阿司匹林是临床用于抗凝、抗炎及解热镇痛药物，小剂量阿司匹林能够有效抑制机体合成 TXA2，使前列腺素合成酶受到抑制，达到抑制血栓和血小板聚集，但是复发性流产患者内环境失衡，母体处于高凝状态，给予阿司匹林治疗能够诱导免疫耐受，对抗体内高凝，提升妊娠成功率。

(3) 药物剂量：对于反复不良妊娠患者来说，环孢素目前尚无确切剂量。

根据文献报道，5mg/kg 时降低胚胎吸收率的效果最佳。也有文献指出，孕前 30～60 天可用环孢素 50mg，每天 2～3 次，并在服药第 15 天、第 30 天查谷浓度，使血药浓度维持在 80～150ng/ml，孕后持续使用该剂量，可有效促进免疫异常导致胚胎着床和防止自然流产。

2. 降压治疗 降压治疗的目的是预防心脑血管意外和胎盘早剥等严重母儿并发症。收缩压≥160mmHg 和（或）舒张压≥110mmHg 的高血压孕妇应进行降压。目标血压为当孕妇未并发器官功能损伤，酌情将收缩压控制在 130～155mmHg，舒张压控制在 80～105mmHg；孕妇并发器官功能损伤，则收缩压应控制在 130～139mmHg，舒张压应控制在 80～89mmHg；血压不可低于 130/80mmHg，以保证子宫胎盘血流灌注。降压过程力求平稳，控制血压不可波动过大。《妊娠高血压疾病诊治指南（2020）》指出，先兆子痫常用的降压药物有肾上腺素能受体拮抗药、钙离子通道阻滞药及中枢性肾上腺素能神经阻滞药等类药物。拉贝洛尔口服用法为 50～150mg，每天 3～4 次；硝苯地平口服用法为 5～10mg，每天 3～4 次，24h 总量不超过 60mg。或缓释片 30mg，口服，每天 1～2 次，本患者降压药使用合理。

3. 预防抽搐治疗 《妊娠高血压疾病诊治指南（2020）》推荐，硫酸镁是治疗子痫和预防抽搐复发的一线药物，也是对于重度先兆子痫预防子痫发作的用药。根据《孕期与哺乳期用药指南（第 3 版）》（2015 版），硫酸镁可以用于妊娠期相关的适应证。硫酸镁控制子痫再次发作的效果优于地西泮、苯巴比妥和冬眠合剂等镇静药物。指南推荐的用于预防子痫发作的用法用量为：负荷剂量 2.5～5.0g，溶于 10% 葡萄糖溶液 20ml 静脉推注 15～20min，或溶于 5% 葡萄糖溶液 100ml 快速静脉滴注，继而 1～2g/h 静脉滴注维持。用药时间根据病情需要调整，一般每天静脉滴注 6～12h，24h 总量不超过 25g。该患者有用药指征，先予负荷剂量 5g，溶于 5% 葡萄糖溶液 250ml，滴注时间 1～2h，维持剂量 10g，滴注时间 6～8h。本患者预防抽搐药物使用合理。

【药学监护】

1. 病情监护 定期监测患者 ACA-IgG、血尿常规、肝肾功能、凝血功能，观察患者水肿情况。每天胎心监护，评估胎儿情况，嘱患者自数胎动，出现异常及时告知医护。

2. 用药指导

(1) 环孢素：环孢素口服吸收慢并且不完全，体内吸收的个体差异非常明显，治疗窗较窄，需定期监测血药浓度，患者前期已经过监测血药浓度动态调整用量，目前已稳定予50mg/d，可每月监测1次。口服给药时建议固定餐前或餐后服用，以稳定血药浓度。

(2) 硝苯地平：不可随意调整剂量，用药期间动态监测血压，避免食用葡萄柚（西柚）及其制品。

(3) 硫酸镁：硫酸镁经常引起面部潮红、出汗、口干等症状，如快速静脉注射，可引起恶心呕吐、心悸、头晕，个别出现眼球震颤，减慢注射速度症状可消失，如出现上述症状患者需要及时汇报医护。

(4) 胰岛素：胰岛素期间注意识别有无低血糖反应，如疲倦、心悸、头痛、出汗等发生，症状轻微者可适量口服糖制品缓解并报告医护。皮下注射胰岛素时，不能揉搓注射部位，注意轮换注射部位，如上臂、臀部等。

3. 药品不良反应监护

(1) 环孢素：环孢素治疗相关不良反应呈剂量依赖性，所有适应证的不良反应范围基本一致，仅在发生率和严重程度上有所不同。

环孢素常见不良反应包括：①肾脏反应，环孢素可引起肾小管间质及肾血管结构和功能的改变，导致肾间质纤维化、血管钙化、肾小球硬化等，肾功能损害常发生在治疗最初几周；②胃肠道反应，早期部分患儿可出现食欲减退、恶心、呕吐、腹痛、胃炎、胃肠炎及腹泻；③肝脏反应，发生率为5%～10%，多发生在用药3个月内，可引起剂量相关的可逆性胆红素升高，偶见肝酶升高；④高血压，10%～14%患者可出现高血压，一般加用降压药或调整降压药剂量后，可缓解；⑤其他，如感染、多毛、齿龈增生等。此外，还有一些较少见的不良反应，包括血液系统症状（如白细胞减少、血小板减少等）、生化改变（如高脂血症、高钾血症、低镁血症等）、神经毒性（如有头痛、耳鸣等）及肿瘤。

(2) 阿司匹林：较常见的有恶心、呕吐、上腹部不适或疼痛等胃肠道反应。较少见或罕见的有胃肠道出血或溃疡，表现为血性或柏油样便，胃部剧痛或呕吐血性或咖啡样物，多见于大剂量服药患者；支气管痉挛性过敏反应，表现为呼吸困难或哮喘；皮肤过敏反应，表现为皮疹、荨麻疹、皮肤瘙痒等；血尿、眩晕和肝脏损害。

(3) 拉贝洛尔、硝苯地平：主要监护低血压相关不良反应，如头晕、心动过缓、倦怠乏力、肢端发冷，以及胃肠道反应等。

(4) 硫酸镁：根据《SOCG胎儿健康监测指南》，使用硫酸镁脑保护时需要监测胎心率。硫酸镁使用过程中无须常规监护镁离子浓度，但肾功能不全、用量大可能发生血镁集聚。静脉滴注硫酸镁注射液时应观察膝腱反射是否存在，呼吸应≥16次/分，尿量应≥25ml/h（即≥600ml/d），如出现膝反射减弱或消失，有必要检查镁离子浓度，如超过3.5mmol/L即可出现中毒症状。镁离子中毒时停用硫酸镁并缓慢（5～10min）静脉推注10%葡萄糖酸钙10ml，血镁浓度达5mmol/L时，可出现肌肉兴奋性受抑制，感觉反应迟钝，膝腱反射消失，呼吸开始受抑制；血镁浓度达6mmol/L时可发生呼吸停止和心律失常，心脏传导阻滞；浓度进一步升高，可使心脏停搏。

(5) 那屈肝素钙注射液：注意观察使用过程中有无不良反应，如皮肤瘀斑、胃肠道不适等，动态监测凝血指标。

4. 生活管理

按期做好产检，保持心情舒畅，规律饮食、作息。

【案例亮点】

这是一个典型的难治免疫性复发性流产药物治疗的案例。患者因孕晚期妊娠高血压并发先兆子痫、免疫性复发性流产史入院，给予免疫抑制、降压、预防抽搐治疗，有效降低了胎儿不良结局的风险，并成功延长了妊娠时间。本案例需关注的关键点是血压监测、免疫抑制药物的选择和剂量调整。

参考文献

[1] 周冒秀，付锦华. 环孢素A治疗难治性免疫性复发性流产的可行性分析 [J]. 中华临床医师杂志，2014，8（18）：141–144.

[2] 付锦华，朱霄鹤，孙红，等. 环孢素A治疗难治性免疫性复发性流产随机对照研究 [J]. 中国实用妇科与产科杂志，2016，32（5）：441–445.

[3] 于子健，卢实. 环孢素A治疗反复性自然流产的研究进展 [J]. 华中科技大学学报（医学版），2020，49（3）：375–377.

第17章 妊娠合并其他内外科疾病

案例 44　妊娠合并急性荨麻疹的药物治疗

【案例资料】

1. 现病史　孕妇，25 岁，身高 160cm，体重 50kg，因"孕 7^{+3} 周，全身风团发作 1 天"入院。末次月经 2022 年 8 月 20 日。孕妇停经 30 天余查血 hCG 阳性，自妊娠起无恶心呕吐等早孕反应，无阴道流血、流液，孕早期无毒物、射线接触史。入院前 1 天，患者无明显诱因出现手部红色皮疹，伴皮肤瘙痒，未予以重视，未做特殊处理。数小时后患者皮疹迅速泛发，全身出现大小不一的风团，四肢、颈部、背部、胸部明显，皮肤瘙痒加重，全身可见大面积抓痕，无胸闷、呼吸困难、头晕、乏力、视物模糊、恶心呕吐等。院外使用炉甘石外用后，上述症状无明显好转，遂于我院就诊，门诊以"急性荨麻疹"收入我院。

2. 既往史　无特殊。

3. 婚育史　已婚，1-0-0-1，配偶体健。

4. 体格检查　体温 36.2℃，脉搏 123 次 / 分，呼吸 20 次 / 分，血压 101/62mmHg。神志清晰，发育正常，体型中等，营养良好，焦虑面容，表情痛苦，全身泛发淡红色风团样皮损，躯干、大腿根部为主，全身大面积抓痕，面部、上肢明显水肿，皮温稍高。

5. 实验室及辅助检查

(1) 血常规：白细胞 4.63×10^9/L，Neu# 4.00×10^9/L，Neu% 65.9%，Lym% 25.4%；C 反应蛋白 33.5mg/L（↑）；尿液分析 LEU 阳性（++）；心肌酶谱、凝血、肝功能、肾功能无异常，抗核抗体谱阴性。

(2) 胎儿超声：宫内单活胎，可见胎心搏动。

6. 入院诊断　①急性荨麻疹；② G2P1，孕 7^{+3} 周。

7. 出院诊断　①急性荨麻疹；②血管神经性水肿；③ G2P1，孕 8^{+3} 周。

【治疗药物与治疗过程】

表 17-1　药物治疗经过

日期	治疗方案
D1	• 维生素 C 注射液 1g+ 葡萄糖酸钙注射液 10ml+0.9% 氯化钠溶液 100ml，ivgtt，qd • 炉甘石洗剂 5ml，外用，tid • 氯雷他定片 10mg，po，qd • 0.9% 氯化钠溶液 100ml+ 维生素 C 注射液 1g，ivgtt，qd
D2	• 葡萄糖酸钙注射液 10ml+0.9% 氯化钠溶液 100ml，ivgtt，qd • 维生素 C 注射液 1g+0.9% 氯化钠溶液 100ml，ivgtt，qd • 氯雷他定片 10mg，po，qd • 炉甘石洗剂 5ml，外用，tid • 醋酸泼尼松 10mg，po，qd
D3	• 注射用甲泼尼龙琥珀酸钠 10mg+5% 葡萄糖溶液 100ml，ivgtt，qd • 盐酸异丙嗪注射液 25mg，im，st • 吸入用布地奈德混悬液 1mg+0.9% 氯化钠溶液 2ml，吸入，bid • 炉甘石洗剂 5ml，外用，tid • 氯雷他定片 10mg，po，qd
D5	• 氯雷他定片 10mg，po，qd • 炉甘石洗剂 5ml，外用，tid • 注射用甲泼尼龙琥珀酸钠 10mg+5% 葡萄糖溶液 100ml，ivgtt，qd
D7	停药出院

po. 口服；im. 肌内注射；ivgtt. 静脉滴注；qd. 每天 1 次；bid. 每天 2 次；tid. 每天 3 次；st. 立即

入院后予完善相关检查，患者自觉瘙痒明显，D1 积极予以维生素 C、葡萄糖酸钙改善血管通透性防治水肿，氯雷他定抗过敏，炉甘石洗剂减轻瘙痒症状。D2 患者风团较前加重，瘙痒明显，诉心慌、气紧不适，临床医生予以泼尼松加强治疗。D3 患者皮疹无改善，患者有水肿、呼吸困难的临床表现，考虑口服泼尼松治疗效果不佳，予以吸氧，换用小剂量甲泼尼龙对症处理并予盐酸异丙嗪加强抗过敏。患者咽部明显红肿肿胀，需警惕喉头水肿可能，予以布地奈德雾化吸入。D5 患者咽部红肿较前减轻，全身风团基本消退，面部无明显水肿，瘙痒症状较前缓解，停用静脉注射用甲泼尼龙。D7 患者皮疹消退，一般情况好，予出院。

1. 急性荨麻疹的治疗

(1) 用药指征：《中国荨麻疹诊疗指南（2018）》[1]中提出，对于妊娠期荨麻疹症状严重影响患者生活和工作，首选第二代非镇静抗组胺药治疗。糖皮质激素作为治疗荨麻疹的二线用药。在症状严重，如伴有腹痛腹泻、呼吸困难等消化、呼吸系统症状时，可选择系统性使用糖皮质激素。

(2) 药物选择：荨麻疹的很多症状主要是由于组胺作用于内皮细胞和感觉神经的 H_1 受体介导的，因此抗组胺药在荨麻疹的治疗中非常重要，对于妊娠期出现急性荨麻疹的患者首选第二代非镇静抗组胺药，同时应告知患者目前无绝对安全可靠的药物。现有的研究仅为西替利嗪的小样本研究和氯雷他定的 Meta 分析，尚无由于妊娠期间使用第二代抗组胺药而导致婴儿出生缺陷的报道，因此在权衡利弊情况下临床医生为患者选择了相对安全可靠的第二代抗组胺药氯雷他定[1]。

患者使用抗组胺药物后瘙痒症状仍严重，且有呼吸困难的症状，有使用糖皮质激素的指征。糖皮质激素可通过抑制多种致病的炎症机制而发挥作用，可抑制抗原抗体反应，有利于局部炎症和水肿的消失。一般推荐泼尼松或相当剂量的地塞米松。经查阅文献，既往的研究表明妊娠期使用糖皮质激素可能与人体胎儿生长缺陷等相关。妊娠期胎盘分泌 $11\beta\text{-HSD}_2$，对糖皮质激素有代谢作用。药物分子结构含氟的药物，不易被 $\beta\text{-HSD}_2$ 代谢，可以穿过胎盘，作用于胎儿。药物分子结构不含氟的药物，易被 $\beta\text{-HSD}_2$ 代谢，仅有极低浓度穿过胎盘[2]。《中国荨麻疹诊疗指南（2022）》推荐使用泼尼松 0.5～1mg/kg，或相当剂量的地塞米松静脉或肌内注射。因此临床药师结合患者孕周、疾病发展情况建议，为患者选择最低有效剂量的泼尼松 10mg，口服，每天 1 次。患者使用泼尼松后风团较前加重，双下肢水肿明显，关节疼痛，临床医生为其更换为注射用甲泼尼龙琥珀酸钠 10mg，静脉滴注，每天 1 次，对症处理。

患者入院第 3 天咽部明显疼痛肿胀不适，偶感气紧，全身关节疼痛，伴低热，全身皮肤局部体温升高，伴全身明显瘙痒不适，全身皮疹仍有泛发，诉心慌、心悸较前缓解。查体咽部红肿，需警惕喉头水肿的可能，吸入激素的局部作用强，可以有效改善咽部红肿症状，避免出现喉头水肿。药物通过雾化吸入直接作用于气道，用药剂量较少。目前的证据表明吸入用布地奈德在妊娠期的安全性较好。因此予以吸入用布地奈德混悬液 1mg，雾化吸入给药。

需告知患者及家属孕早期使用糖皮质激素有致胎儿唇腭裂等风险，经孕妇及家属同意后，短期内使用。

2. 血管神经性水肿的治疗

(1) 用药指征：患者入院时面部、上肢明显水肿，考虑过敏引起的血管神经性水肿。因患者症状较重，在使用抗过敏药物的基础上有使用药物减轻血管神经性水肿症状的指征。

(2) 药物选择：钙离子能改善细胞膜的通透性，增加毛细管的致密性，使渗出减少，起抗过敏作用。维生素 C 且有抗组胺的作用，参与氨基酸代谢、神经递质的合成、胶原蛋白和组织细胞间质的合成，可降低毛细血管的通透性。因此使用维生素 C 注射液和葡萄糖酸钙注射液改善血管通透性，防治水肿。

【药学监护】

1. 病情监护　注意患者皮疹、水肿、呼吸困难、吞咽困难等症状，尽可能避免致病的变应源。

2. 用药指导

(1) 泼尼松应于早晨顿服，为避免泼尼松对胃肠道有刺激作用，请与食物或牛奶一起服用。用药期间不可随意停药或增减剂量。

(2) 使用氯雷他定、异丙嗪时，患者应避免从事需要保持警觉性的工作，如开车、操作精密仪器等。氯雷他定服药时进食或不进食都可以，但如果出现胃部不适，请与食物同服。早晨服药可控制白天过敏症状，但若是症状多在夜间出现，可临睡前服药。

(3) 炉甘石洗剂使用前需摇匀，局部外用。避免接触眼睛和其他黏膜（如口、鼻等），恶心、呕吐、腹痛、结肠炎、腹胀。皮肤有渗出液的部位，最好不要用药。

3. 不良反应监护

(1) 氯雷他定用药后可能出现乏力、头痛、嗜睡、口干、皮疹、恶心、胃炎等不良反应。用药过量还可能出现心律失常。

(2) 异丙嗪小剂量使用无明显不良反应，大剂量可能引起嗜睡、光敏性、恶心、呕吐、哮喘、呼吸抑制等。

(3) 糖皮质激素类药物用药后可能出现感染、内分泌异常（如类库欣综合征）、代谢和营养异常（如低钾性碱中毒、液体潴留、食欲增加）、精神异常（如情绪不稳定、自杀意念、失眠）、神经系统异常（如惊厥、健忘、头晕、头痛）、眼部异常（如视网膜病变）、心脏异常（如心律失常、心力衰竭）、血管异常（如高血压、低血压）、胃肠道异常（如腹胀、腹痛、腹泻、恶心）、皮肤和皮下组织异常（如多毛、瘀斑、皮疹、多汗）、肌肉骨骼和结缔组织异常（如骨坏死、生长迟缓、骨质疏松）、月经失调、愈合不良、水肿、疲乏等不良反应。

(4) 炉甘石洗剂用药部位可能出现皮疹、瘙痒、红肿、烧灼感等不良反应。如果用药部位出现烧灼感、红肿等情况，请停药并将局部药物洗净。

(5) 葡萄糖酸钙注射液若静脉注射时药液外渗，可导致注射部位皮肤发红、皮疹、疼痛、脱皮、组织坏死、炎症、钙化。可能引起便秘、胃肠不适、血清淀粉酶升高等胃肠道反应。静脉注射过快可导致呕吐、恶心、血管舒张、血压降低、心律失常（包括心动过缓）、晕厥、心脏停搏等。

4. 生活管理　膳食清淡、适口，避免辛辣、刺激的食物摄入包括避免摄入可疑致敏食物、药物，避免接触或吸入过敏原，穿棉质宽松衣物、保持环境卫生及凉爽性适宜温度，注意调节情绪、睡眠节律等。

【案例亮点】

这是一个典型的妊娠合并急性荨麻疹药物治疗的案例。患者因妊娠合并急性荨麻疹、血管神经性水肿入院，给予抗组胺药、糖皮质激素抗过敏治疗，有效控制了荨麻疹和血管神经性水肿的症状，保证了患者孕期安全。本案例需关注的关键点是妊娠期急性荨麻疹药物的选择、使用时机和疗程。

参考文献

[1] 中华医学会皮肤性病学分会荨麻疹研究中心. 中国荨麻疹诊疗指南（2022 版）[J]. 中华皮肤科杂志，2022，55（12）：1041-1049.

[2] EUROPEAN DERMATOLOGY FORUM. Updated evidence-based（S2e）European Dermatology Forum guideline on topical corticosteroids in pregnancy [J]. J Eur Acad Dermatol Venereol，2017，31（5）：761-773.

案例 45　妊娠晚期合并急性胃肠炎的药物治疗

【案例资料】

1. 现病史　孕妇，35 岁，165cm/90kg，因"孕 7 个月余，发现双胎孕 4 个月余，恶心、呕吐 2 天"入院。末次月经 2021 年 10 月 1 日。停经 60 天余自测尿妊免阳性，同期行彩超提示宫内孕、双活胎（双绒双羊），孕早期无恶心、呕吐等早孕反应，孕 40 天余因"阴道少量出血"予以口服地屈孕酮保胎治疗半月。孕 5 个月余自觉胎动，活跃至今，同时感腹部逐渐膨隆。正规产科检查。测 NT 值、产科四维排畸、无创 DNA、甲状腺功能及血压未见异常。2022 年 4 月 28 日行彩超提示，两胎儿均偏小 1 周，予以口服氨基酸胶囊治疗至今。5 月 9 日进食生冷、烧烤食物（羊肉、鱿鱼）后出现恶心、呕吐等不适，呕吐物为胃内容物，持续至今，不能进食，伴有胃部不适，不伴发热、腹泻等不适，今日化验尿常规提示，尿酮体阳性（+++），尿蛋白阳性（+），电解质未见异常。现宫内孕 31^{+5} 周，偶有宫缩及阴道流血、流液，收住入院。

2. 既往史 23 岁发现糖尿病，平素饮食 + 运动，口服二甲双胍控制血糖，本次妊娠后于孕 3 个月余开始皮下注射诺和灵（早餐前 10U，睡前 10U）控制血糖，监测空腹血糖波动于 5.3～5.6mmol/L，餐后血糖波动于 6.5～7.0mmol/L。

3. 婚育史 已婚，0-0-0-0，配偶体健。

4. 体格检查 正常。

5. 产科检查 胎心 142/140 次 / 分，无宫缩，宫颈质软，居中，容受 40%，胎先露 S-3，宫口未开，宫颈评分 4 分，胎儿估重 1400g/1500g。

6. 实验室及辅助检查

(1) 尿常规：尿酮体阳性（+++），尿蛋白（+）。电解质未见异常。

(2) 产科超声：F$_1$ 胎头位于下方，可见胎心及胎动，胎心率 151 次 / 分。F$_2$ 胎头位于上方，可见胎心及胎动，胎心率 150 次 / 分。

7. 入院诊断 ①急性胃肠炎（？）；②妊娠合并糖尿病；③双胎妊娠（双绒双羊，头 / 臀位）；④宫内孕 31^{+5} 周，G1P0；⑤脐带缠绕（F$_2$）（？）。

8. 出院诊断 ①急性肠胃炎；②妊娠合并糖尿病；③双胎妊娠（双绒双羊，头 / 臀位）；④宫内孕 33^{+2} 周，G1P0；⑤脐带缠绕（F$_2$）（？）；⑥妊娠合并轻度贫血；⑦酮症酸中毒；⑧电解质紊乱。

【治疗药物与治疗过程】

表 17-2　药物治疗经过及实验室检查

日期	治疗方案	K（mmol/L）	尿酮体
D1	• 注射用青霉素钠 400 万 U+0.9% 氯化钠溶液 100ml，ivgtt，q8h • 地塞米松磷酸钠注射液 6mg，im，q12h • 地特胰岛素注射液 10U，ih，qn • 盐酸甲氧氯普胺注射液 10mg，im，qd • 硫酸镁注射液 20g+0.9% 氯化钠溶液 200ml，ivgtt，st • 10%GS500ml+ 维生素 B$_6$ 注射液 0.2g+ 维生素 C 注射液 2g+ 胰岛素注射液 12U，ivgtt，qd • 氨基酸注射液 250ml+10%GS500ml+ 胰岛素注射液 12U，ivgtt，qd • 乳酸钠林格注射液 500ml，ivgtt，st • 10% 氯化钾注射液 15ml+0.9% 氯化钠溶液 500ml，ivgtt，st	—	+++

（续表）

日期	治疗方案	K（mmol/L）	尿酮体
D2	• 注射用青霉素钠 400 万 U+0.9% 氯化钠溶液 100ml，ivgtt，q8h • 地塞米松磷酸钠注射液 6mg，im，q12h • 地特胰岛素注射液 12U，ih，qn • 盐酸甲氧氯普胺注射液 10mg，im，qd • 硫酸镁注射液 20g+0.9% 氯化钠溶液 200ml，ivgtt，st • 10%GS500ml+ 维生素 B$_6$ 注射液 0.2g+ 维生素 C 注射液 2g+ 胰岛素注射液 12U，ivgtt，qd • 氨基酸注射液 250ml+10%GS500ml+ 胰岛素注射液 12U，ivgtt，qd • 10% 氯化钾注射液 15ml+0.9% 氯化钠溶液 500ml，ivgtt，st	3.95	++++
D3	• 注射用青霉素钠 400 万 U+0.9% 氯化钠溶液 100ml，ivgtt，q8h • 地特胰岛素注射液 12U，ih，qn • 盐酸甲氧氯普胺注射液 10mg，im，qd • 10%GS500ml+ 维生素 B$_6$ 注射液 0.2g+ 维生素 C 注射液 2g+ 胰岛素注射液 12U，ivgtt，qd • 氨基酸注射液 250ml+10%GS500ml+ 胰岛素注射液 12U，ivgtt，qd • 10% 氯化钾注射液 15ml+0.9% 氯化钠溶液 500ml，ivgtt，st • 10% 氯化钾注射液 15ml+0.9% 氯化钠溶液 500ml，ivgtt，st	3.7	++
D4	• 注射用青霉素钠 400 万 U+0.9% 氯化钠溶液 100ml，ivgtt，q8h • 地特胰岛素注射液 10U，ih，qn • 盐酸甲氧氯普胺注射液 10mg，im，qd • 10%GS500ml+ 维生素 B$_6$ 注射液 0.2g+ 维生素 C 注射液 2g+ 胰岛素注射液 12U，ivgtt，qd • 氨基酸注射液 250ml+10%GS500ml+ 胰岛素注射液 12U，ivgtt，qd • 10% 氯化钾注射液 15ml+0.9% 氯化钠溶液 500ml，ivgtt，st	3.87	+-
D7	• 注射用青霉素钠 400 万 U+0.9% 氯化钠溶液 100ml，ivgtt，q8h • 地特胰岛素注射液 10U，ih，qn • 盐酸甲氧氯普胺注射液 10mg，im，qd • 10%GS500ml+ 维生素 B$_6$ 注射液 0.2g+ 维生素 C 注射液 2g+ 胰岛素注射液 12U，ivgtt，qd • 氨基酸注射液 250ml+10%GS500ml+ 胰岛素注射液 12U，ivgtt，qd • 5% 碳酸氢钠注射液 100ml，ivgtt，st • 10% 氯化钾注射液 15ml+0.9% 氯化钠溶液 500ml，ivgtt，st • 10% 氯化钾注射液 15ml+0.9% 氯化钠溶液 500ml，ivgtt，st	3.81	++

（续表）

日期	治疗方案	K（mmol/L）	尿酮体
D8	• 地特胰岛素注射液 10U，ih，qn • 盐酸昂丹司琼注射液 4mg，im，st • 5% 碳酸氢钠注射液 100ml，ivgtt，st • 5% 碳酸氢钠注射液 100ml，ivgtt，st • 注射用奥美拉唑钠 40mg+0.9% 氯化钠溶液 100ml，ivgtt，qd • 10%GS500ml+ 维生素 B_6 注射液 0.2g+ 维生素 C 注射液 2g+ 胰岛素注射液 12U，ivgtt，qd • 10% 氯化钾注射液 15ml+0.9% 氯化钠溶液 500ml，ivgtt，st • 10% 氯化钾注射液 15ml+0.9% 氯化钠溶液 500ml，ivgtt，st • 静脉高营养治疗，ivgtt	4.2	++
D9	• 地特胰岛素注射液 10U，ih，qn • 注射用奥美拉唑钠 40mg+0.9% 氯化钠溶液 100ml，ivgtt，qd • 10%GS500ml+ 维生素 B_6 注射液 0.2g+ 维生素 C 注射液 2g+ 胰岛素注射液 12U，ivgtt，qd • 10% 氯化钾注射液 15ml+0.9% 氯化钠溶液 500ml，ivgtt，st • 10% 氯化钾注射液 15ml+0.9% 氯化钠溶液 500ml，ivgtt，st • 静脉高营养治疗，ivgtt	3.5	+
D11	• 地特胰岛素注射液 10U，ih，qn • 注射用奥美拉唑钠 40mg+0.9% 氯化钠溶液 100ml，ivgtt，qd • 10%GS500ml+ 维生素 B_6 注射液 0.2g+ 维生素 C 注射液 2g+ 胰岛素注射液 12U，ivgtt，qd • 10% 氯化钾注射液 15ml+0.9% 氯化钠溶液 500ml，ivgtt，st • 10% 氯化钾注射液 15ml+0.9% 氯化钠溶液 500ml，ivgtt，st	3.73	−
D12	• 地特胰岛素注射液 10U，ih，qn • 10%GS500ml+ 维生素 B_6 注射液 0.2g+ 维生素 C 注射液 2g+ 胰岛素注射液 12U，ivgtt，qd	4.03	−
D13	• 停药出院 • 出院带药：蛋白琥珀酸铁口服溶液 15ml，po，bid	4.11	−

—. 无数据；−. 阴性；+. 阳性；po. 口服；im. 肌内注射；iv. 静脉注射；ivgtt. 静脉滴注；st. 立即；qd. 每天 1 次；bid. 每天 2 次；q12h. 每 12 小时 1 次

　　患者入院后予完善相关检查，D1 因进食生冷食物怀疑单核细胞增多性李斯特菌感染，予以行血培养检查，青霉素抗感染，拟用疗程为 7 天（根据血培养结果调整）；维生素 B_6 补液、盐酸甲氧氯普胺注射液镇吐；因有早产风险，予以肌内注射地塞米松促胎肺成熟；硫酸镁保护胎儿中枢神经系统；因糖尿病合并妊娠予以地特胰岛素治疗；予以补液、维持水电解质平衡等治疗。D3 患者恶心、呕吐症状缓解，地塞米松与硫酸镁疗程足，停药；余治疗同前。D5 患者无恶心、呕吐，进流食后无不适，血培养阴性，确定青霉素拟用药疗程 7 天，酮体阴性，继续之前治疗。D8 患者恶心呕吐加重，有胃灼热症状，病情反复，酮体阳性（ ++ ），予以禁食，静脉高营养支持治疗；予碳酸氢钠纠正酸碱失衡，全量补液、降糖、消酮治疗；加用奥美拉唑保护胃黏膜；考虑甲氧氯普胺镇吐效果不佳，改用昂丹司琼镇吐；复查感染指标正常，青霉素疗程足，停药。D9 患者未呕吐，反酸症状好转，继续之前治疗。D11 患者一般情况好，无其他不适，酮体转阴，嘱少量流食，继续补液等治疗。D13 复查一般情况好，予出院。

1. 抗感染治疗

(1) 用药指征：根据《单核细胞增多性李斯特菌感染的临床表现与诊断单核细胞增多性》(更新)[1]，李斯特菌是新生儿、免疫抑制患者、老年人及孕妇的重要细菌性病原体。妊娠相关的李斯特菌病发病率是一般人群的 10 倍左右。患者有李斯特菌暴露史（进食生冷），且有恶心、呕吐等症状，不伴发热，可行血培养并启动经验性抗菌药物治疗。

(2) 药物选择：根据《单核细胞增多性李斯特菌感染的治疗和预防》(更新)[2]，经验性药物治疗选择氨苄西林或青霉素。对于确诊李斯特菌菌血症的妊娠女性，应给予氨苄西林（2g，每 4 小时 1 次，静脉注射）或青霉素（400 万 U，每 4 小时 1 次，静脉滴注）；血培养结果为阴性且没有确定其他诊断时，最佳疗法尚不确定，决定治疗方法时应考虑产科因素和症状严重程度。综合考虑患者情况，选择青霉素，400 万 U，每 8 小时 1 次，静脉滴注，7 天。药物选择、剂量、疗程合理。

2. 补液及纠正电解质紊乱

(1) 用药指征：该患者恶心、呕吐 2 天入院，酮体阳性（ +++ ），不能进食。参考《妊娠剧吐的诊断及临床处理专家共识（2015）》[3]、《ACOG 实践简报：妊娠期恶心呕吐（2018）》（No.189）[4] 中推荐对妊娠剧吐者静脉补充液体，补液是妊娠剧吐患者的重要组成部分。该患者非妊娠剧吐，但恶心、呕吐症状类似，有补液指征。

(2) 药物选择：静脉补液需要根据脱水和电解质紊乱情况进行补充。妊娠剧吐者输注糖之前应注意维生素 B_1 的补充，以防发生 Wernicke 脑病。Wernicke 脑病一般在妊娠剧吐持续 3 周后发病。该患者恶心、呕吐 2 天入院，暂不考虑此因素，故常规补液，未予维生素 B_1。

人体对钾的生理需求量为 3g/d，一般补钾 3～4g/d，严重低钾血症时可补钾至 6～8g/d。注意观察尿量，原则上每 500ml 尿量补钾 1g 较为安全，同时监测血清钾水平和心电图，酌情调整剂量。该患者根据血钾水平及进食情况调整补钾剂量。

3. 镇吐治疗

(1) 用药指征：该患者恶心、呕吐症状明显。参考《妊娠剧吐的诊断及临床处理专家共识（2015）》[3]、《SOGC 临床实践指南：妊娠期恶心呕吐的管理（2016）》（No.339）[5] 中推荐妊娠剧吐者可以合理使用镇吐药物。该患者非妊娠剧吐，但恶心、呕吐症状明显，不能进食，有用药指征。

(2) 药物选择：维生素 B_6 是辅酶的重要组成部分，可促使谷氨酸反应产生神经递质 γ- 氨基丁酸，起到调节肠道内菌群稳定的作用，从而抑制孕妇呕吐。根据《妊娠剧吐的诊断及临床处理专家共识（2015）》[3] 推荐，维生素 B_6 在整个孕期可安全使用。故该患者妊娠晚期仍可安全应用维生素 B_6 镇吐。

甲氧氯普胺是多巴胺 D_2 受体拮抗药，同时还具有 5-HT$_4$ 受体激动效应，对 5-HT$_3$ 受体有轻度抑制作用。根据《妊娠剧吐的诊断及临床处理专家共识（2015）》[3] 推荐，孕早期应用甲氧氯普胺并未增加胎儿畸形、自然流产的发生风险，新生儿出生体重与正常对照组相比没有显著差异。在整个孕期均可使用。《ACOG 实践简报：妊娠期恶心呕吐（2018）》（No.189）[4] 指出，妊娠期间使用甲氧氯普胺并未显示会增加先天性畸形的风险。但盐酸甲氧氯普胺注射液不同厂家的药品说明书均提示有潜在致畸作用，孕妇不宜应用。该患者为妊娠晚期用药，非致畸高敏感期，药物使用的安全性比妊娠早期较高，但使用前仍需做好知情同意，告知可能的风险后方可使用。

昂丹司琼是 5-HT$_3$ 受体拮抗药，根据《妊娠剧吐的诊断及临床处理专家共识（2015）》[3] 推荐，该药未增加自然流产、胎死宫内、新生儿出生缺陷、早产、新生儿低出生体重及小于胎龄儿的发生风险，但也有报道与胎儿唇裂有关。《ACOG 实践简报：妊娠期恶心呕吐（2018）》（No.189）[4] 指出，尽管缺乏足够证据证实昂丹司琼对胎儿的安全性，但其绝对风险是很低的，妊娠 10 周前使用应权衡利弊。盐酸昂丹司琼注射液的药品说明书对其在妊娠期使用的安全性的说法亦不一致，有的描述动物研究结果未见对胚胎和胎仔发育、妊娠及围产期、产后发育的影响，由于动物研究结果并不总能预期人类的反应，部分提示不推荐人在妊娠期特别是前3个月内使用；有的提示不应在妊娠期间使用。综合考虑，该患者为妊娠晚期用药，为致畸低敏感期，且考虑前期使用甲氧氯普胺镇吐效果欠佳，病情反复，权衡利弊，予盐酸昂丹司琼注射液，使用前需与患者做好知情同意，告知可能的风险后方可使用。

4. 抑酸治疗

(1) 用药指征：妊娠期孕妇出现反酸、胃灼热等症状，可合理使用抑酸药物，减少胃酸分泌，保护胃黏膜。该患者有用药指征。

(2) 药物选择：《孕期与哺乳期用药（第8版）》[6] 表明，迄今为止，奥美拉唑是经过最广泛测试的质子泵抑制药，没有一项研究表明药物增加了畸形风险，其他问题也没有被描述。予奥美拉唑40mg，静脉滴注，每天1次，抑酸治疗。药物选择、剂量合理。

【药学监护】

1. 病情监护　记录患者每天进食情况，呕吐情况，注意患者恶心呕吐症状改善情况，监测实验室相关指标，如电解质、尿酮体、血糖情况。

2. 用药指导

(1) 维生素 B_6 注射液：用药不要超过3周，长期大量用药可能引起严重的周围神经炎、神经感觉异常和手足麻木。

(2) 盐酸甲氧氯普胺注射液：用药期间建议监测肾功能，肾功能不全者可能增加锥体外系反应的风险；避光，遇光变为黄色或黄棕色后，毒性可增高；忌与抗胆碱药物合用，以免药效减弱。

(3) 盐酸昂丹司琼注射液：既往存在QT间期延长的患者避免使用。

(4) 氯化钾注射液：用药期间监测血钾、心电图、血镁、钠、钙和酸碱平衡指标；肾功能和尿量；钾浓度不超过3.4g/L（45mmol/L），补钾速度不超过0.75g/h（10mmol/h），每天补钾量为3～4.5g（40～60mmol）。

(5) 注射用奥美拉唑钠：将40mg完全溶于100ml0.9%氯化钠注射液或100ml5%葡萄糖注射液中，每次滴注时间至少为20min。奥美拉唑化学性质不稳定，因此在使用奥美拉唑前后使用0.9%氯化钠注射液50ml冲管。用0.9%氯化钠注射液溶解的药液应在12h内使用，用5%葡萄糖注射液溶解的药液应在6h内使用。

3. 不良反应监护

(1) 甲氧氯普胺：较常见的不良反应为昏睡、烦躁不安、疲怠无力。少见的反应有乳腺肿痛、恶心、便秘、皮疹、腹泻、睡眠障碍、眩晕、严重口渴、头痛、容易激动。

(2) 昂丹司琼：常见不良反应有头痛、头晕、温热或潮红的感觉、便秘及静脉注射部位的局部反应。

(3) 氯化钾：补钾期间，最好行心电监护。密切监测患者尿量、电解质变化、是否出现神经系统症状。静脉滴注浓度较高，速度较快或静脉较细时，易刺激静脉内膜引起疼痛，甚至发生静脉炎。

(4) 奥美拉唑：常见头痛、腹泻、便秘、腹痛、恶心、呕吐、腹胀等不良反应。

4. 生活管理　①尽量避免接触容易诱发呕吐的气味或食品；②早晨避免空腹，鼓励少食多餐，两餐之间饮水、进食清淡干燥及高蛋白的食物；③注意进食卫生，避免冰箱冷饮雪糕等；④注意监测血糖，合理饮食运动；⑤保持心情愉悦。

【案例亮点】

这是一个典型的妊娠晚期合并急性胃肠炎药物治疗的案例。患者因妊娠晚期急性胃肠炎、糖尿病入院，之后发生酮症酸中毒，因此给予抗感染、促胎肺成熟、护胎儿中枢神经、降糖、镇吐、抑酸、肠外营养支持治疗，有效控制了感染症状，成功延长了孕周，保证了孕妇和胎儿营养需求。本案例需关注的关键点是针对患者病史经验性抗感染药物的选择，以及抗感染治疗前的血培养和镇吐药物的选择。

参考文献

[1] MICHAEL S GELFAND, GEETA K SWAMY, JENNIFER L THOMPSON. Clinical manifestations and diagnosis of Listeria monocytogenes infection. UpToDate. https://www. uptodate. com/contents/clinical-manifestations-and-diagnosis-of-listeria-monocytogenes-infection（Accessed on Aug 23, 2022）.

[2] MICHAEL S GELFAND, GEETA K SWAMY, JENNIFER L THOMPSON. Clinical manifestations and diagnosis of Listeria monocytogenes infection. UpToDate. https://www. uptodate. com/contents/zh-Hans/clinical-manifestations-and-diagnosis-of-listeria-monocytogenes-infection?（Accessed on Aug 23, 2023）.

[3] 中华医学会妇产科学分会产科学组. 妊娠剧吐的诊断及临床处理专家共识（2015）[J]. 中华妇产科杂志, 2015, 50（11）: 801-804.

[4] AMERICAN COLLEGE OF OBSTETRICIANS AND GYNECOLOGISTS. ACOG Practice Bulletin No. 189：Nausea And Vomiting of Pregnancy [J]. Obstet Gynecol，2018，131（1）：e15-e30.

[5] SOCIETY OF OBSTETRICIANS AND GYNAECOLOGISTS OF CANADA. SOGC CLINICAL PRACTICE GUIDELINE：The Management of Nausea and Vomiting of Pregnancy [J]. J Obstet Gynaecol Can，2016，38（12）：1127-1137.

[6] 吴效科，黄志超，等 . 孕期与哺乳期用药 [M]. 8 版 . 北京：科学出版社，2021.

案例 46　妊娠高血压性心脏病合并心力衰竭的药物治疗

【案例资料】

1. 现病史　孕妇，30 岁，因"孕 31^{+3} 周，胸闷、憋气 1 周"入院。1 周前活动后出现胸闷、憋气，无咳嗽咯血，休息后可缓解，1 天前症状加重，遂至我院急诊就诊，测血压 196/131mmHg，尿蛋白阳性（+++），无头痛、头晕，口唇无发绀，巩膜无黄染，精神、饮食可，睡眠尚可，大小便无殊，体重较前无明显变化。无见红，无阴道流液，胎动有。急诊以"重度先兆子痫"收治入院。

2. 既往史　无高血压、冠心病、肾病等病史。

3. 婚育史　已婚，0-0-0-0，配偶体健。

4. 体格检查　体温 36.9 ℃，心率 95 次 / 分，呼吸 21 次 / 分，血压 196/131mmHg。

5. 产科检查　子宫张力如常，10min 未及宫缩，胎膜未破，阴道检查未见活动性出血，胎心率为 152 次 / 分，胎动正常。

6. 实验室及辅助检查

(1) 心脏彩超：左心扩大，室间隔基底段局部增厚，左心室壁弥漫性运动减弱，左心功能不全（射血分数 38%）。

(2) 免疫：肌酸激酶同工酶 MB3.21，B 型钠尿肽 1036pg/ml（↑）。

(3) 临检尿液：尿蛋白阳性（+++），尿酮体阴性（-）。

7. 入院诊断　①G1P0，孕 31^{+3} 周，头位，未临产；②重度先兆子痫；③妊娠高血压性心脏病（心功能 Ⅱ 级）。

8. 出院诊断　①G1P1，孕 32^{+6} 周，剖宫产；②重度先兆子痫；③妊娠高血压性心脏病（心功能 Ⅱ 级）；④心力衰竭。

【治疗药物与治疗过程】

表 17-3　药物治疗经过及实验室检查

日期	治疗方案	血压 （mmHg）	尿蛋白 （g/24h）	BNP （pg/ml）
D1	• 盐酸拉贝洛尔片 100mg, po, q8h • 硫酸镁注射液 4g+5% 葡萄糖溶液 20ml, iv, st	196/131 （↑）	3.41 （↑）	1036 （↑）
D2	• 盐酸拉贝洛尔片 100mg, po, q8h • 硫酸镁注射液 20g+5% 葡萄糖溶液 120ml，静脉泵入，1g/h • 硝酸甘油 10mg+5% 葡萄糖溶液 50ml，静脉泵入 • 呋塞米注射液 20mg, iv, qd • 硝苯地平控释片 30mg, po, qd	185/124 （↑）	—	1123 （↑）
D6	• 盐酸拉贝洛尔片 100mg, po, q8h • 硝酸甘油 10mg+5% 葡萄糖溶液 50ml，静脉泵入 • 呋塞米注射液 20mg, iv, qd • 硝苯地平控释片 30mg, po, qd • 地塞米松磷酸钠注射液 6mg, im, q12h	156/109 （↑）	1.85 （↑）	428 （↑）
D8	• 盐酸拉贝洛尔片 100mg, po, q8h • 硝酸甘油 10mg+5% 葡萄糖溶液 50ml，静脉泵入 • 呋塞米注射液 20mg, iv, qd • 硝苯地平控释片 30mg, po, qd • 注射用头孢唑林钠 1g+0.9% 氯化钠溶液 100ml, ivgtt, st	142/97 （↑）	1.32 （↑）	296 （↑）
D12	停药出院 出院带药： • 盐酸拉贝洛尔片 100mg, po, q8h • 呋塞米片 20mg, po, bid	132/89 （↑）	—	243 （↑）

—. 无数据；po. 口服；im. 肌内注射；iv. 静脉注射；ivgtt. 静脉滴注；st. 立即；qd. 每天 1 次；q8h. 每 8 小时 1 次；q12h. 每 12 小时 1 次

　　患者入院后予完善相关检查，诊断为"妊娠高血压性心脏病合并心力衰竭"。妊娠高血压性心脏病的治疗原则应遵循心力衰竭指南，在兼顾胎儿安全的基础上减轻心脏负担，积极治疗诱发心力衰竭的因素，如高血压、心律不齐等；提高心脏的代偿能力，增加心肌收缩功能；减少体液，避免过多的水钠潴留；适时终止妊娠。D1 予拉贝洛尔片口服降压，硫酸镁解痉。D2 开始给予硝酸甘油静脉泵入和呋塞米注射液静脉推注纠正心力衰竭症状。同时，因血压控制不理想，加用硝苯地平控释片口服协同降压。D6 复查相关指标，患者血压、心功能等指标明显好转，胸闷、憋气等症状明显改善。但考虑到患者情况及继续妊娠的风险，D6 予地塞米松肌内注射促胎肺成熟，D8 行子宫下段横切口剖宫产术，使用头孢唑林预防切口感染。产后继续降压、纠正心力衰竭治疗 3 天。D12 患者术后一般情况好，伤口愈合佳，予出院。但血压和心功能指标仍未完全正常，故为其开具拉贝洛尔片、呋塞米片出院带药，嘱其出院后继续服用，并坚持门诊随访血压和心功能。

1. 纠正心力衰竭治疗

(1) 用药指征：患者重度先兆子痫，左心扩大，室间隔基底段局部增厚，左心室壁弥漫性运动减弱，左心功能不全（射血分数 38%），B 型钠尿肽 1036pg/ml（↑），可诊断为"妊娠高血压性心脏病合并心力衰竭"。对于孕期≤32 周的此类孕产妇，若病情允许，需在严密监护下尽可能延长孕周，待胎儿成熟后终止妊娠[1]。患者目前心功能Ⅱ级，孕 31^{+3} 周，可以进行药物治疗，尽可能延长孕周，完成促胎肺成熟后终止妊娠，因此具有药物治疗指征。

(2) 药物选择：妊娠高血压性心脏病的患者心血管系统处于低排高阻状态，心脏后负荷增加明显，所以治疗的关键是减轻心脏后负荷。血管扩张剂能使容量血管和外周阻力血管扩张，从而减轻心脏后负荷，降低心肌耗氧量，改善心脏功能，是妊娠高血压性心脏病合并心力衰竭的一线用药。常用的血管扩张剂有硝酸酯类（如硝酸甘油）和硝普钠等。硝酸甘油不仅可以同时扩张静脉和动脉，降低心脏前、后负荷，还可用于合并急性心功能衰竭的高血压急症的降压治疗，适用于本患者情况。同时硝酸甘油妊娠期使用未见明显致畸性，对胎儿未见近期和远期不良影响，故给予患者硝酸甘油纠正心力衰竭症状。使用利尿剂呋塞米，协同纠正心力衰竭，利尿剂可减少血容量，降低心脏前负荷，是治疗心力衰竭首选药物，妊娠期心力衰竭患者可谨慎给予适当剂量的利尿剂治疗。

2. 降压治疗

(1) 用药指征：根据患者血压、心功能检查结果，可诊断为"重度先兆子痫""妊娠高血压性心脏病（心功能Ⅱ级）"，具有降压用药指征。

(2) 药物选择：对于高血压伴心功能不全的患者，血管紧张素转换酶抑制药或血管紧张素Ⅱ受体阻滞药应该是首选药物。但血管紧张素转换酶抑制药和血管紧张素Ⅱ受体拮抗药类降压药孕期使用具有致畸性，在保留妊娠的前提下尽量避免使用。对于不能使用血管紧张素转换酶抑制药和血管紧张素Ⅱ受体拮抗药的患者，推荐使用β受体阻滞药。β受体阻滞药具有减轻心肌细胞损伤、阻止心室重构等作用，β受体阻滞药联合血管扩张剂等治疗心力衰竭具有较好的效果。拉贝洛尔属于第三代β受体阻滞药，可有效控制血压水平，改善新生儿健康状况，降低不良妊娠结局的发生率，并且孕期使用安全性较高，因此本患者给予拉贝洛尔降压，使用3剂后，降压效果不理想。《妊娠高血压疾病诊治指南（2020）》[2]推荐，对于重度高血压，口服降压药2～3次后仍未明显下降者，应使用静脉降压药物。硝酸甘油注射液纠正心力衰竭的同时可以降低血压，因此加用硝酸甘油注射液静脉滴注协同降压。后因血压下降仍不理想，加用二氢吡啶类钙离子拮抗药硝苯地平控释片，硝苯地平控释片作用长效稳定，可用于孕20周以后的孕妇，有效性和安全性均较明确。三联治疗后，患者血压改善较明显，剖宫产后，继续拉贝洛尔片和硝苯地平控释片口服降压。

3. 解痉治疗

(1) 用药指征：患者诊断为"重度先兆子痫"，应及时给予解痉药物，预防子痫发作。

(2) 药物选择：硫酸镁可抑制中枢神经的活动，抑制运动神经-肌肉接头乙酰胆碱的释放，阻断神经肌肉连接处的传导，降低或解除肌肉收缩作用，同时对血管平滑肌有舒张作用，使痉挛的外周血管扩张，降低血压，因而对子痫有预防和治疗作用，对子宫平滑肌收缩也有抑制作用，为目前预防子痫的一线药物，故予患者硫酸镁解痉治疗。

4. 促胎肺成熟 患者孕32^{+1}周时，给予地塞米松促进胎肺成熟。《早产临床诊断与治疗指南（2014）》[3]中推荐，孕28～34^{+6}周的先兆早产应当给予1个疗程的糖皮质激素促胎肺成熟。该患者治疗指征明确、用法用量均符合国内外指南与临床诊疗常规推荐。

【药学监护】

1. 病情监护 注意患者宫缩、阴道流血及流液、腹痛等情况，监测患者血压、尿蛋白、心功能、肝肾功能、电解质等指标，以及患者胸闷、憋气等体征。

2. 用药指导

(1) 硝酸甘油注射液：硝酸甘油注射液起始剂量5～10μg/min，静脉滴注，每5～10分钟增加滴速至维持剂量20～50μg/min。在使用的过程中必须密切注意患者的脉搏和血压。

(2) 硫酸镁注射液：本药第一次负荷剂量为2.5～5g，用葡萄糖注射液稀释至20ml后，5min内缓慢静脉注射，以后每小时1～2g静脉滴注维持。用药时间长短应根据病情需要调整，一般每天静脉滴注6～12h，24h总量不超过25g。建议临床每次用药前和用药过程中应定时观察膝腱反射、呼吸频率、排尿量及血镁浓度，若发现膝腱反射明显减弱或消失，呼吸频率低于14～16次/分，尿量少于25～30ml/h或600ml/24h等任一情况，应及时停药。同时在用药期间监测血清镁离子浓度，若镁离子浓度超过3.5mmol/L即可能出现中毒现象，需临床警惕。另外，临床药师查阅文献发现，心力衰竭时，镁离子排泄减少、蓄积，拮抗钙离子，抑制心肌收缩，中毒时可导致心脏传导阻滞。妊娠高血压合并心功能受损者，硫酸镁应慎用或减量使用。故建议临床给予患者最低有效剂量，并尽可能缩短用药时间。故予负荷剂量4g静脉推注，维持量20g静脉泵入。

(3) 呋塞米注射液：利尿剂会影响肾脏的滤过和重吸收功能，所以使用期间应注意患者的电解质平衡，动态监测电解质变化情况，避免出现低血钾等。

(4) 硝苯地平控释片：该药品为控释制剂，需整片药片直接吞服，避免食用葡萄柚（西柚）及其制品。本品有不可吸收的外壳，嘱患者如果粪便中发现完整的空药片无须担心。

3. 不良反应监护

(1) 硝酸甘油注射液：在用药过程中可能会出现头痛和恶心，其他可能出现的不良反应有低血压、心动过速、干呕、出汗、忧虑、坐立不安、肌肉震颤、胸骨后不适、心悸、眩晕和腹痛，也可出现异常的心动过缓。如出现上述表现，需及时汇报医生、护士或临床药师。

(2) 呋塞米注射液：常见水和电解质紊乱，故需监测患者电解质指标，必要时给予补钾治疗。

(3) 盐酸拉贝洛尔片：偶有头昏、胃肠道不适、乏力、感觉异常等不良反应，个别患者有体位性低血压。如出现上述表现，需及时汇报医生、护士或临床药师。

(4) 硝苯地平控释片：使用后可能出现头痛、水肿、面部潮红、便秘等不良反应，停药后可缓解。

(5) 硫酸镁注射液：静脉注射硫酸镁常引起潮红、出汗、口干等症状，快速静脉注射时可引起恶心、呕吐、心慌、头晕，个别出现眼球震颤，减慢注射速度症状可消失。用药期间要根据患者情况调整输注速度，并对患者进行了相应不良反应的监护宣教。

4. 生活管理　①饮食清淡营养，不宜刺激，多吃蔬菜、水果，适量限制食盐的摄入，保持大便通畅；②注意休息，保证充足睡眠；③注意子宫复旧情况，定期随访复查血压、心功能情况。

【案例亮点】

这是一个典型的妊娠高血压性心脏病合并心力衰竭药物治疗的案例。患者因孕晚期重度先兆子痫、妊娠高血压性心脏病入院，因此给予降压、解痉、利尿、纠正心衰、促胎肺成熟后剖宫产，有效降低了血压、改善了心功能、成功延长了孕周，保护了孕产妇和胎儿健康。本案例需关注的关键点是硝酸甘油、呋塞米和硝苯地平三联用药后血压、心功能的监测。

参考文献

[1] 中华医学会妇产科学分会产科学组. 妊娠合并心脏病的诊治专家共识（2016）[J]. 中华妇产科杂志，2016，51（6）：401-409.

[2] 中华医学会妇产科学分会妊娠高血压疾病学组. 妊娠高血压期疾病诊治指南（2020）[J]. 中华妇产科杂志，2020，55（4）：227-238.

[3] 胡娅莉. 早产临床诊断与治疗指南（2014）[J]. 中华妇产科杂志，2014（7）：481-485.